U0266715

科学出版社"十三五"普通高等教育本科规划教材

现代医学概论

主　编　李　萍　熊　凡

编　者　（以姓氏笔画为序）

王秀莲（湖北中医药大学）

王晓敏（江西中医药大学）

尹漾阳（湖北中医药大学）

苏传丽（广西中医药大学）

李　萍（湖北中医药大学）

李能莲（甘肃中医药大学）

李瑞琴（河南中医药大学）

苗宇船（山西中医药大学）

范　虹（湖北中医药大学）

姜　霞（湖北中医药大学）

袁　艇（湖北中医药大学）

贾　波（湖北省武汉市东西湖区人民医院）

黄　勇（甘肃中医药大学）

熊　凡（湖北中医药大学）

科 学 出 版 社

北　京

内 容 简 介

本书是一门医学入门课程教材，全书图文并茂，简明易懂。系统地对医学知识进行了概括介绍：概述了人体正常状态与疾病状态下的两种结构形态和病理过程；病原生物、免疫与机体之间的相互作用；将人体每一系统的正常解剖生理特点与临床症状有机地联系在一起，从临床表现、诊断和治疗原则等不同方面，简明扼要地阐述多种常见病、多发病；描述了常用化验指标的临床意义和影像诊断方法的适应证等。使读者可以对疾病的发生、发展、预防和治疗有较为全面的了解和认识。全书语言生动形象，内容翔实，深度把握得当。

本书可作为全国高等医药院校的医学非临床专业的本、专科和专升本及成人教育的医学信息、英语、公共事业管理、营销、检验、生物医学工程、药学等专业学生必修课程教材，也可供综合性院校和师范院校的心理学、生物学及生物技术等专业的学生使用。

图书在版编目（CIP）数据

现代医学概论／李萍，熊凡主编. —北京：科学出版社，2015.7
ISBN 978-7-03-045337-2

Ⅰ. 现… Ⅱ. ①李… ②熊… Ⅲ. 现代医药学–医学院校–教材 Ⅳ. R

中国版本图书馆 CIP 数据核字（2015）第 186566 号

责任编辑：郭海燕／责任校对：郑金红
责任印制：李 彤／封面设计：范璧合

科 学 出 版 社 出版
北京东黄城根北街 16 号
邮政编码：100717
http://www.sciencep.com

北京虎彩文化传播有限公司 印刷
科学出版社发行 各地新华书店经销

*

2015 年 8 月第 一 版 开本：787×1092 1/16
2022 年 12 月第八次印刷 印张：15
字数：413 000

定价：59.80 元
（如有印装质量问题，我社负责调换）

前　言

　　医学信息、医学英语、医学营销、医学公共事业管理等非医学类专业学生的医学知识培养有别于医学类专业的学生，要求学生在具有本专业知识与才能的同时，具备一定的医学知识素养，对所从事的医学相关工作发挥具有特色的作用。在有限的教学课时内，探索如何适度进行医学教育，使学生对医学知识体系有一个整体、明晰、概要的认识，能迅速理解及处理医学知识非常必要。

　　经过近10年的教学研究经验和实践总结，针对现有教材内容跨度大、教学周期长、教学各环节存在脱节等现象，在全面掌握学生、教学及教改实际情况的基础上，并根据教育部深化教育教学改革的要求，编写了本书。

　　本书由以下三部分组成：①第一篇　现代医学及其结构体系（绪论）：简要介绍现代医学的定义、起源及结构体系，包括基础医学、临床医学、预防医学、技术医学和人文医学的任务、研究内容和实践活动，以及各学科之间的相互关系。②第二篇　现代医学总论：总论部分主要介绍人体基本组织的结构及功能特点，人体疾病的基本病理过程，常见的病原微生物和寄生虫，免疫学的基本概念和免疫应答，疾病诊断技术的应用。③第三篇　现代医学各论：各论是在总论的学习基础上，以人体系统为单位，将基础医学与临床医学进行有机结合，分别介绍了各系统的解剖、生理学功能及其常见疾病的临床表现、诊断和治疗原则方面的知识，并在相关知识点后附有拓展延伸内容。上述三篇内容涵盖了传统的医学课程系统解剖学、组织学与胚胎学、生理学、医学微生物学、人体寄生虫学、医学免疫学、病理解剖学、病理生理学、诊断学、内科学、外科学、妇产科学、传染病学等医学内容，相互间又有着十分密切的内在联系，学好绪论及总论是学习各论的必要基础，学习各论则必须经常联系运用前者的知识。

　　本书内容翔实，以图文并茂的形式、简明易懂的语言对医学知识进行了概括介绍，目的是力求把医学作为一个统一的整体，将基础医学与临床医学相结合，将基本知识与热点问题和最新动态相互渗透，介绍给非医学专业的学生，让学生了解医学全貌，掌握必要的医学知识。通过学习，提高他们的医学知识素养，为今后交叉研究奠定坚实的基础。

　　本教材可供医药院校的非临床医学相关专业的本、专科和专升本及成人教育学生使用，如医学信息、医学英语、医学公共事业管理、医学营销、医学检验、生物医学工程、药学等专业的学生，也可供综合性院校和师范院校的心理学、生物学及生物技术等专业的学生使用。

　　由于编者水平有限，虽经努力，但仍难免存在缺点与不当之处，期盼同行专家、使用本教材的师生和其他读者批评、指正。

编　者

2015 年 4 月 20 日

目　　录

彩图请扫描以下二维码

第一篇　现代医学及其结构体系

想想看

作为一名非临床医学学生，为什么要学习医学？
什么是医学？
医学与健康之间的关系是什么？

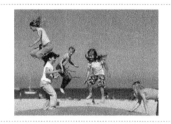

一、现代医学的定义及属性

医学是一门具有非常悠久历史的科学。自从有了人类，为了适应生存，人类不断地与环境中的物理性、化学性、生物性的伤害作斗争。这些斗争的成功和失败的经验教育了人类，使人类战胜伤害，保障人类的成长发育和繁殖发展，这就是医学。

人类防治疾病、保障健康的社会实践是由经验到科学，由低级到高级逐渐发展的，并形成了医学知识和医学的学科体系。古代的中国、希腊、埃及、巴比伦、印度都有各自的医学体系，近代以来继承并发扬了的主要是中国医学和源于希腊的西方医学两大体系。古代医学延续至今的称为传统医学，人们所说的西医指的是近现代医学（图1-0-1）。

医学是认识生命活动规律，保持和促进健康、预防和治疗疾病，促进人类实现身体、心理和社会适应上全面健康的科学知识体系与实践活动。医学的社会职能是在社会生产中，保护劳动力，促进生产力的发展。

医学按其本质来说属于自然科学范畴，有自然科学的属性，在现代科学技术体系中处于应用科学的地位。由于在人的健康和疾病过程中，在防治疾病的措施中，包含大量的精神的和社会的因素，因此现代医学的内

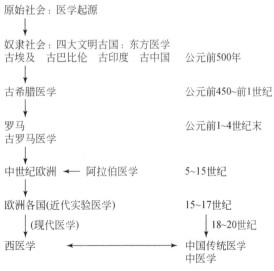

图1-0-1　医学发展史线索图

容又有与思维科学和社会科学交叉的部分，有着社会科学的部分属性，因此，在医学研究过程中

不可忽视医学与社会科学的联系。在整个现代医学体系中，既有系统的科学知识，又有广泛的技术手段，是科学与技术的统一体。

二、现代医学的结构体系、模式及挑战

🔍 **想想看**

2003 年春天的北京，我们曾经历了一场没有硝烟的战争——万众一心抗 SARS（重症急性呼吸综合征）。很多人为这场战争的最终胜利作出了巨大贡献：白衣天使奋战在对敌作战的最前沿，有人甚至付出了生命的代价；世界各国的科学家夜以继日地在实验室中工作，在短时间内明确了引起 SARA 的病原体；流行病学调查大队的队员们对 SARS 患者、疑似患者及其接触者开展咨询调查，为防止疾病的扩散起到了巨大的作用……请判断：在上述三种工作中，哪项属于基础医学的研究范畴？哪项是临床医学完成的任务？哪项属于预防医学的工作范围？

（一）现代医学的结构体系

现代医学是一个庞大的知识体系，即一切有助于诊断、治疗和预防疾病的物理性、化学性、生物性、心理社会性的知识和技术，都会成为医学的内容，并被细分为了许多不同的学科门类。同时，随着科学技术的发展，医学的范围还在不断扩大。

有学者将现代医学分为基础医学、应用医学（主要是指临床医学、预防医学）、技术医学和人文医学四大门类。也有学者根据现代医学研究领域的不同，按研究的对象、内容及方法分为以下几个部分（表 1-0-1）：

表 1-0-1 现代医学分类

基础医学	是医学科学和技术的理论基础
临床医学	以个体疾病诊疗为目的的科学
预防医学	以保护健康、预防疾病为目的的科学
特种医学	以特殊目的为导向的医学学科，如军事医学、法医学、航空医学、航海医学、宇宙医学等特种学科
边缘学科	医学工程技术、医学人文社会科学

1. 基础医学 是医学的基础部分，它研究的是人体在正常和病理状态下的形态结构、功能状况和代谢过程，疾病的病因、发病机理、生命运动的过程与本质及疾病防治机理。基础医学的主要任务是为应用医学提供理论指导，引导应用医学的发展，促进医疗技术的进步，它是整个医学科学发展的基础。

基础医学的学科体系分类方法很多，从传统的医学分类来看，它主要包括形态学科、机能学科和病原生物学科三方面的学科门类。形态学科是主要研究人体形态结构和生命活动规律的学科。机能学科是从机体的各种不同功能方面进行的基础研究，以揭示生命活动规律的学科。病原生物学科是从疾病的生物学原因方面进行基础研究的学科（图 1-0-2）。

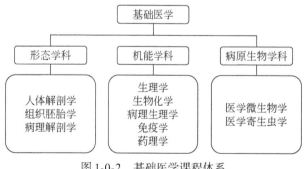

图 1-0-2 基础医学课程体系

20世纪以来发展的物理学、化学和计算机科学为现代医学的发展提供了强大的研究手段，基础医学的分子生物学知识和技术被广泛应用于医学的各个学科，临床医学、预防医学也向分子水平挺进，使各学科相互交叉、渗透，又出现了许多新的学科，如医学遗传学、分子遗传学、细胞免疫学、分子免疫学、移植免疫学、器官医学、分子病理学、基因工程、克隆技术等（图1-0-3）。同时，基础医学新的实验方法、技术和先进的医疗仪器设备的广泛应用，不仅对生命本质、疾病本质的认识不断深入，而且对疾病的诊断、治疗、预防及新药的开发都将有极大地推动作用。

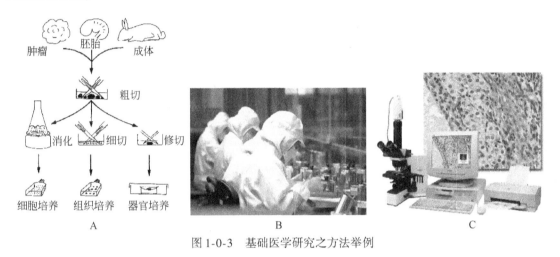

图 1-0-3　基础医学研究之方法举例

2. 临床医学　是研究诊断和治疗疾病的学科群，是医学中技术科学和应用科学相结合的庞大的科学体系。由于它们都是以患有某种疾病的具体病人为诊治对象，所以，称之为"临床医学"。与基础医学相比，临床医学似乎与普通人的关系更为密切。因为每个人都有过患病和被医生诊断、治疗的经历（图1-0-4）。

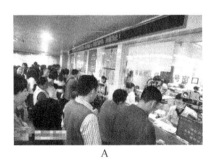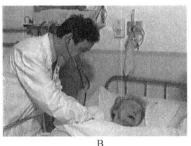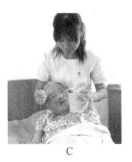

图 1-0-4　医院门诊的分科挂号就诊、临床诊疗、临床护理

在现代医学的结构体系中，临床医学属于应用医学的范畴。因为临床医学需要在基础医学知识的基础上诊治病人。从这个意义上讲，两者间的关系类似基础科学和应用科学之间的关系。但是在诊断治疗患者的同时，临床医学也和基础医学一样，肩负着认识人体生命活动本质和疾病本质的任务。正是在基础医学与临床医学的不断对话中，人们对自身和疾病的认识不断得以加深，日渐清晰。

临床医学的学科体系分类方法繁多，各国也不尽相同。按照通常的分类方法，主要包括以下几个部分（图1-0-5）：

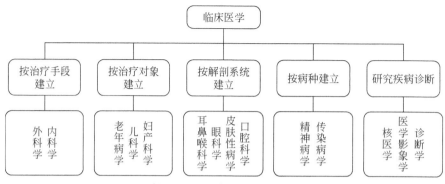

图 1-0-5　临床医学课程体系

临床医学在整个医学中的作用主要体现在以下三个方面，一是临床医学为基础医学、预防医学提出研究领域和主攻方向，许多医学的重大课题都是由临床医学首先提出。例如，2003 年由于 SARS 冠状病毒传播引起的查体温、戴口罩、被隔离的"非典"时期早已成为人们记忆中永远的伤痛，但由此而提出的"非典"的致病原是什么、发病机制是什么、如何治疗、如何预防的重大课题研究至今一刻也没停止。二是临床医学对基础、预防医学成果进行检查。三是临床医学为基础医学进步提供了实践的土壤。

近二三十年来，临床医学充分利用高科技的成果和基础医学的进步，不断涌现出新的诊断和治疗方法。一些基础医学派生出的分支向临床医学渗透，形成一些新的学科，如临床药理学、临床病理学、临床流行病学等。

知识延伸

基础医学与临床医学的关系

临床医学发现问题、处理问题；基础医学深入研究，解释原因，寻找问题的症结之所在。比如，器官和组织移植正被越来越多地应用于临床实践，拯救着那些即将逝去的生命。然而，器官移植的成功不是一蹴而就的。20 世纪初，人们通过基础医学的研究，克服了血管吻合的难题，为器官移植的进行奠定了坚实的基础；1940 年以后，随着基础医学研究的深入和发展，诞生了移植免疫学和免疫遗传学，器官移植排斥反应的本质由此被逐渐认识；20 世纪 60 年代，免疫抑制剂的出现使移植物和宿主之间的排斥反应得到有效控制。所有这些理论基础与临床应用的进步使器官移植由梦想变为现实。

器官和组织移植正被越来越多地应用于临床实践，拯救着那些即将逝去的生命。然而，器官移植的成功不是一蹴而就的。20 世纪初，人们通过基础医学的研究，克服了血管吻合的难题，为器官移植的进行奠定了坚实的基础；1940 年以后，随着基础医学研究的深入和发展，诞生了移植免疫学和免疫遗传学，器官移植排斥反应的本质由此被逐渐认识；20 世纪 60 年代，免疫抑制剂的出现使移植物和宿主之间的排斥反应得到有效控制。所有这些理论基础与临床应用的进步使器官移植由梦想变为现实。

3. 预防医学　是以环境–人群–健康为模式，研究自然环境、社会环境对健康的影响及其作用规律，消除不利因素、利用有利因素，为预防疾病，增进健康等提供理论依据的一门学科（图 1-0-6）。

预防医学与临床医学不同之处在于它是以人群为对象，而不是仅限于以个体为对象。预防医学已不仅仅是为了预防，而要求治疗与预防相结合，预防为主；求助与自助相结合，自我保健为

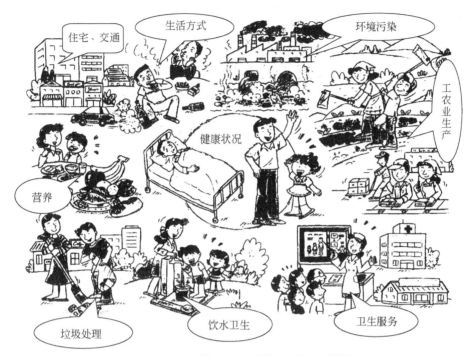

图 1-0-6　自然环境、社会环境对人群健康的影响

主；医学与社会相结合，社会为主；生理与心理相结合，心理为主。加强预防医学是降低发病率、死亡率和提高健康水平及生命质量的最有效的措施，也是最经济的保健战略措施。随着一些流行性疾病的爆发，如"非典"、"禽流感"、"艾滋病"等，预防医学在现代医学科学中的重要性显得越来越突出，并将成为未来医学的主导部分。

　　预防医学的学科体系主要包括以下几个部分（图1-0-7），其研究内容见表1-0-2。

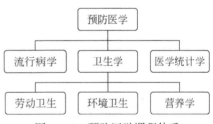

图 1-0-7　预防医学课程体系

知识延伸

预防医学与临床医学的关系

　　李某，男，49岁，公司经理，在一次商务会议上，突然手捂胸部跌倒在地，抢救无效死亡。尸检发现：病人血胆固醇高达356mg/dl，心脏的左总冠状动脉和前降支有大块血栓。据家人介绍：该病人近几年体重持续增加，吸烟量增多。病人的两个姐姐正在治疗高胆固醇血症，父亲和叔叔均早死于无预兆的心脏病。该病人成年后只看过三次医生，主要是为了治疗关节损伤，在医生的记录中未提及病人的吸烟史、家族史、饮食习惯及体力活动较少等问题，病史中无有关病人血胆固醇水平的记录。

　　上述案例的特点：病人所经历的疾病或死亡是在生命的早期可以进行有效预防的。在发生疾病（如冠心病）的几个月、几年或几十年以前就可发现一定的危险因素或亚临床疾病状态，但都没有得到很好地检查和干预治疗。

表 1-0-2　预防医学重要研究内容

关注领域	主要内容
环境因素	研究自然、社会环境对健康的影响及其作用规律，消除不利因素、利用有利因素，为预防疾病，增进健康等提供理论依据
疾病分布，健康水平、动态变化	借助卫生统计学、流行病学等学科原理和方法，研究人群中疾病谱、死亡谱的变化，了解疾病分布规律、发生条件，阐明并评价健康危险因素，指定和评价疾病防治
疾病预防，健康促进、策略和措施	研究引起重大公共卫生问题。对健康威胁较大的传染性疾病，非传染性疾病的发生发展规律，重视敏感人群，提出有效的个体和群体预防措施及控制危险因素
卫生保健，疾病防治的组织和管理方法	研究如何充分利用卫生资源的合理配置和科学管理卫生服务系统，发展社区卫生服务为基础的初级卫生保健，有效预防疾病、增进健康

4. 医学工程技术　是运用现代工程技术的原理和方法，研究人的生理、病理过程，提示人体的生命现象，并从工程角度解决防病治病问题的一门综合性高技术学科。现代医学基本上是构筑在医学工程技术的基础上。

20 世纪 50 年代以来，微电子学、信息科学、计算机科学、控制论、工程力学及材料科学等的迅速发展并紧密地与医学结合，大量的医疗仪器设备出现和应用于临床。四大影像设备（计算机断层摄影–CT、核磁共振–MRI、X 射线、超声成像，如图 1-0-8 所示）、生物电和器官压力流量监测等功能检查设备（心电、脑电、心音）、自动化系列分析仪器是现代临床诊断的基础；射频仪、碎石机治愈了很多的患者；除颤器、埋藏式心脏起搏器和人工心瓣膜挽救和维持了全世界数百万心脏病人的生命；人工肾等血液净化技术，维持着数十万肾衰竭病人的正常生活；人工晶体、人工关节、功能性假体已广泛用于伤残病人的康复和功能辅助。总之，现代医学的进步离不开医学工程技术的发展，反过来现代医学又提出了新的课题，促进着医学工程技术的进步。

知识延伸

　　为风湿性心脏病患者进行人工心脏瓣膜设计和制造，人们需要做如下工作：①了解心脏瓣膜开启和关闭的机理，弄清人体心脏瓣膜的运动学和力学特性（定量）；②解决人工心脏瓣膜材料问题（相容性、毒性、力学特质和制备工艺等）；③了解人工心脏机械瓣和生物瓣的力学特性和疲劳寿命，以及植入心脏后的长期生物效应等；④人工心脏瓣膜的制作、质量控制与监测、成本控制等一系列问题。

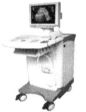

A. 超声

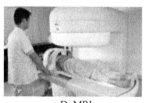

B. X射线

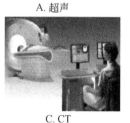

C. CT

D. MRI

图 1-0-8　超声成像、X 射线、CT、MRI、四大影像设备

由于医学工程技术如生物医学材料制品、医学影像和诊断设备、医学电子仪器和监护装置、医学治疗设备、医学信息技术、康复工程技术和装置等，在保障人类健康方面所起的巨大作用，

已经成为当前医疗保健性产业的重要基础和支柱，产生了巨大的社会效益和经济效益。由此，这一新兴的边缘学科作为一门独立的学科成立，成为时代的需要。

5. 医学人文社会科学　今天，高新医学技术的成就为人类带来了福音与希望，随着DNA重组和基因工程发展，试管婴儿、器官移植、克隆技术开始应用于实践（图1-0-9），它所引发的社会、伦理、心理和人性等医学人文学与医学社会科学问题，却对我们构成前所未有的威胁和压迫。传统的生育观和生命观被动摇，医学面临着伦理道德和法律的考验，出现了很多发人深省的新问题，从而推动了人文社会科学与医学的相互渗透，产生了医学史类、医学哲学类、医学伦理与医学法学类、医学社会学类等科学，以研究与医学相关的社会人文学，揭示医学的特点与规律，希望能解决人们的困惑。

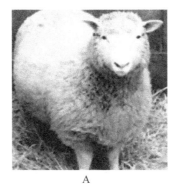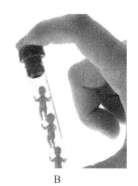

图1-0-9　克隆羊、试管婴儿

医学人文的学科体系主要包括以下几个部分（图1-0-10）：

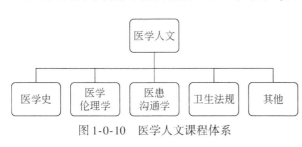

图1-0-10　医学人文课程体系

如果说基础医学、临床医学和预防医学是以纯粹的人体自然现象为研究对象，研究自然人体、自然生命过程及由于生物、药物、毒物作用而出现的各种正常和异常现象，从而阐明生命和疾病的本质。医学人文社会科学则是把以自然现象为研究对象的基础医学、临床医学和预防医学，置于更为广阔的社会、文化背景中，以各种不同的角度研究医学自然现象与社会和心理因素的关系，旨在考察医学及与社会的相互关系，提高医学的社会功能（图1-0-11）。

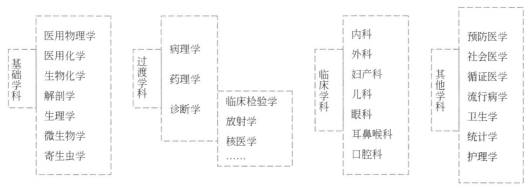

图1-0-11　现代医学梗概举例

临床医学与基础医学、预防医学、人文医学的结合将更密切。随着科学技术的突飞猛进，许多新技术、新材料和新药（包括基因重组生物因子等）将有力地推进现代医学的发展。近二三十年来现代医学在很多领域取得了重大进展，较为突出的是：

（1）计算机断层摄影、磁共振、二维超声、血管造影、核医学显像、内镜技术等用于临床，使许多疾病的诊断以直观的图像代替了单纯根据临床症状和简单的生理学检查的推理，使疾病的诊断水平有了极为显著地提高。

（2）介入治疗、内镜治疗、放射治疗的发展，微创外科的兴起使许多疾病的治疗水平有了显著的进步。

（3）器官、组织和细胞移植，人工器官、人工组织的研究使器官功能衰竭、组织严重损伤的治疗有了新的转机。

（4）分子生物学、细胞生物学、组织化学、基因工程等技术的发展在阐明病因、发病机理及诊断和治疗方面显示了重要的前景。

（二）现代医学模式的演变

医学模式又叫医学观，是人们考虑和研究医学问题时所遵循的总的原则和总的出发点，即人们从总体上认识健康和疾病及相互转化的哲学观点；包括健康观、疾病观、诊断观、治疗观等，影响着某一时期整个医学工作的思维及行为方式，从而使医学带有一定的倾向性、习惯化了的风格和特征。

医学发展的每个阶段都有与之相应的反映该时期医学发展状况和水平的医学模式。不同的医学模式会对医学理论研究和实践的发展提供不同的思路，指导它们的主攻方向，指导探索病因及治疗方法的选择，也指导着卫生管理、卫生发展战略研究、卫生与社会关系的研究等方面的发展。医学模式曾经历了几个阶段的转变（图1-0-12）。

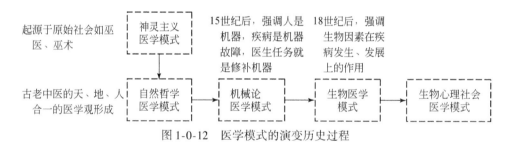

图 1-0-12　医学模式的演变历史过程

"生物-心理-社会"模式源于疾病谱的演变。20世纪上半叶，在生物医学模式指引下，采用预防接种、杀菌灭虫和抗菌药物3个主要武器进行疾病防治，只几十年的工夫，就使一些由生物因子（细菌、病毒、寄生虫）所致的急、慢性传染病（如天花、鼠疫、霍乱、结核等疾病）和寄生虫病的发病率和死亡率明显下降，取得了以控制急、慢性传染病和寄生虫病为主的第一次卫生革命的胜利。

随着生物因子所致疾病的消灭和控制，另一类疾病，如心脑血管疾病、肿瘤、精神病等，已成为人类健康的主要危害。这些疾病与心理紧张、生态失衡、环境污染、吸烟、酗酒等心理、行为和社会因素关系极为密切。曾经为人类健康作出过重大贡献的生物医学模式，仅强调生物因素在疾病发生、发展上的作用，忽视人的社会性，对于心理、社会因素对健康的影响重视不够，而恰恰是这些因素对当今人类的健康和疾病有着十分重要的影响。

现代医学认为，影响健康的主要因素，一是环境因素，即除了生物因素外，还有物理、化学、社会、经济、文化等因素的影响。二是生活方式（营养、风俗习惯、吸烟饮酒嗜好、体育锻炼、精神紧张等）（图1-0-13）。一种不良的生活方式对健康有着多种危害。例如，吸烟和不适当的饮食，不仅会导致患心脏病、中风、高血压，而且会增加结肠癌、胃癌的发生率。研究者认为，如能注意从各方面积极采取针对性措施，如重视心理社会环境的改造、生活方式的改变、人类行为类型的矫正，以及将心理行为科学直接应用到临床等，使得有些疾病如冠心病的发病率由上升渐趋下降（图1-0-14）。

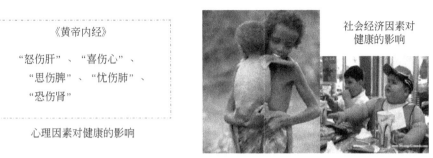

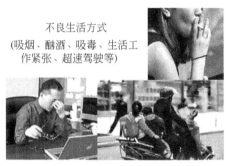

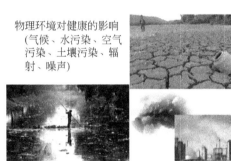

图 1-0-13　影响健康的因素

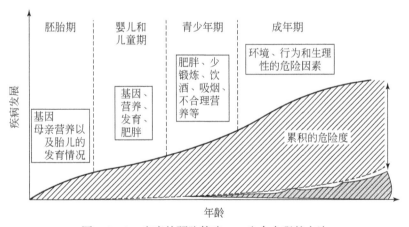

图 1-0-14　疾病的预防策略——生命全程的方法

　　生物-心理-社会医学模式认为，人类任何疾病在病因、临床表现、病程、预后和康复等方面都会受到心理社会因素的影响。特别是对于心身疾病的诊断、治疗和预防，除了躯体因素之外，必须对心理社会因素的作用给予足够的重视。新模式对医师的职业道德也提出了更高的要求，要求临床医师在了解病人疾病和病史时，应从病人的社会背景和心理变化出发，对病人所患疾病进行全面分析及诊断，从而制订有效的综合治疗方案。即医生不仅要关心病人的躯体，而且要关心病人的心理；不仅要关心病人个体，而且要关心病人家属、后代及社会关系。

医患纠纷产生的原因及解决的办法体现了现代医学模式对医学的影响的哪几方面？

（1）医源性纠纷原因：技术因素、态度因素、收费因素和医院管理。

（2）非医源性纠纷原因：患方缺乏医学知识或对医疗制度不理解，病人或家属的不良动机，工伤交通及事故责任转移，社会变革时期某些制度的不适应及经济价值观念的转变等社会因素引起。

解决办法：构建和谐医患关系，减少医疗纠纷，政府、医方、患方、社会各方应共同努力。医务人员应重视医学模式的转变，重视心理、社会因素，尽可能与患者及家属沟通，使患者感到亲切及温暖，这不仅有利于患者疾病的恢复，也有利于防范医疗纠纷。

（三）现代医学的反思

现代医学经历了其早期简单、肤浅的阶段，现在已经成为一门十分完备和精细的特殊学科。这不仅表现为现代医学已经具有一套完整的理论体系，同时还发展、完善了与之相应的各种检查设备、技术方法和各种治疗手段，填补了一个又一个医学史上的空白，创造了许多人间奇迹，诸如试管婴儿、器官移植等。但是，在医学给人类带来福祉的同时，也带来了诸多问题。

首先，发达国家普遍出现的"医疗危机"。"医疗危机"主要是指医疗保健费用的增长速度超过了社会生产力发展的速度，给国家财政带来了沉重的负担。"医疗危机"产生的原因是多方面的。例如，许多国家，尤其是发达国家，威胁人们健康的主要是心血管病、脑血管病、恶性肿瘤等，针对这些疾病发展起来的医疗技术的费用常常是十分昂贵的；暴力、车祸、工伤、残疾、社会病和老年病的不断增加，医疗费用难免不断上涨；许多医疗高技术的成本较高，如CT、MRI、心脏起搏器、器官移植、肾透析等，医疗高技术过度使用反而造成了"高消耗、低效益"的困境。目前，这个社会负担已经沉重到使北美、西欧等地区的经济发达国家都难以承受的地步（图1-0-15）。

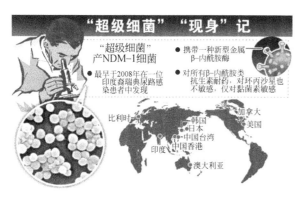

图1-0-15　目前有感染病例报道的国家和地区
注：图片摘自卫生部，孟丽静编制。

其次，人类不能消灭一切疾病。例如，①现代医学只能治疗一种细菌病，其他80%的疾病都无法医治，包括心脑血管病类、免疫病类、遗传病类、关节病类、精神病类、神经系统病类、血液病类、病毒病类、癌症病类等，都被列入慢性疑难病范畴；②由于现代医学在临床上抗生素的经常使用甚至滥用，人人都有不同程度的耐药菌；③我们在庆贺消灭天花后不久，却又产生了更为可怕的艾滋病；④当贫困所致的恶性营养不良症趋于消亡时，而营养过剩与脂肪积聚过多症却早已产生；⑤2003年的"非典"，2004年的"禽流感"，2005年的松花江污染，2006年的欣弗药品事件，2007年的超级细菌；⑥心脑血管病、糖尿病、高血压、癌症等也逐渐向青少年发展，这些许许多多的生命危机挑战着整个医学界，给人类生存和社会发展造成了严重影响。

三、传统中医学与现代医学的差异及联系

（一）传统中医与现代医学的差异

当前，世界医学主要有西方微观现代医学和东方宏观中医学两大系统体系。它们都是独立的科学理论体系，都是研究疾病的发生、发展、诊断、治疗、预后与转归的科学。

自西学东渐以来，医界人士就把目光转移到了两种医学的差异上，对差异及差异产生的原因进行了诸多探究（图1-0-16）。

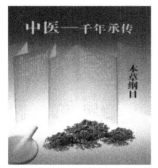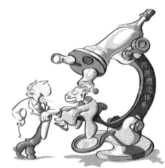

图1-0-16　传统中医与现代医学

1. 理论基础不同　中医学理论体系形成于中国古代，受到中国古代的唯物论和辩证法思想的深刻影响，其理论基础基于阴阳五行学说，藏象学说，经络学说，辨证论治，四诊八法等，强调对疾病的宏观把握。现代医学起源于西方国家，其形成及发展都必须依赖于药物化学、分子、细胞、生物学的发展和科学的进步，其理论基础是细胞学说、分子学说。

2. 诊断方法不同　中医诊断借助仪器不够，较多依赖人的感官通过"望、闻、问、切"四诊合参诊断疾病，由于收集信息有限，处理信息得出的结果往往抽象、不明确。现代医学通过体格检查的同时借助医疗器械诊断，收集信息量大，得到的结果证据支持率高，某种程度上现代医学可以明确判断出疾病具体病位和性质，同时对病情发展程度做出了定量判断。

3. 研究疾病的观念不同　中医以宏观的"整体观念"和"辨证论治"思想来认识疾病，认为人与自然是统一的整体，人体本身也是不可分割的统一整体，一个位置有病，其根源不一定在这里，不能就病治病，而要分析透彻疾病的证型然后才可以处方治疗，不仅治病，而且治人。现代医学讲究注重微观证据的思想来认识疾病，试图在疾病症状和人体异常结构之间建立必然的联系，一切依照检查结果，专科分得越来越细，一个整体的人体系统被割裂开来，治疗局限于病灶部位，对整体治疗的关注度不够。

4. 治疗特点不同　中医治疗内在、主观、经验性、抽象。中医以"扶正祛邪"来恢复人体平衡，注重人体自身的恢复；诊断方式以望闻问切为主要手段，需要医生长期的经验积累；辨证施治比较含混、抽象，一般人难以理解。现代医学治疗外在、客观、以实验为基础，比较具体。即治疗以外在的药物和手术来治病；诊断以各种实验为基础，比较客观；治疗方法以科学（物理、化学、机械等）为基础，采取对抗性治疗，比较具体，容易理解。例如，应用抗生素杀死细菌，用手术切除肿瘤，用放化疗杀死癌变细胞。

5. 优势不同　中医理论体系优势在于慢性病、疑难杂症及功能性疾病。中医非常重视预防疾病，防患于未然，创造了很多健身防病和保健养生的方法，如气功、太极拳、保健灸、食疗、药

膳等，提倡健康的生活方式。而现代医学的理论体系主要优势在于急性病、器质性疾病，对常见病多发病的治疗有辨病明确、解释浅显易懂、用药对症显效快、用药方便等优点。对疑难病和不能够解释的疾病，远期疗效差。

（二）尊重差异和而不同

尽管目前这两种医学体系还不可能融合成为一种统一的医学模式，但可以独立发展，并存共荣，整合互补。缘于现代信息论、系统论和控制论的影响，现代医学的发展趋势是学科划分越来越细，若仅仅是单纯地重视分析而忽略了整体结构和整体功能，无疑将越走越窄。而中医讲究"感悟"，夹带有主观因素，难以客观地定量，定性。若中医的诊察疾病能参考现代医学的微观分析，将辨证与辨病相结合，实现宏观与微观的统一，使中医诊断客观化，即把分析与综合相结合的方法引入中医理、法、方、药的研究，使两者有机结合，互相借鉴、补充，避免各自的片面性、局限性，这将有利于中西医学的优势互补，"和而不同"，多元发展。

四、《现代医学概论》的任务、内容

医学是生命科学的重要组成部分，医学与健康是人类社会可持续发展的重要支柱和永恒的主题。现代医学内容浩瀚，但又是每一个公民，尤其是每一个大学生渴望了解的一门重要学科。21世纪多学科交叉研究，文、理、医相结合。如何将博大精深的医学知识在较短的学时内教授给非医学专业的学生，使他们对医学知识体系有一个整体、明晰、概要的认识，形成对医学信息有敏锐洞察力，能迅速理解及处理医学信息的复合型、交叉型、创新型人才是非常必要的，这即是给医学教育教师提出的新的挑战，也为推进教育改革和提高大学生的医学科学通识教育提供了新的机遇。

《现代医学概论》在内容上，主要包括基础医学和临床医学两大部分。以器官、系统为模块，以疾病为中心，融合现代医学多门学科内容，使人体形态结构与生理功能、基础知识与临床知识相互渗透，强调医学知识在基本知识和基本概念上的系统性、完整性和逻辑性（图1-0-17）。通过课堂学习使学生能够认识人体的正常基本结构、功能与疾病发生发展的规律，了解人体每个系统常见疾病的症状、体征、诊断原则和防治措施，提高学生对疾病预防的认知能力，更有利于学生对整体医学知识的把握。

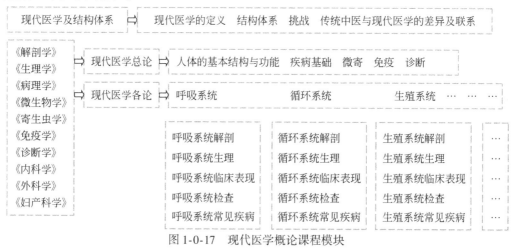

图 1-0-17 现代医学概论课程模块

（李 萍）

第二篇　现代医学总论

第一章　人体的基本结构与功能

🔍 **想想看**

人体是不可分割的有机整体，其结构和功能的基本单位是细胞。细胞之间存在一些不具细胞形态的物质，称为细胞间质。

许多形态和功能相似的细胞与细胞间质共同构成组织。人体组织分为上皮组织、结缔组织、肌组织和神经组织。它们是构成人体各器官和系统的基础，故称为基本组织。

由几种组织互相结合，成为具有一定形态和功能的结构，称为器官，如心、肝、脾、肺、肾等。

在结构和功能上密切相关的一系列器官联合起来，共同执行某种生理活动，便构成一个系统。各系统在神经系统的支配和调节下，既分工又合作，实现各种复杂的生命活动，使人体成为一个完整统一的有机体。

一、细胞的结构与功能

（一）细胞的基本概况

人体细胞共约有 40 万亿 ~ 60 万亿个，形态各异，大小不一。最大的是成熟的卵细胞，直径约 120μm。最小的是血小板，直径只有 2μm 左右。175 000 个精子细胞才抵得上一个卵细胞的重量。这些细胞在人体中呈现有序的空间分布（图 2-1-1）。

人体又是由 200 余种不同类型的细胞组成。不同部位、不同种类的细胞，由于执行的功能不同，其形态也各异。

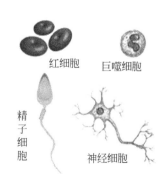

图 2-1-1　细胞形态举例

细胞形态与功能关系举例

运输氧气的红细胞呈两面凹的圆饼状，有较大的表面积，这有利于氧气的扩散；其形状易扭曲变形，这有利于它通过直径比自己还小的毛细血管。

大多数神经细胞向周围伸出或长或短的突起，这有利于神经冲动远距离传导。

精子细胞有一个长长的可摆动的尾巴，尾巴的摆动推动精子细胞向前游动，主动寻找卵细胞。

具有免疫作用的巨噬细胞可做变形运动，当接触外界入侵的微生物时，接触点内凹，将微生物吞入细胞内，将其消灭。

细胞通常很小，在光学显微镜下细胞的基本结构由细胞膜、细胞质和细胞核三部分组成 〔（彩）图2-1-2〕。

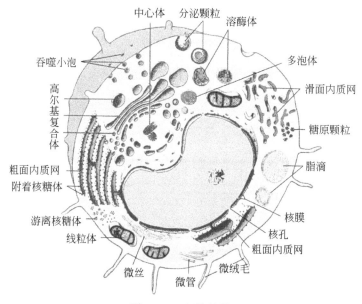

图2-1-2 细胞结构

1. 细胞膜 是细胞内容物与细胞周围微环境（主要是细胞外液）之间的一道生理屏障，可将两者分隔开，使细胞独立于环境而存在的同时，又是两者之间物质、能量、信息转换的中介，影响着细胞的识别、生长、分裂、分化，免疫甚至癌变等生理、病理过程。

细胞膜主要由脂质、蛋白质和糖类等物质组成，一般以蛋白质和脂质为主，糖类只占少量〔（彩）图2-1-3〕。液态镶嵌模型学说解释了脂质、蛋白质和糖类分子在膜中排列的形式：以液态的脂质双分子层为基本结构，镶嵌着不同生理功能的球形蛋白质。

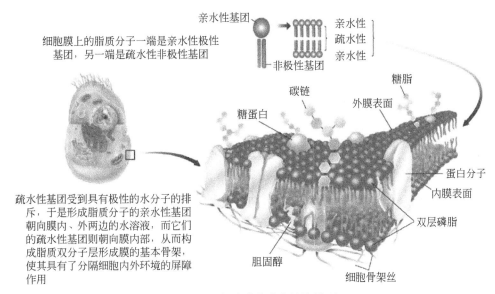

细胞膜上的脂质分子一端是亲水性极性基团，另一端是疏水性非极性基团

疏水性基团受到具有极性的水分子的排斥，于是形成脂质分子的亲水性基团朝向膜内、外两边的水溶液，而它们的疏水性基团则朝向膜内部，从而构成脂质双分子层形成膜的基本骨架，使其具有了分隔细胞内外环境的屏障作用

图 2-1-3　细胞膜的液态镶嵌模型

知识延伸

细胞膜蛋白质分子的分类

镶嵌于细胞膜内的蛋白质分子具有不同的功能，大致可分为以下几类：

与细胞膜的物质转运功能有关的蛋白质，如载体、通道和离子泵等。

与"辨认"和"接受"细胞环境中特异的信号分子有关的蛋白质，统称为受体。

属于酶类的膜蛋白质，如位于细胞膜内侧面的腺苷酸环化酶。

与细胞免疫功能有关的膜蛋白质，如红细胞表面的血型抗原物质。

此外，尚有大量目前还不确知其具体功能的膜蛋白质。

细胞膜糖类分子

细胞膜所含的糖类与膜内的脂质和蛋白质结合，形成糖脂和糖蛋白。糖脂和糖蛋白的糖链部分，几乎都裸露于膜的外表面。

由于组成这些糖链的单糖在排列顺序上有差异，这就成为细胞特异性的"标志"。例如，人的 ABO 血型系统中，红细胞膜上是 A 凝集原还是 B 凝集原，其差别仅在于膜糖脂的糖链中一个糖基的不同。

2. 细胞质　位于胞膜和胞核之间，包括基质和包埋在基质中的各种细胞器（图 2-1-2）。

（1）细胞质基质：如果把细胞膜和核膜之间的大小不等的结构全部除去，剩下的胶态物质就是细胞质基质，简称基质或胞质。其中含有若干种可溶性的酶，如糖酵解的酶系。

（2）核蛋白体：核蛋白体又称核糖体，是细胞内蛋白质合成的主要构造。有些核蛋白体附着在内质网外，称为附着核蛋白体，主要合成输送到细胞外的分泌蛋白，如酶原、抗体、激素。有些多聚核蛋白体散在于胞质中，称为游离核蛋白体，主要合成细胞结构蛋白。

（3）内质网：内质网是分布在细胞质中的膜性管道系统。其表面附着有许多核蛋白体的称为粗面内质网，没有核蛋白体附着的称为滑面内质网。粗面内质网常见于蛋白质合成旺盛的细胞中，表面附着的核蛋白体合成输出性蛋白质，首先进入粗面内质网囊腔中，然后被输送到其他结构。不同细胞滑面内质网的功能不同，例如，肝细胞内的滑面内质网可能与糖原的合成和储存有关；皮脂腺的滑面内质网有合成脂类物质的功能。

（4）高尔基体：高尔基体是由数层重叠的扁平囊泡、若干小泡及大泡三部分组成的膜性结构，其功能与细胞内一些物质的积聚、加工和分泌颗粒的形成密切相关。如从内质网转运来的蛋白质在扁平囊泡内进行糖基化加工，完成糖蛋白的合成，以后扁平囊泡局部渐渐膨大，将加工好的糖蛋白包起来形成大泡、分泌颗粒。

（5）线粒体：线粒体中存在着催化物质代谢和能量转换的各种酶和辅酶，因而供能物质在线粒体内能得到彻底氧化分解，生成更多的高能磷酸化合物 ATP 以备细胞其他生命活动需要。细胞生命活动中所需能量约有95%来自线粒体，故有细胞内"动力工厂"之称。

（6）溶酶体：溶酶体是一种囊状小体，里面包含约 50 种水解酶，在酸性条件下，对蛋白质、肽、糖、中性脂质、糖脂、糖蛋白、核酸等多种物质起水解作用。

除上述细胞质基质和细胞器外，尚有微丝、微管、中心粒等细胞器。这些细胞器是由蛋白质构成的丝状和管状结构，它们与其他细胞器的位移、分泌颗粒的运输、微绒毛的收缩及细胞的运动等功能有密切关系。

3. 细胞核

（1）核膜：核膜是位于细胞核表面的薄膜，由两层单位膜组成。核膜的特殊作用就是把核物质集中在靠近细胞中央的一个区域内，以利于实现其功能。核膜上还有许多散在的孔，称为核孔，核孔是核与细胞质进行物质交换的孔道。

（2）核仁：绝大多数真核细胞的核内有一个或一个以上的核仁，它通常只出现于间期细胞核中，有丝分裂期则消失。核仁主要功能是转录 rRNA 和组装核糖体单位，其数量和大小因细胞种类和功能而异。一般蛋白质合成旺盛和分裂增殖较快的细胞有数目较多和体积较大的核仁，反之核仁较少或缺如。

（3）染色质和染色体：间期细胞核中，能被碱性染料着色的物质即染色质。染色质的基本化学成分是脱氧核糖核酸（简称 DNA）和组蛋白。在细胞有丝分裂时，染色质反复螺旋、折叠，最后组装成中期染色体。因此，染色质和染色体实际上是同一物质在间期和分裂期的不同形态表现。

> **知识延伸**
>
> ### DNA 分子的功能
>
> DNA 分子的功能主要有两方面：
> ◆储藏、复制和传递遗传信息。
> ◆控制细胞内蛋白质的合成。
> 合成的蛋白质中，有些直接参加细胞结构的组成；有的是酶，催化细胞内的各种生物化学反应，产生各种产物，执行各种功能，从而使机体表现出形态和功能的各种特征。即储存的各种遗传信息通过控制蛋白质的合成而表达为各种遗传性状。
>
> ### 细胞学检查
>
> 细胞学检查是临床诊断的重要手段之一。当人体有炎症时需取血检查白细胞数目；贫血

则检验红细胞和血红素；人体表面和脏器或体腔所脱落的细胞形态是诊断恶性肿瘤的常用方法之一。

20世纪70年代以来，细胞工程的出现使人们可利用动、植物细胞大规模培养生产干扰素、激素、疫苗等贵重药品以及各种酶制剂、天然色素等产品。细胞工程在农牧业、食品、化工和医药等实践中有着广阔的应用前景。

（二）什么是细胞的增殖

细胞增殖是指一个细胞分裂成为两个新细胞的过程。细胞各组成部分在不断发展变化的基础上还要不断增殖，产生新细胞，以代替衰老、死亡和创伤所损失的细胞，这是机体新陈代谢的表现，也是机体不断生长发育、赖以生存和延续种族的基础。不同种类的细胞生命周期不同。肠黏膜细胞的寿命为3天，肝细胞寿命为500天，血液中的白细胞有的只能活几小时，而脑与骨髓里的神经细胞的寿命有几十年，同人体寿命几乎相等。

细胞从一次分裂结束开始生长，到下一次分裂结束所经历的过程简称细胞周期。一个细胞周期可分为两个时期，即间期和分裂期。细胞分裂后进入间期，又分为DNA合成前期（G_1期）、DNA合成期（S期）和DNA合成后期（G_2期），在结构和生物合成上进行着复杂的变化。细胞分裂期又称有丝分裂期（简称M期）。这一时期是确保细胞核内染色体能精确均等的分配给两个子细胞核，使分裂后的细胞保持遗传上的一致性（图2-1-4）。

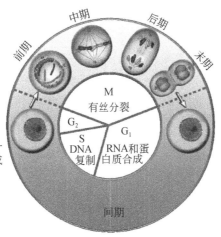

G_2期：主要特点是为细胞分裂准备物质条件

S期：细胞利用G1期准备的物质条件完成DNA复制，并合成一定数量的组蛋白，供DNA形成染色体初级结构

G_1期：细胞合成各种核糖核酸（RNA）及核蛋白体。进入G_1期细胞，可有三种情况：①不再继续增殖，永远停留在G_1期直至死亡；②暂时不增殖。如肝、肾细胞，若细胞大量死亡需要补充时，它们又进入增殖周期的轨道。③继续进行增殖。例如骨髓造血细胞、胃肠道黏膜细胞等

图2-1-4　细胞周期

（三）什么是细胞的分化

细胞分化是指分裂增殖后的细胞，在形态、结构和功能上向着不同方向变化，产生不同的细胞类群的过程。多细胞生物的个体发育过程中，常常分化成各种构造和功能不同的细胞，即分化前与分化后的细胞不属于一类型细胞，如肌细胞、红细胞和神经细胞（图2-1-5）。通过细胞的分化，那些形态相似，结构相同，具有一定功能的细胞群就形成了不同的组织。

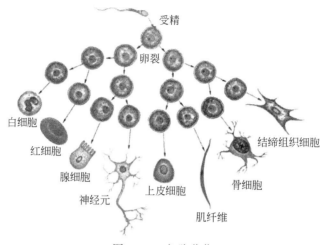

图 2-1-5　细胞分化

知识延伸

　　细胞周期的某个阶段受到环境因素干扰时，细胞增殖则发生障碍。肿瘤细胞的增殖周期也可分为 G_1、S、G_2、M 四个时期。目前，人们试图在肿瘤细胞增殖周期不同阶段，采取不同的治疗措施。例如，利用放射线破坏癌细胞 DNA 的结构与合成，从而抑制癌细胞的增殖过程，达到治疗效果。

　　细胞癌变是细胞的一种不正常的分化方式。每个正常细胞核内都有原癌基因。发生癌变的细胞原本是正常细胞，由于受到物理致癌因子（如紫外线、X 射线等），化学致癌因子（如黄曲霉毒素、亚硝酸盐等），生物致癌因子（Rous 肉瘤病毒、乙肝病毒等）作用，导致细胞内原癌基因被激活。激活的原癌基因控制细胞发生癌变。癌变的细胞便丧失其原来正常的形态、结构、功能，并无休止地分裂增殖，形成肿瘤。

（四）细胞的跨膜物质转运功能

　　细胞内外成分差别很大，其新陈代谢和许多功能的实现，都需要从细胞外液摄取所需物质，同时又要将某些物质排出细胞。进出细胞的物质种类繁多，理化性质各异。因此，它们进出细胞的形式也不同。常见的细胞跨膜转运物质的方式可归纳为以下几种。

　　1. 单纯扩散　指脂溶性小分子物质从高浓度一侧向低浓度一侧跨细胞膜转运的过程。由于细胞膜的基本组成是脂质双分子层，只有脂溶性物质才能以单纯扩散的形式通过细胞膜，如 O_2、CO_2、NH_3 等。

　　2. 易化扩散　指一些非脂溶性或脂溶性很小的物质，在细胞膜蛋白帮助下，顺浓度差的跨膜转运的过程。一般认为，易化扩散可分为两种类型。一种是一些小分子亲水性物质借助细胞膜"载体"蛋白为中介进行的易化扩散。例如，葡萄糖、氨基酸等就是依靠载体运输进入细胞内的。载体运输具有特异性，只选择性与具有特定化学结构的物质结合；也具有饱和现象，因为细胞膜上的载体有一定的数量，所能结合运输的物质数量也就受到限制；运输的物质之间也具有竞争性抑制的现象出现，即如果一种载体可以同时运载 A 和 B 两种物质，由于载体数量是一定的，A 物质扩散量增多时，B 物质的扩散量就会减少，这是因为 A 物质更多地占据了有限的载体的缘故[（彩）图 2-1-6]。

易化扩散的另一种类型是以"通道"为中介的。镶嵌于膜上的通道蛋白像贯通细胞膜并带有闸门装置的管道。开放时，物质顺浓度差或顺电位差经过通道转运；关闭时，即使细胞膜两侧存在浓度差或电位差，物质也不能通过。细胞膜上有多种通道，如钠通道、钾通道、钙通道等，它们可分别让 Na^+、K^+、Ca^{2+} 等离子通过[（彩）图 2-1-7]。

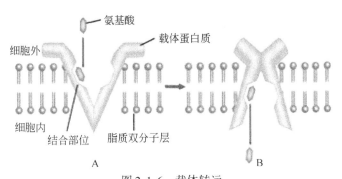

图 2-1-6　载体转运

A. 载体蛋白质与被转运物结合；B. 载体蛋白质与被转运物分离

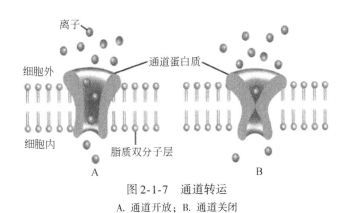

图 2-1-7　通道转运

A. 通道开放；B. 通道关闭

单纯扩散和易化扩散转运物质时，动力来自膜两侧存在的溶液浓差（或电位差）所含的势能，因而不需要当时细胞另外供能，故将它们称为被动转运。

3. 主动转运　是指物质逆浓度差、逆电位差，在生物泵的帮助下需要细胞代谢供能的转运方式。生物泵实际上就是细胞膜上的一种具有酶活性的特殊蛋白，它能分解 ATP 使之释放能量，把物质从低浓度一侧"泵"到高浓度一侧。生物泵种类很多，常以它们转运的物质而命名。例如，转运 Na^+ 和 K^+ 的钠–钾

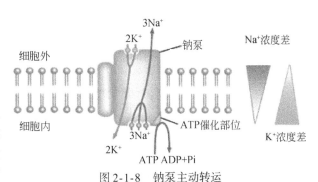

图 2-1-8　钠泵主动转运

钠泵分解 ATP 供能，将 3 个 Na^+ 逆浓度差移出膜外，同时将 2 个 K^+ 逆浓度差移入膜内

泵，转运 Ca^{2+} 的钙泵 [（彩）图2-1-8]。

4. 入胞和出胞 是指大分子或团块状物质、珠滴进出细胞的过程（图2-1-9）。

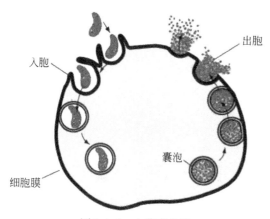

图2-1-9 入胞和出胞

若进入细胞的物质是固态，称为吞噬，如细菌、病毒、异物等；若进入细胞的物质是液态，则称为吞饮。大分子物质被排出细胞的过程称为出胞，主要见于细胞的分泌活动。分泌过程是细胞内包含分泌物的囊泡向细胞膜移动，然后囊泡膜与细胞膜接触，互相融合，最后在融合处破裂，囊泡内的分泌物被吐出细胞外。如内分泌腺把激素分泌到细胞外液中，外分泌腺把酶原颗粒和黏液等分泌到腺管的管腔中，以及神经细胞的轴突末梢把递质分泌到突触间隙中，一些未能消化的残渣也是以胞吐形式排出细胞。

（五）细胞的信号转导功能

人体是为数极大的细胞组成的有机整体，所处的环境无时无刻不在变化。机体功能上的协调统一要求有一个完善的细胞间相互识别、相互反应和相互作用的机制，这一机制可以称作细胞通讯。在这一系统中，细胞或识别与之相接触的细胞，或识别周围环境中存在的各种信号，并将其转变为细胞内各种分子功能上的变化，从而改变细胞内的某些代谢过程，影响细胞的生长速度，甚至诱导细胞的死亡。这种针对细胞外信号所发生的各种胞内信号分子活性的变化，以及将这种变化依次传递至效应分子，改变细胞功能的过程称为细胞信号转导，其最终目的是使机体在整体上对外界环境的变化发生最为适宜的反应（图2-1-10）。

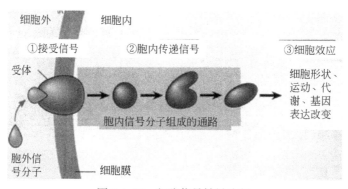

图2-1-10 细胞信号转导途径

完成细胞间信号转导的基本路线：①特定的细胞合成和分泌各种信号分子→靶细胞的受体或类似于受体的物质接受信号分子的刺激，启动胞内信号转导的级联反应→②胞内各种信号转导分子的浓度、活性、位置发生变化→③靶细胞效应分子产生生物效应

（1）胞外信号分子：胞外信号分子主要是由特定细胞在接受相关刺激后合成并分泌于细胞间，在细胞间传递生物信息的物质。其化学结构包括短肽、蛋白质、气体分子（NO、CO）、氨基酸、核苷酸、脂类和胆固醇衍生物等；从其产生和作用方式来看可分为激素、神经递质、细胞因子、抗原、药物等。

（2）受体：受体是存在于胞膜和胞内，能够识别和选择性结合胞外信号分子的大分子物质，多为糖蛋白，个别的是糖脂。细胞是通过胞膜或胞内受体来感受胞外信号分子的刺激，并正确无误地放大并传递到细胞内部，进而引起生物学效应。

（3）胞内信号转导分子：胞内信号转导分子是指存在于细胞内的一系列与信号传递有关的大分子（如蛋白激酶 A、蛋白激酶 G）及小分子（如 Ca^{2+}、cAMP）的信息类物质。当受体与胞外信号分子结合后，受体的构象改变从而转换胞外信号，引导胞内信号转导分子在细胞内相互识别、相互作用，形成有序的信息分子在浓度、活性和位置上的变化，从而启动一系列胞内级联生化反应的信号转导通路的传递，实现了将胞外信号传递至胞内相应部位，最终表现为细胞生理功能改变的生物学效应。

细胞间的信号转导为机体生理功能的调节，疾病的发生及治疗提供了许多的理论依据。但是体内的信号分子种类繁多，细胞多种多样，它们之间的信号转导也极其复杂，至今仍有许多问题还不清楚，还有待医学科学的进一步研究。

（六）什么是细胞的生物电现象

人体组织细胞总是在自发地不断地产生着很微弱的生物电活动。体内各器官所表现的多种形式的生物电现象，大都可以根据该器官的各细胞的这些生物电现象来解释，且已被广泛应用于医学的实验研究和临床。例如，对健康人和患者进行心电图、肌电图、脑电图的检查，就是用特殊仪器将心肌细胞、骨骼肌细胞、大脑皮质神经细胞产生的电位变化，进行检测和处理后记录的图形，根据图形的变化规律对相关疾病的发现、诊断和判断疾病进程具有重要的意义。如图 2-1-11 所示，利用在头皮上安放的电极将脑细胞电活动引出来并经脑电图机放大后记录在专门纸上，即得出有一定波形、波幅、频率和位相的图形、曲线即为脑电图。当脑组织发生病理或功能改变时（如癫痫、脑炎、脑血管疾病及颅内占位性病变等），这种曲线即发生相应的改变，从而为临床诊断、治病提供依据。

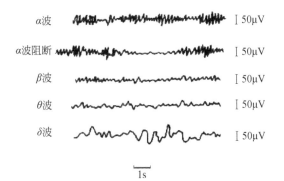

α波：在清醒、安静、闭眼时即可出现，波幅由小到大，再由大到小规律性变化，呈棱状图形。若睁眼、思考问题或接受其他刺激时，α波消失而出现快波，这一现象称为α波阻断，如果被测者安静闭目，则α波又重新出现

β波：出现一般意味着大脑比较兴奋

θ波：在困倦时，中枢神经系统处于抑制状态时所记录的波形

δ波：在睡眠、深度麻醉、缺氧或大脑有器质性病变时出现

图 2-1-11　脑电图波形

细胞水平的生物电现象主要有两种表现形式，这就是它们在安静时具有的静息电位和它们受到刺激时产生的动作电位。

1. 静息电位　是指细胞在未受刺激时存在于细胞膜内外两侧的电位差（如图 2-1-12 所示，用电生理仪器测量细胞的带电情况）。大多数细胞（一些有自律性的心肌细胞和胃肠平地滑肌细胞例外）安静状态下，静息电位是一种稳定的直流电位，只要细胞未受到外来刺激而且保持正常的新陈代谢，静息电位就稳定在某一相对恒定的水平。

2. 动作电位　在静息电位基础上，如果细胞受到一个适当的刺激，膜电位会发生迅速的一次膜两侧电位的快速而可逆的倒转和复原，这种膜电位的一过性波动称为动作电位。同时，动作电位在胞膜受刺激部位产生后，还可以沿着胞膜向周围扩散，使整个细胞膜都产生一次类似的电变化。如神经细胞受刺激而兴奋时，并无肉眼可见的外部反应，但在受刺激的部位产生了可传导的电变化，并以一定的速度传向效应器官，这一点可以用生物电测量仪器测得（图2-1-13）。

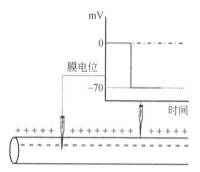

静息电位的产生缘于细胞膜内外各种离子的浓度分布不均所致

静息电位说明，细胞在安静状态下保持膜外带正电、膜内带负电的极化状态

如规定细胞外电位为零，则细胞内为负电位。大多数细胞的静息电位为-50～-100mV

图 2-1-12　神经细胞静息电位测定

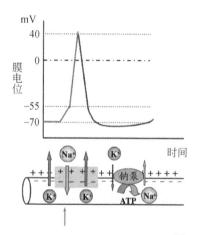

动作电位的产生缘于细胞在安静状况下受到一次短促适当强度的刺激后，膜内外离子转运过程和方向发生了改变，膜内原来存在的负电位将快速升高，由-70 mV升到顶点+30 mV，由原来的内负外正变为内正外负

但是，由刺激所引起的这种膜内外电位的倒转只是暂时的，很快就出现膜内电位的快速下降，膜内电位由正又回到负，直到接近静息电位水平，并继续缓慢下降，然后又逐渐回升到静息电位水平

图 2-1-13　神经细胞动作电位测定

动作电位的产生是细胞兴奋的标志，它只在刺激满足一定条件或在特定条件下，刺激强度达到阈值时才能产生。不同组织或细胞受刺激而发生反应时，外部可见的反应形式有可能不同，如肌细胞表现机械收缩，腺细胞表现分泌活动，神经细胞传导神经冲动等，但所有这些变化都是由刺激引起的，因此把细胞的这些反应称之为兴奋。

人体各种形式的运动，主要靠各种肌细胞的兴奋-收缩活动来完成，如躯体的各种运动和呼吸动作由骨骼肌的兴奋-收缩来完成，心脏的射血活动由心肌的兴奋-收缩来完成，一些中空器官如胃肠、膀胱、子宫、血管等器官的运动，则由平滑肌的兴奋-收缩来完成。即首先由肌细胞膜在静息电位基础上接受胞外刺激，由此诱导动作电位的产生引起细胞兴奋，进而通过细胞信号传导系统将肌细胞舒缩信号传至胞内的收缩蛋白质，从而完成舒缩活动。不同肌组织在功能和结构上各有特点，但从分子水平来看，各种舒缩活动都与细胞内所含的收缩蛋白质，主要与肌凝蛋白和肌纤蛋白的相互作用有关。

二、人体的基本组织

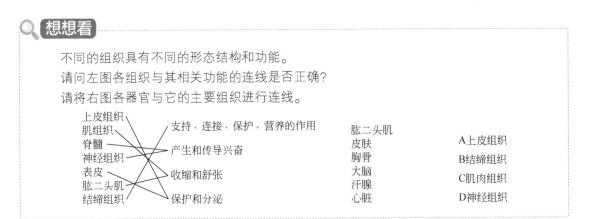

想想看

不同的组织具有不同的形态结构和功能。
请问左图各组织与其相关功能的连线是否正确？
请将右图各器官与它的主要组织进行连线。

上皮组织　　　　支持、连接、保护、营养的作用　　　肱二头肌
肌组织　　　　　　　　　　　　　　　　　　　　　皮肤　　　A上皮组织
脊髓　　　　　　　产生和传导兴奋　　　　　　　　胸骨　　　B结缔组织
神经组织　　　　　　　　　　　　　　　　　　　　大脑　　　C肌肉组织
表皮　　　　　　　收缩和舒张　　　　　　　　　　汗腺　　　D神经组织
肱二头肌
结缔组织　　　　　保护和分泌　　　　　　　　　　心脏

（一）组织的概念

组织是由众多细胞和细胞间质组合在一起构成的细胞群体（图2-1-14）。人体是由很多细胞组成的，是机体在生长发育过程中，由一个受精卵通过细胞的不断增殖和分化，演变成多种不同类型的细胞。各种细胞都具有一定的形态结构，能合成与功能相关的蛋白质，表现某种代谢和功能特点。结构和功能相同、相似、或相关的细胞及其周围的细胞间质在一起构成了组织。

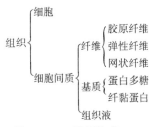

图 2-1-14　组织构成

细胞间质是由细胞产生的非细胞物质，包括纤维、基质和不断流动的体液（血浆、淋巴、组织液等）。纤维为细丝状的胶原纤维、弹性纤维和网状纤维，包埋在基质中，主要有联系各组织和器官的作用。基质是略带胶黏性的胶体样物质，填充于细胞和纤维之间，为物质代谢交换的媒介。细胞间质参与构成细胞生存的微环境，起支持、联系、营养和保护细胞的作用。组织微环境的稳定是保持细胞正常增殖、分化、代谢和功能活动的重要条件，微环境成分的异常变动可使细胞发生病理变化。

（二）组织的分类

组织有多种类型，每种组织都具有某些共同的形态结构特点和相关的功能。一般传统地

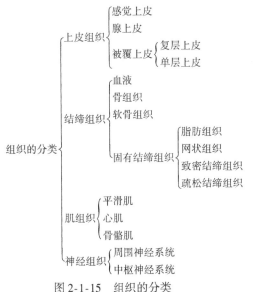

图 2-1-15　组织的分类

将组织分为4种，即上皮组织、结缔组织、肌组织和神经组织，称为四大基本组织。每一类基本组织又根据形态、结构和功能的不同分为若干类（图2-1-15）。

1. 上皮组织 上皮组织由密集的细胞组成，细胞形状较规则，细胞间质很少。大部分上皮细胞覆盖于身体的表面和衬贴在各种管、腔和囊的内表面，称为被覆上皮；有些上皮细胞构成腺体，称为腺上皮；还有些部位的上皮细胞能感受某种物理或化学性刺激，则称感觉上皮。

被覆上皮根据细胞层数和形状的不同分为了单层上皮和复层上皮，又各再分为扁平、立方、柱状上皮等（图2-1-16）。上皮组织具有保护、吸收、分泌和排泄等功能，但位于身体不同部位和不同器官的上皮，处于不同的环境，功能也有差异。如，体表上皮的功能主要为保护作用，其表层的细胞由于角质化而经常脱落，则由基底层的细胞增生加以补充；呼吸道管腔面、消化管腔面及肾近曲小管腔面的上皮除有保护作用外，还有吸收和分泌功能（图2-1-17）。

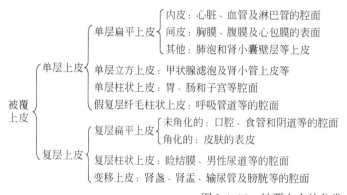

被覆上皮
- 单层上皮
  - 单层扁平上皮
    - 内皮：心脏、血管及淋巴管的腔面
    - 间皮：胸膜、腹膜及心包膜的表面
    - 其他：肺泡和肾小囊壁层等上皮
  - 单层立方上皮：甲状腺滤泡及肾小管上皮等
  - 单层柱状上皮：胃、肠和子宫等腔面
  - 假复层纤毛柱状上皮：呼吸管道等的腔面
- 复层上皮
  - 复层扁平上皮
    - 未角化的：口腔、食管和阴道等的腔面
    - 角化的：皮肤的表皮
  - 复层柱状上皮：睑结膜、男性尿道等的腔面
  - 变移上皮：肾盏、肾盂、输尿管及膀胱等的腔面

有人曾经做过这样的实验：把一种致病的链球菌涂在健康人的清洁皮肤上，2小时后再检查，发现90%以上的链球菌都被消灭了。其原因是皮肤的分泌物具有杀灭病菌的作用

呼吸道黏膜上覆盖着一层假复层纤毛柱状上皮细胞，纤毛不停的摆动，具有机械的屏障作用。呼吸道黏膜上皮的杯状细胞和黏液腺的上皮细胞能分泌黏液，可黏着5mm的颗粒。通过纤毛活动和分泌液可以阻挡和排除外界有害的刺激因子

图2-1-16　被覆上皮的分类

人体还有许多主要行使分泌功能的上皮，这些上皮称为腺上皮。以腺上皮为主要成分组成的器官称腺。腺细胞的分泌物中含有酶、糖蛋白或激素等，各有特定的作用。如果腺有导管与表面的上皮联系，腺的分泌物经导管排到身体表面或器官的管腔内，这种腺称为外分泌腺，如汗腺、胃腺、胰腺的腺泡等，分别分泌汗液、胃液和胰液。如果在发生过程中，上皮细胞逐渐与表面的上皮脱离，不形成导管，腺细胞呈索、团或滤泡状排列，其间有丰富的血管和淋巴管。腺的分泌物进入细胞周围的血管或淋巴管而运送到全身，这种腺称为内分泌腺，如甲状腺、肾上腺及胰腺的胰岛等，分别分泌甲状腺素、肾上腺素或去甲肾上腺素、胰岛素 ［（彩）图2-1-18］。

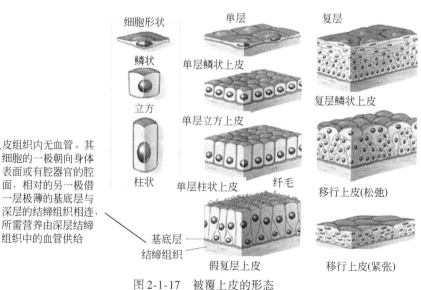

上皮组织内无血管。其细胞的一极朝向身体表面或有腔器官的腔面，相对的另一极借一层极薄的基底层与深层的结缔组织相连，所需营养由深层结缔组织中的血管供给

细胞形状　　单层　　复层

鳞状　　单层鳞状上皮

立方　　单层立方上皮

复层鳞状上皮

柱状　　单层柱状上皮　　纤毛

基底层
结缔组织
假复层上皮

移行上皮(松弛)

移行上皮(紧张)

图2-1-17　被覆上皮的形态

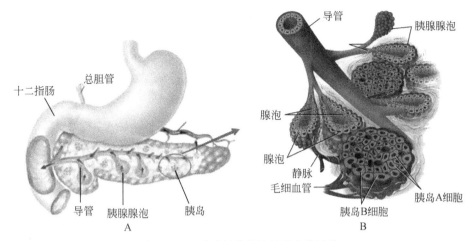

图 2-1-18　胰腺的外分泌腺及内分泌腺

上皮组织具有较强的再生能力。在生理状态下，有些部位的被覆上皮细胞不断死亡脱落，皮肤的复层扁平上皮和胃肠的单层柱状上皮尤为明显。死亡脱落的上皮细胞不断由上皮中的幼稚细胞分裂增殖补充，这是生理性的更新。由于炎症或创伤等病理原因所致的上皮损伤，由周围未受损伤的上皮细胞增生补充，新生的细胞移到损伤表面，形成新的上皮，这是病理性再生。

2. 结缔组织　是由大量细胞间质和散在于其中的细胞构成。其中，细胞间质包括基质、细丝状纤维和不断循环更新的组织液，分布广泛，形态多样。广义的结缔组织包括纤维性的固有结缔组织，液态流动状的血液，固体状的软骨与骨（图 2-1-15）。一般所说的结缔组织仅指固有结缔组织。固有结缔组织又分为疏松结缔组织、致密结缔组织、脂肪组织等（图 2-1-19）。体内分布广泛的结缔组织具有连接、支持、营养、保护等多种功能，也具有很强的再生能力，创伤的愈合多通过其增生而完成。

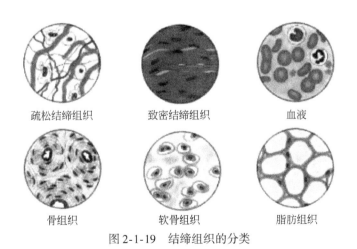

图 2-1-19　结缔组织的分类

（1）疏松结缔组织：又称蜂窝组织，其特点是纤维较少，排列稀疏，细胞种类较多。疏松结缔组织广泛分布于器官之间、组织之间以至细胞之间，起连接、支持、营养、防御、保护和创伤修复等功能。疏松结缔组织中包含有成纤维细胞、巨噬细胞、浆细胞、肥大细胞、脂肪细胞、未

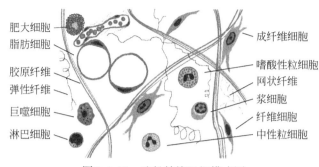

肥大细胞
脂肪细胞
胶原纤维
弹性纤维
巨噬细胞
淋巴细胞

成纤维细胞
嗜酸性粒细胞
网状纤维
浆细胞
纤维细胞
中性粒细胞

图 2-1-20　疏松结缔组织模式图

分化的间充质细胞（图 2-1-20）。此外，血液中的白细胞，如嗜酸性粒细胞、淋巴细胞等在炎症反应时也可游走到结缔组织内。各类细胞的数量和分布随疏松结缔组织存在的部位和功能状态不同而不同。

1）成纤维细胞：成纤维细胞是疏松结缔组织的主要细胞成分。电镜下，可见细胞质内有丰富的粗面内质网、游离核蛋白体和发达的高尔基体，表明成纤维细胞具有合成和分泌蛋白质的结构特点。成纤维细胞合成、分泌相关蛋白于胞外形成胶原纤维、弹性纤维和基质。这种功能在机体生成、发育时期和创伤修复过程中表现得尤其明显。其中功能不活跃的成纤维细胞称纤维细胞。

2）巨噬细胞：巨噬细胞数量多，分布广，功能活跃者常伸出伪足而呈不规则形。主要功能是吞噬和清除异物与衰老伤亡的细胞，分泌多种具有调节细胞功能的生物活性物质。

3）浆细胞：浆细胞胞质内含有大量平行排列的粗面内质网，并有发达的高尔基体，其功能是合成和分泌抗体（免疫球蛋白），参与机体的体液免疫。

4）肥大细胞：肥大细胞是一类胞质内富含嗜碱性颗粒的细胞。颗粒中含有肝素、组胺、5-羟色胺和各种酶类，主要分布于黏膜和皮下疏松结缔组织。当细胞崩解释放出颗粒及颗粒中的物质，可在组织内引起速发型过敏反应。

5）纤维：胶原纤维是结缔组织中的主要纤维成分，化学成分是胶原蛋白，其韧性大，抗拉力强，但弹性差。弹性纤维由弹性蛋白和原纤维构成，弹性大，韧性小，它和胶原纤维交织成网，使疏松结缔组织既有弹性又有韧性。网状纤维十分纤细，疏松结缔组织中的网状纤维少。

6）基质：基质是无定形的胶状物质，充满于纤维、细胞之间，化学成分是黏蛋白、水、无机盐等，它们有机地结合，使分子之间有微小间隙，从而形成所谓的分子筛。小于分子间隙的物质，如电解质、气体分子、代谢产物、白蛋白等容易通过。大于分子间隙的颗粒物质，如细菌等则不易通过。因而，这种基质分子筛起着限制细菌蔓延的屏障作用。溶血性链球菌、癌细胞等能分泌透明质酸酶，破坏基质分子筛的屏障作用，以致感染和肿瘤扩散。

（2）致密结缔组织：与疏松结缔组织相比较，细胞成分少，基质少，而以纤维为主，纤维粗大且排列紧密，故支持、连接和保护作用较强。根据纤维的性质和排列方式，分为以下几种：一是由大量密集的胶原纤维顺着受力方向平行排列成束的规则致密结缔组织（图 2-1-19），见于肌腱和腱膜。二是由方向不一的粗大胶原纤维彼此交织成致密板层结构的不规则致密结缔组织，见于皮肤的真皮、硬脑膜、巩膜及许多器官的被膜。三是以粗大的弹性纤维或平行排列成束，如项韧带和黄韧带，以适应脊柱运动；或编织成网膜状，如弹性动脉的中膜，以缓冲血流压力。

（3）脂肪组织：主要由大量群集的脂肪细胞构成，由疏松结缔组织分隔成小叶。主要分布于皮下，腹腔网膜及黄骨髓等处，约占成人体重的 10%，是体内最大的储能库。参与能量代谢，并具有产生热量、维持体温、缓冲保护和支持填充等作用。

（4）网状结缔组织：是造血器官和淋巴器官的基本组织成分，由网状细胞、网状纤维和基质构成（图 2-1-21）。

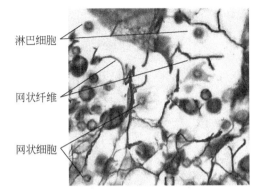

网状细胞是有突起的星状细胞，相邻细胞的突起相互连接成网。网状细胞产生的网状纤维分支交错，连接成网，并可深陷于网状细胞的胞体和突起内，成为网状细胞依附的支架，构成了一个适宜淋巴细胞和血细胞生存和发育的微环境

图 2-1-21　构成淋巴结的网状结缔组织

3. 肌组织　主要由具有收缩能力的肌细胞组成，肌细胞之间有少量的结缔组织及血管和神经。肌细胞呈长纤维形，又称为肌纤维。肌纤维的细胞膜称肌膜，细胞质称肌浆，肌浆中有许多与细胞长轴相平行排列的肌原纤维，它们是肌纤维舒缩活动的主要物质基础。

根据结构和功能的特点，将肌组织分为三类，即骨骼肌、平滑肌和心肌。每种类型都分布在特定区域，其舒缩活动构成了人体各种形式的运动，例如，四肢运动、胃肠蠕动、心脏搏动等（图 2-1-22）。

根据图中各细胞的不同特征，判断a、b、c分别为何种肌组织?

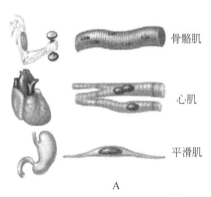

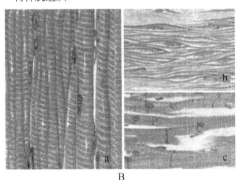

图 2-1-22　肌组织分类

（1）骨骼肌：与骨相连，分布于躯干和四肢，产生收缩和舒张活动。每块肌肉均由许多平行排列的骨骼肌纤维组成，它们的周围包裹着结缔组织。包在整块肌肉外面的结缔组织为肌外膜，它是一层致密结缔组织膜，含有血管和神经。肌外膜的结缔组织及血管和神经的分支伸入肌肉内，分隔和包围大小不等的肌束，形成肌束膜，进而又伸入到每条肌纤维的周围，构成富含毛细血管和神经纤维的肌内膜。包裹肌的这些结缔组织会聚成肌腱，附着于驱使其运动的骨［（彩）图2-1-23］。各层结缔组织膜除有支持、连接、营养和保护肌组织的作用外，对单条肌纤维的活动，乃至对肌束和整块肌肉的肌纤维群体活动也起着调节作用。

骨骼肌受躯体神经支配，属随意肌（受意识控制），我们可以决定骨骼肌何时及做怎样的收缩。当然，骨骼肌有时也可有不自主运动，如反射，无意识的骨骼肌运动是人体的一种保护性机制。骨骼肌兴奋时产生强烈、快速有力的收缩，但易疲劳。

（2）心肌：分布于心脏和邻近心脏的大血管近心端，通过收缩及舒张以完成血液循环所必需的泵血活动。在光学显微镜下心肌纤维呈短柱状，多数有分支并互吻合成网，核呈卵圆形位于

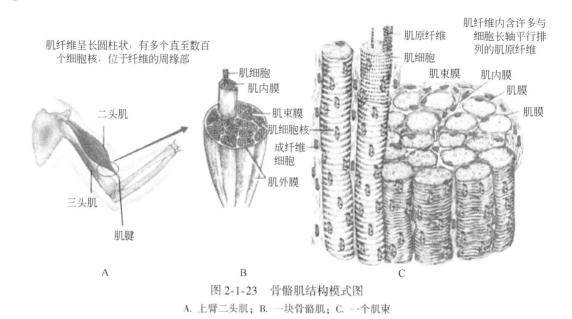

图 2-1-23　骨骼肌结构模式图

A. 上臂二头肌；B. 一块骨骼肌；C. 一个肌束

肌纤维中央，可见双核并偶见多核（图2-1-22）。心肌受内脏神经支配（不受意识控制），属非随意肌。在无外来刺激的情况下，它能自动地产生节律性兴奋（动作电位）和收缩。

（3）平滑肌：呈梭形，细胞核位于肌纤维中央（图2-1-22）。纤维的长短不一，长者可达 $200\mu m$，短者仅 $20\mu m$，前者见于肠壁肌层，后者见于小血管壁，一些生理上伸缩大的器官，如妊娠子宫肌纤维可长达 $600\mu m$。

平滑肌主要分布于内脏器官和血管壁，参与消化、生殖、循环和呼吸。这种肌类型不受意识控制，为非随意肌。例如，我们不需要考虑将食物吞入消化道，相反，食物的刺激能使平滑肌自动产生波浪样收缩（称蠕动），将食物推进；血管和支气管内的平滑肌能进行扩张或收缩，通过增加或减少血流或空气而进行舒缩调节；光线的变化引起瞳孔扩大或缩小的反应也是由平滑肌参与的；寒冷时，毛囊周围平滑肌收缩可使发根直立，使散热减少，起到保暖作用。

4. 神经组织　构成神经系统。神经系统分中枢神经系统（脑和脊髓）和周围神经系统（神经和神经节）两大部分，两者是相互联系的整体。神经组织是由神经细胞和神经胶质细胞组成的，它们都是有突起的细胞。

（1）神经细胞：神经细胞亦称神经元，是神经组织的主要成分，数量庞大，在整个神经系统中约有 10^{12} 个。它的形态多种多样，但都可分为胞体和突起两部分，突起又分轴突和树突两种。树突多呈树状分支，它可接受刺激并将冲动传向胞体；轴突呈细索状，末端常有分支，它将冲动从胞体传向终末。通常一个神经元有一个至多个树突，但轴突只有一条（图2-1-24）。

神经元的突起通过突触彼此连接，构成了中枢神经系统的神经通路和神经网络及遍布全身的神经，将化学信号或电信号从一个神经元传给另外一个神经元，或传给其组织的细胞，使机体产生感觉和调节其他系统的活动，以适应内、外环境的瞬息变化。此外，还有一些神经元具有内分泌的功能，能分泌神经营养因子，对组织细胞产生营养作用。

（2）神经胶质细胞：神经胶质细胞是神经组织的辅助成分，一般较神经细胞小，突起多而不规则，是神经元数量的 10 ~ 50 倍，多分布在神经元胞体、突起及中枢神经毛细血管的周围，对神经细胞起支持、营养、保护、绝缘及再生修复等多种作用。中枢神经系统中主要的胶质细胞是星形胶质细胞、少突胶质细胞和小胶质细胞 [（彩）图2-1-25]，周围神经系统中主要的神经胶质细胞是施万细胞。当中枢神经系统损伤时，星形胶质细胞增生、肥大、填充缺损的空隙，形成胶质瘢痕。

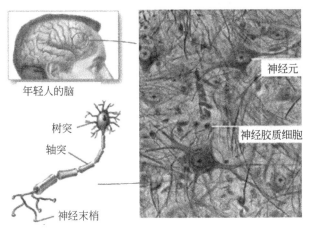

神经元的胞体主要分布在中枢神经系统，如大脑皮质、小脑皮质、脑内的神经核团和脊髓灰质；也存在于周围神经系统的神经节内，如脑神经节、脊神经节、自主神经节

神经元突起组成中枢神经系统的神经通路和神经网络以及遍布全身的神经。分布到体表和骨骼肌的称躯体神经，分布到内脏、心血管和腺体的称内脏神经或自主神经；自主神经又分交感神经和副交感神经

图 2-1-24　神经元的形态

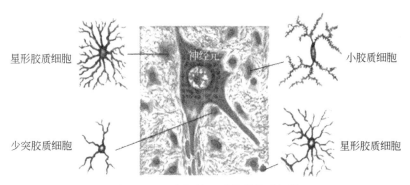

图 2-1-25　中枢神经系统的胶质细胞

三、器官与系统

🔍 **想想看**

有胃病的人会出现胃痛、胃痉挛，甚至胃出血等症状，这说明胃可能含有哪几种组织，每种组织各有什么生理功能？

（一）器官

器官是由四大基本组织以不同的种类、数量和方式组合形成，并具有一定形态和功能特点的结构。例如，胃由黏膜上皮组织、肌组织、结缔组织和神经组织构成，其中黏膜的柱状上皮细胞分泌胃液促进消化；胃壁的平滑肌能收缩促进胃蠕动，推动食物和帮助碎解；结缔组织连接胃壁各结构合成器官；神经组织调节胃运动和分泌活动的增强或减弱［（彩）图 2-1-26］。各组织既有功能的分工，又有相互密切的联系，从而保证器官和系统的生命活动正常进行。

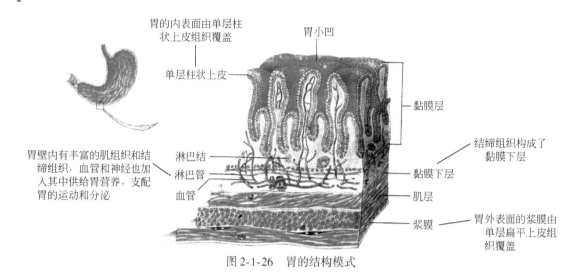

胃的内表面由单层柱状上皮组织覆盖

单层柱状上皮

胃小凹

黏膜层

结缔组织构成了黏膜下层

胃壁内有丰富的肌组织和结缔组织，血管和神经也加入其中供给胃营养，支配胃的运动和分泌

淋巴结
淋巴管
血管

黏膜下层

肌层

浆膜

胃外表面的浆膜由单层扁平上皮组织覆盖

图 2-1-26　胃的结构模式

（二）系统

人体由运动系统、循环系统、呼吸系统、消化系统、泌尿系统、生殖系统、内分泌系统、神经系统和感觉器官等系统构成。它们都是由若干功能相近的器官按照一定的顺序排列在一起，完成一项或多项生理活动。例如，组成消化系统的口腔、食管、胃、肠等均由不同的组织结合而成，它们具有各自不同的形态结构特点，但却执行着共同的功能，即消化食物、吸收营养、排除糟粕。

当饱餐之后，组成消化系统各组织的细胞活动增强，需氧量也增加。在神经系统的调节下，呼吸加快，心血管系统作出调整，使消化系统各器官的血管扩张，身体其他部位的血管适当收缩，运送更多的血液到消化系统提供充足氧气，帮助吸收营养物质，及时带走二氧化碳。因此，人体是一个统一的整体，在完成任何一项活动时，器官和系统各有各的分工，相互之间又有配合，才能使机体内部活动与外界环境保持适应和平衡，才能使人体保持正常的生命活动。

四、生命的基本特征

凡有生命的生物机体，都具有下列三个基本生理过程：

（一）新陈代谢

新陈代谢是指新的物质不断替代老的物质的过程。机体和周围环境之间不断进行着新陈代谢，新陈代谢一旦停止，生命也就终止。

新陈代谢有同化作用和异化作用两个方面。同化作用指机体从外界环境中摄取营养物质后，把它们合成为机体自身物质的过程。异化作用指机体把自身物质进行分解，同时释放出能量以供生命活动和合成物质的需要，并把分解的产物排出体外的过程。一般物质分解时释放能量，物质合成时吸收能量。后者所需要的能量正是由前者所供给的，故两者相辅相成，密切相关。新陈代谢既包括物质代谢又包括能量代谢（图 2-1-27）。

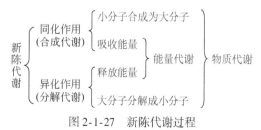

图 2-1-27　新陈代谢过程

（二）兴奋性

兴奋性是机体感受刺激发生反应的能力。机体生存的客观世界，称为外环境，机体内细胞所生活的液体环境，称为内环境。当内外环境发生变化时，机体的功能活动也将发生相应改变，生理学上将引起机体作出反应的内外环境的各种变化，统称为刺激。刺激要引起机体产生反应，必须具备三个条件：刺激的强度、时间、强度–时间变化率（图2-1-28）。

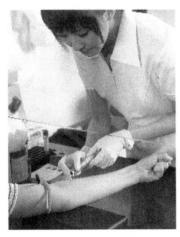

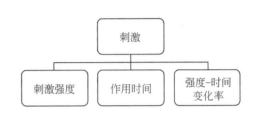

想想看：在给患者进行肌内注射时，如何减少病人的疼痛？

图 2-1-28　引起机体产生反应的刺激条件

反应是指刺激引起机体功能活动的改变，例如，肌肉收缩、腺体分泌、神经传导等。反应有两种形式，即兴奋和抑制。兴奋指机体接受刺激后由相对静止转为活动或活动状态的加强；抑制指机体由活动转为相对静止或活动状态的减弱。例如，交感神经使心率加快，副交感神经使心率减慢。

各种组织兴奋性的高低不同，即使同一组织在不同的功能状态时，兴奋性也不一样。通常使用刺激强度作为判断兴奋性高低的客观指标。当刺激时间和强度–时间变化率一定时，能引起机体兴奋反应的最小刺激强度，称为阈强度。神经、肌肉、腺体的兴奋性较高，反应迅速而明显，故称它们为可兴奋组织。

（三）生殖

机体生长发育到一定阶段，能产生与自己相似的子代，这种功能称为生殖。任何机体的寿命是有限的，必须通过繁殖子代来延续种系。高等动物和人体的生殖过程相当复杂。父系和母系的遗传信息分别由各自的生殖细胞中的 DNA 带到子代细胞，它控制子代细胞的各种生物分子的合成，及子代细胞与亲代细胞具有同样的结构与功能。

五、机体生理功能的调节

机体生活在外环境中，外环境变化时，机体各系统、器官的活动也将发生相应的变化，一方面对外环境作出一定的应答性反应，另一方面要保持内环境的相对稳定。内环境的相对稳定是体内细胞、器官进行正常功能活动的基础。内环境的相对稳定及应答性反应都是机体调节活动的结果。机体对各种功能活动的调节方式主要包括神经调节、体液调节、自身调节和反馈。

（一）神经调节

神经调节的基本方式是反射。反射是指在神经系统的参与下，机体对内外环境的刺激作出的有适应意义的规律性反应。例如，强光照眼瞳孔缩小、新生儿的口接触乳头发生的吸吮动作、望梅止渴、谈虎色变等。实现反射活动所必需的结构基础称为反射弧，通常由感受器、传入纤维、反射中枢、传出纤维和效应器5个部分组成（图2-1-29）。感受器是接受刺激的器官，效应器是产生反应的器官，中枢在脑和脊髓中，传入纤维和传出纤维是将中枢与感受器和效应器联系起来的通路。

当血液中氧分压下降时，颈动脉处的化学感受器发生兴奋，通过传入纤维将信息传至脑干呼吸中枢导致中枢兴奋，再通过传出纤维使呼吸肌运动加强，吸入更多的氧使血液中氧分压回升，维持内环境的稳态

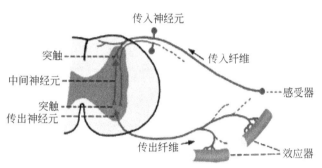

图 2-1-29　反射弧结构

神经调节的特点是迅速、精确、短暂，并具有高度协调和整合功能，是人体功能调节中最主要的调节方式。神经系统功能不健全时，调节将发生混乱。

（二）体液调节

体液调节是指能传递信息的化学物质，经过体液的运送，对人体功能进行的调节作用。主要表现为，一是由内分泌腺分泌的激素，通过血液循环，对机体新陈代谢、生长、发育、生殖等生理功能的调节。例如，甲状腺分泌的甲状腺素，经过血液运输到各组织器官，促进组织代谢，增加产热量，促进生长发育，提高中枢神经系统兴奋性等。激素由血液运至远隔组织器官发挥其调节作用，属于全身性体液因素的调节；二是由某些细胞分泌的组胺、激肽、前列腺素等生物活性物质及组织代谢产物如腺苷、乳酸、二氧化碳等，也可借细胞外液扩散至邻近细胞，影响其功能，例如，使局部血管舒张、通透性增加等，属于局部性体液因素的调节。

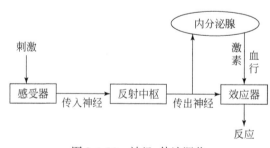

图 2-1-30　神经-体液调节

参与体液调节的多数内分泌腺直接或间接受中枢神经系统的控制，在这种情况下，体液调节成了神经调节传出途径中的一个环节，称为神经-体液调节（图2-1-30）。如人体在遇到剧痛、失血、窒息等紧急状态时，中枢神经系统通过交感神经直接调整有关器官功能的同时，还可通过交感神经，支配肾上腺髓质，增加肾上腺素的分泌，间接调控有关器官的功能，从而使机体能适应内外环境的急剧变化。

前者属于神经调节，后者为神经-体液调节。

体液调节的特点是传导较慢、作用面广泛、作用持久，比神经传导的时间长得多，而且血液流向全身各个部位。

（三）自身调节

许多组织、细胞自身也能对周围环境变化发生适应性的反应。这种适应性反应在去除神经支配和体液因素的影响以后仍然存在，故称为自身调节。图 2-1-31 为离体肾血流量和肾动脉灌注压关系实验，当肾动脉灌注压为 80～180mmHg 时，肾入球小动脉会相应地发生收缩或舒张，以改变血流阻力，使肾血流量保持相对恒定，不随着肾灌注压的变化而发生较大幅度的变化。这种自身调节对于维持组织局部血流量的相对恒定起一定的作用。

自身调节的特点是比较简单、局限，对刺激的敏感性较低，调节幅度较小，但对维持细胞、组织、器官功能的稳态仍有一定的意义。

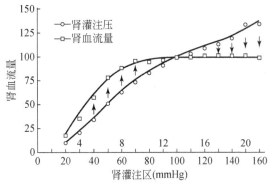

图 2-1-31　肾血流量与肾动脉灌液压

（四）反馈

机体通过上述三种调节方式对机体内外环境的变化产生一定的反应。如要这种调节达到最恰当的程度，还需要由调节产生的反应作为信息，反过来影响调节的原因或调节的过程，使调节活动能恰到好处。这种反过来的信息返回，称为反馈。

如果信息返回使调节的原因或过程减弱，称为负反馈；如果信息返回使调节的原因或过程加强，则称为正反馈。机体大部分调节过程以负反馈的方式进行，它可维持生理功能的相对稳定。例如，人受到刺激后血压升高，通过反馈回路将血压升高的信息传到心血管中枢，再由中枢发出指令到心脏和血管，调整它们的功能状态，使心跳减慢减弱，血管舒张，使升高了的血压逐渐降低，恢复到变化前的水平。生理情况下正反馈活动少见，如血液凝固、排尿反射和分娩活动；而病理情况下则很常见，所谓疾病过程中形成的恶性循环使病情加重，就是正反馈。

（李　萍）

第二章 疾病基础

一、健康、亚健康的概念

（一）健康的概念

健康是人的基本权利，是生命存在的最佳状态，也是生活质量的基础。传统的健康观是"无病即健康"，现代人的健康观是整体健康。即机体各系统器官的功能活动相互协调，机体与外界环境之间也保持着互相适应。世界卫生组织对健康的定义：健康是身体上、精神上和社会适应上的完好状态，而不仅是没有虚弱和疾病。也就是说，健康是人的躯体、精神、心理状态与自然状态、社会生态等的协同适应和良性互动（图2-2-1）。

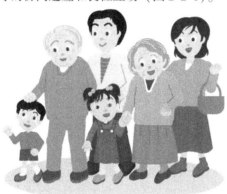

食得快
便得快
睡得快
说得快
走得快
良好个性
良好处世能力
良好人际关系

图2-2-1 世界卫生组织提出身心健康八大标准

人在社会中生活，在适应自然环境的同时，更多的是要适应社会环境。如果一个人性格怪异，多疑多虑，与家庭成员或社会成员争斗不和，即使身体未发生器质性病变，他的心理上也是不健康的。如果这种心理上的不健康状态长期存在下去，很有可能会引起躯体上的疾病。

（二）亚健康的概念

亚健康是指身体介于健康和疾病之间的中间状态。除了少数意外性损伤可以使人体在瞬间从健康状态进入疾病状态外，人体的代谢、功能、形态从健康到疾病大都有一个从量变到质变的或长或短的过程。在这个过程中，机体各系统的生理功能和代谢过程活力降低，适应力呈不同程度减退，往往自觉周身疲乏无力，情绪低落颓丧，肌肉关节酸痛，消化功能减退等。此时机体处于非病、非健康并有可能趋向疾病的状态。衰老、慢性疲劳综合征、经前期综合征、更年期综合征等均被认为属于亚健康状态（图2-2-2）。

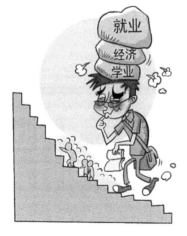

这些情况在你身上出现过吗：
（1）躯体性亚健康状态：疲乏无力、精神不振。
（2）心理性亚健康状态：焦虑、烦躁、易怒、睡眠不佳等，严重时可伴有胃痛、心悸等表现。这些问题的持续存在可诱导心血管疾病及肿瘤等的发生。
（3）人际交往性亚健康状态：主要表现为与社会成员的关系不稳定，心理距离变大，产生被社会抛弃和遗忘的孤独感。

图2-2-2 亚健康自测

亚健康状态的群体很大，经过严格的统计学统计，人群中真正的健康者和患病者所占比例不足 1/3，有 2/3 以上的人群处在亚健康状态。由于目前对亚健康缺乏明确的判断标准和针对措施，因此只能通过加强自我保健、开展体育锻炼、提高免疫能力、调节心理活动等方式，进行多方面、多环节的综合防治，争取亚健康状态向健康状态发展，防止向疾病方向转化（图 2-3-3）。

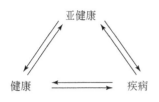

首先，要做到劳逸结合，规律休息。定一个计划，每周抽出一定时间进行适合自己的身体锻炼

其次，要有合理的膳食结构和规律的饮食习惯。饮食要粗细搭配，对高脂、高蛋白等高热量饮食要适当控制，避免暴饮、暴食、限酒、戒烟

第三，防止工作过劳。正确面对来自工作学习上的压力，做到统筹安排，以积极的心态迎接工作学习中的挑战

第四，尽早进行体检与治疗。体检及早了解机体是否处于亚健康状态

图 2-2-3　如何应对亚健康

亚健康状态需要与疾病的无症状现象（疾病的亚临床状态，或称亚临床疾病）相鉴别。后者本质上为疾病，虽临床上不体现疾病的症状和体征，但存在生理性代偿或病理性改变的临床检测证据，如"无症状性（隐匿性）缺血性心脏病"。从某种意义上说，人体亚健康状态可能是疾病无症状现象的更早期形式。

（李　萍）

二、疾　病

（一）疾病的概念

疾病是机体在一定病因的损害性作用下，因自稳调节紊乱而发生的异常生命活动过程。在此过程中，机体组织、细胞发生功能、代谢和形态结构的病理变化，出现各种症状、体征及社会行为的异常，对环境的适应能力降低和劳动力减弱或丧失（图 2-2-4、图 2-2-5）。

病理变化：指不同疾病中机体发生的功能、代谢和形态结构的异常改变，如损伤、炎症、肿瘤、休克、心力衰竭等

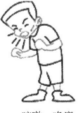
咳嗽、咯痰

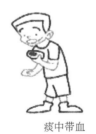
痰中带血

症状：指病人主观上的异常感觉和病态改变，如头痛、恶心、畏寒、不适等

社会行为：是指人际交往、劳动等作为社会成员的活动。某些精神病患者还可能进行犯罪活动

午后发热

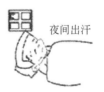
夜间出汗

体征：是疾病的客观表现，能用临床检查的方法查出，如体温升高、肝脾肿大、心脏杂音、肺部啰音、血压升高、神经反射异常等。广义的症状包括体征

图 2-2-4　结核病常见临床表现

不同疾病可出现相同的病理变化、症状、体征和社会行为异常，而相同的疾病亦可以出现不同的病理变化、症状和体征。疾病一旦发生，机体内环境的稳定性与对自然、社会环境的适应性

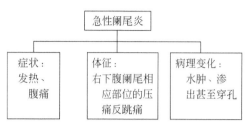

有的疾病早期，可以不伴有症状和体征。据调查，成年人大多都有动脉粥样硬化，但其中只有少数人出现临床症状；许多早期癌症的患者也可以毫无主观症状和容易察见的体征。但如果对这些无症状患者进行相应的实验或特殊检查，往往能够发现异常变化

图 2-2-5　症状、体征和病理变化

就会受到破坏，机体便进入了与健康状态完全不同的失衡运动态势。研究疾病的基本特性，发生原因，发生发展过程，结构、功能、代谢变化以及相应症状、体征和行为异常等的规律与本质，是疾病预防、诊断、治疗、康复的基础。

（二）疾病的基本特征

（1）疾病是有病因的：疾病的发生必须有一定的原因，但往往不单纯是致病因子直接作用的结果，与机体的反应特征和诱发疾病的条件也有密切关系。研究疾病的发生，往往从致病因子、条件、机体反应性三个方面来考虑。例如，结核杆菌是引起结核病的原因，是必不可少的因素；而营养不良、病后体弱及过度疲劳等使机体抵抗力降低则是条件性因素。但是，机械暴力、高温等原因作用于机体，无需条件的存在即可致病。目前虽然有些疾病的原因还不清楚，但随着医学科学的发展，迟早总会被阐明的。

（2）疾病是一个有规律的发展过程：疾病在其发展的不同阶段，有不同的变化，这些变化之间往往有一定的因果联系。掌握了疾病发展变化的规律，不仅可以了解当时所发生的变化，而且可以预计它可能的发展和转归，及早采取有效的预防和治疗措施。

（3）认识疾病的病理变化：患病时，体内发生一系列的功能、代谢和形态结构的病理变化，并由此而产生各种症状和体征，这是我们认识疾病的基础。这些变化往往是相互联系和相互影响的，但就其性质来说，可以分为两类，一类变化是疾病过程中造成的损害性变化，另一种是机体对抗损害而产生的防御代偿适应性变化。

（4）疾病的局部与整体关系：疾病是完整机体的反应，但不同的疾病又在一定部位（器官或系统）有它特殊的变化。局部的变化往往受到神经和体液因素调节的影响，同时又通过神经和体液因素而影响全身，引起全身功能和代谢变化。所以认识疾病和治疗疾病，应从整体观念出发，辩证地处理好疾病过程中局部和全身的相互关系。

（5）疾病的治疗原则：患病时，机体内各器官系统之间的平衡关系和机体与外界环境之间的平衡关系受到破坏，机体对外界环境适应能力降低，劳动力减弱或丧失。治疗的着眼点应放在重新建立机体内外环境的平衡关系，恢复劳动力。

（三）疾病的原因

引起或促进疾病发生的原因分为外界因素和机体内部因素两方面。病因之间可以相互作用，共同决定疾病的产生、演变和转归。引起疾病的原因一般分为以下几大类（图 2-2-6）。

（1）生物性因素：生物性因素是比较常见的一类病因。主要包括病原微生物（如细菌、病毒、真菌、立克次体、螺旋体等）和寄生虫（如原虫、蠕虫）（图 2-2-7）。

（2）物理性因素：能损害机体的物理因素主要有机械暴力（引起创伤、震荡、骨折、脱臼

等)、高温(引起烧伤或中暑)、低温(引起冻伤或全身过冷)、电流(引起电击伤)、激光(高能量激光由于热的作用可引起蛋白质变性和酶的失活)、大气压的改变(引起减压病等)、电离辐射(引起放射病)等。

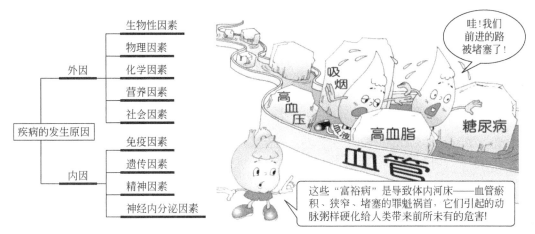

图 2-2-6 疾病的发生原因

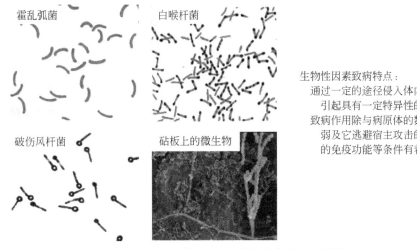

图 2-2-7 几种致病微生物的形态

（3）化学性因素：强酸、强碱、一氧化碳、氰化物、有机磷农药、生物性毒物及某些药物等。物理、化学因素致病常发生在一些突然事故、特殊环境中。

（4）营养性因素：维持生命活动的一些基本物质（如氧、水等），各种营养素（如糖、脂肪、蛋白质、维生素、无机盐等），某些微量元素（如氟、硒、锌、碘等）及维生素等，其缺乏或过剩，均可引起疾病。

（5）遗传性因素：遗传性因素的致病作用主要表现在两个方面。一是通过遗传物质基因的突变或染色体畸变而引起的遗传性疾病（如血友病、先天愚型）；二是由于机体某种遗传上的缺陷，使后代有容易发生某种疾病的倾向，即所谓具有"遗传素质"，并在一定的环境因素作用下，机体发生相应的疾病（如高血压病、糖尿病、消化性溃疡），这种现象称为遗传易感性。

（6）先天性因素：先天性因素不是指遗传物质的改变，而是指那些能够损害胎儿的有害因素，某些化学物质、药物、病毒等可作用于胎儿引起某种缺陷或畸形。胎儿在子宫内发育障碍的原因还可能是外伤、胎位不正，特别是母亲的不良习惯如吸烟、酗酒等。

（7）免疫性因素：在某些机体中免疫系统对一些抗原刺激发生异常强烈的反应，从而导致组织、细胞的损伤和生理功能的障碍，这些异常的免疫反应称为变态反应或超敏反应，如某些药物（青霉素等）在某些个体中引起过敏性休克等。有的个体能对自身抗原发生免疫反应并引起自身组织的损害，称为自身免疫性疾病，常见者如全身性红斑狼疮、类风湿性关节炎等。此外，还有因体液免疫或细胞免疫缺陷引起的免疫缺陷病，如人类免疫缺陷病毒感染可引起获得性免疫缺陷综合征。

（8）精神、心理、社会因素：社会因素包括社会制度、社会环境和生活劳动卫生条件等，对人类健康和疾病的发生发展有着重要影响。长期的不良精神、心理因素如紧张忧虑、怨恨愤怒、悲伤失望、恐惧等，可引起神经、内分泌功能紊乱及免疫功能的异常，从而促进或加剧了变态人格、神经官能症、溃疡病、原发性高血压、冠心病等疾病的发生发展。

（四）疾病的自然进程

疾病的自然进程和转归大致可分为以下几个阶段（图2-2-8）。

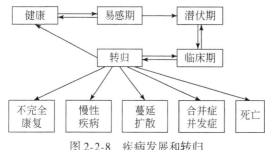

图 2-2-8　疾病发展和转归

易感期：为尚未发病、但是已具备发病的基础和条件的时期。一旦致病因素齐备并达到一定强度，或机体防御功能低下，构成充分病因便可发病。例如，血清胆固醇增高使冠心病的发病危险性上升，有高血压家族史的青年容易患高血压。人体亚健康状态常为疾病的易感状况提供基础和条件。易感期也是疾病预防的最佳时期。

潜伏期：从病因开始产生作用到出现最早临床症状、体征前的一段时期，又称发病前期。不同疾病其或同一疾病不同个体的发病前期长短差别很大，少则数小时，如食物中毒；多则数十年，如艾滋病、麻风病、冠心病、脑卒中、肿瘤或糖尿病等慢性非传染性疾病，因其初期症状很不明显，故发病前期常难确定。本期是早期发现和诊断所患疾病的良好时机。此期虽无明显疾病临床表现，但已可借助生化影像、内镜等检查，找到疾病发生的早期征兆。

临床期：机体在形态、功能、代谢等方面已经出现明显的病理改变和相关的临床症状、体征。此期由于疾病处于高潮和显露时期，特别需要及时的治疗与护理。如急性阑尾炎有发热、呕吐和转移性右下腹痛等典型临床症状和体征，周围血检查可见中性粒细胞数量增多，显微镜下可见阑尾充血、黏膜坏死等。对传染病而言，此期是最重要的传染源，应该实施严格隔离措施。

（五）疾病的转归

（1）康复：康复可分为完全康复和不完全康复。完全康复为受损组织得到修复，功能代谢完全恢复正常，发病症状和体征先后消退，重新处于"稳态"即健康。不完全康复是指疾病时的损伤性变化得到了控制，主要症状已经消失，但体内的某些重要病理变化并未消失，甚至持续终生，例如，因心脏瓣膜病变引起的心力衰竭经药物治疗后，患者可以得到不完全康复。因为心瓣膜的病变依然存在，患者是靠机体的代偿机能才能维持相对正常的生命活动，因而在负荷过重或代偿失调时心力衰竭可以重现。器官切除后或残疾（如截肢后、烧伤后产生的瘢痕）的状态也属不完全康复（图 2-2-9）。

（2）转为慢性或迁延不愈：当致病因素持续作用，或因机体抵抗力低下或治疗不彻底时，可使某些急性疾病迁延不愈，最后转为慢性疾病。如急性肝炎转变为慢性肝炎，急性肾炎转变为慢性肾炎。当致病因素减弱或抵抗力增强时，慢性病可逐渐向痊愈发展。慢性病也可有急性发作，如慢性阑尾炎急性发作等，急性发作常常使慢性疾病病情恶化。

疾病的转归 ｛ 康复 ｛ 完全康复 / 不完全康复
转为慢性或迁延不愈
蔓延扩散
并发症、继发症和后遗症
死亡

图 2-2-9　疾病的转归

（3）蔓延扩散：在致病因素较强、机体免疫力抵抗力较差的情况下，某些疾病的致病因子可经血管、淋巴管、组织间隙等由局部向邻近组织蔓延或向全身播散，这些致病因子包括细菌、病毒、肿瘤细胞、化学毒物等。例如，结核杆菌进入肺后可在肺内形成结核病灶，并可沿淋巴管蔓延，引起肺门淋巴结结核；肿瘤细胞也可侵入局部血管随血流运行至他处，造成远隔器官转移性肿瘤的形成。疾病的蔓延扩散还有利于疾病并发症和继发症的产生。

（4）并发症、继发症和后遗症：并发症是指发生在同一患者体内与主要疾病有因果关系的疾病，如坏疽性阑尾炎穿孔并发急性腹膜炎；继发症是指某一疾病自然进程结束后继而发生新的疾病；后遗症系指某一疾病自然病程结束后所遗留的相对永久性结构与功能障碍，例如，大叶性肺炎可伴有纤维素性胸膜炎等并发症，也可在纤维素性炎症基础上继发化脓性炎症——肺脓肿，或在败血症基础上继发感染性休克，若大叶性肺炎溶解消散期吸收不佳，可导致肌化性肺炎这一后遗症的发生。

（5）死亡：死亡是生命活动的终止，一个人的死亡意味着放弃一个生命，放弃对他的治疗，这是医学实践面临的现实问题。死亡是一个循序渐进的过程，一般分为濒死期（临终状态）、临床死亡期和生物学死亡期三个阶段。

知识延伸

死 亡 分 期

濒死期：是死亡前的垂危阶段。病人脑干以上的神经中枢处于深度抑制状态，各种功能明显障碍。表现体温下降、反应迟钝、意识模糊或消失、心跳减弱、血压降低、呼吸不规则、有时大小便失禁。此期持续时间不一，可几分钟、几小时或达几天。

临床死亡期：此期病人延髓以上的神经中枢处于深度的抑制状态，表现为各种反射消失、心跳呼吸停止。从外表上看，生命活动已停止。但在一定的时间内，组织细胞中仍然保持着微弱的物质代谢过程，如能及时抢救，可望复苏成功。

物学死亡期：是死亡的不可逆阶段。中枢神经系统及其他器官系统的代谢和功能相继停止，并逐渐出现尸冷、尸僵、尸斑，最后尸体腐败。

死亡的定义随着医学的发展而有所改变。传统的观念认为，判断死亡的标志是心跳和自主呼吸的永久性停止。由于医学科学的巨大进步，心肺复苏技术可以停止临床死亡的发展，可使心跳呼吸停止的人复活；还可用人工心脏、人工肺或心脏移植，使心脏停搏或失去原来心脏功能的人继续存活。这时，传统标准就不适用了。另外，一些大脑已受到不可逆损害的病人，仍可用呼吸机维持肺、心、肾等器官的功能而继续维持心跳，从伦理上，如何看待这些没有大脑活动的植物人，也是现代医学所面临的现实问题。这就产生了关于"死亡"概念更新的问题（图 2-2-10）。

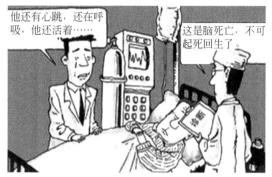

图 2-2-10　脑死亡的概念

脑是比心脏更容易死亡的器官。脑血流停止10秒，脑细胞活动即迟钝，意识朦胧；脑部停止供氧3~4分钟，则发生变性和不可逆性损伤，中断6分钟则出现"脑死亡"。此时，全脑功能（大脑半球、间脑和脑干）不可逆永久丧失，机体整体功能永久停止

脑死亡概念的提出，突破了关于死亡认定的传统概念。也就是说，一旦大脑和脑干功能终结，不管是否仍有心脏跳动或肺脏呼吸，其作为人的生命本质已不再存在。脑死亡既是生物学死亡，也是社会学死亡。许多国家将脑死亡作为医学、法律学和伦理学都能接受的人类个体死亡标准（图2-2-11），但也有不少国家和地区，目前仍然以心跳和呼吸停止作为判定死亡的标志。

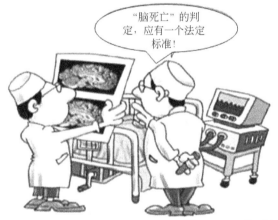

"脑死亡"的判定，应有一个法定标准！

脑死亡的诊断标准：
①不可逆性昏迷和对外界刺激完全失去反应
②颅神经反射消失（如瞳孔散大或固定无反射、角膜反射、咳嗽反射、吞咽反射等）
③无自主呼吸，人工呼吸15分钟后自主呼吸仍未恢复
④脑电波消失
⑤脑血管造影证明脑血液循环停止

图 2-2-11　脑死亡的诊断标准

脑死亡概念的提出，在理论和临床实践中都有重要意义。首先，可协助医务人员判定死亡时间和确定终止复苏抢救措施的界限，停止不必要的无效"抢救"以减少经济和人力的消耗；其次，脑死亡者除脑以外的各种器官仍然存活，有利于提供器官移植手术的最新鲜材料；同时又可用于器官灌流、组织和细胞培养等实验研究，这也是死者对人类的最后贡献。但是，脑死亡这个术语不能被滥用或混淆。如大脑皮质死亡、不可逆昏迷和永久性植物状态等均与脑死亡有本质的区别。它们的呼吸循环功能都处于自主运行状态，脑电图和脑血流图也可能正常。因此，将植物人或长期昏迷者知觉和意识的恢复看成是脑死亡的复苏是不正确的。

知识延伸

安 乐 死

安乐死意为快乐或尊严地死亡，通常是指患有不治之症的病人在危重濒死状态时，为了

免除其精神和躯体上的极端痛苦，用医学的方法使其终结生命。其中因停止人工抢救措施以缩短其生命过程者，称为消极安乐死；使用加速死亡的药物和方法者，称为积极安乐死。

安乐死属于临终关怀的特殊形式。

安乐死的提出已有多年，但迄今仍有许多医学、社会学和伦理学问题尚未得到解决，包括我国在内的绝大多数国家尚未对安乐死进行立法或颁布有关的政策、法规或条文。

临终关怀

临终关怀意在为临终病人及其家属提供医疗、护理、心理、社会等全方位照顾，使病人在较为舒适安逸的状态中走完人生最后旅程，这与安乐死的本质是终止痛苦而不是终止生命的理念是一致的。临终关怀应遵循以下基本原则：①采取综合性措施，解除病人在躯体、心理、社会、经济等方面经受的痛苦，帮助他们战胜死亡恐惧。②维护病人的利益和尊严。使其尽可能在临终时保持安详、平静和庄重。③临终关怀的目的在于改善临终者的生命质量，而不是盲目地延长生命。医患双方都应像正视出生、正视疾病那样正视死亡，帮助病人安详、平静地接纳死亡。

(李　萍)

三、疾病的基本病理过程

病理过程是指存在于不同疾病中可共同具有的相对单一的功能、代谢和形态结构病理变化，它本身无特异性，但它是构成特异性疾病的基本组成成分。常见的病理过程有组织细胞的适应、损伤与修复，局部血液循环障碍，炎症，休克，缺氧，发热，水、电解质代谢紊乱，酸碱平衡紊乱，肿瘤等。

例如，表2-2-1中肺炎、流行性乙型脑炎及所有其他炎性疾病都有炎症这个病理过程。病理过程可以局部变化为主，如损伤、炎症、血栓形成、栓塞、梗死等，也可以全身反应为主，如发热、休克等，一种疾病可以包含几种病理过程，如肺炎球菌性肺炎时，有炎症、发热、缺氧甚至休克等病理过程。

表 2-2-1　疾病的基本病理过程举例

疾病	原因	部位	基本病理过程
肺炎	肺炎链球菌	肺	
痢疾	痢疾杆菌	肠	损伤、炎症、发热、水、电解质、酸碱平衡紊乱、休克等
流脑	脑膜炎双球菌	脑膜	

(一) 组织细胞的适应、损伤与修复

正常组织、细胞可以对体内外环境变化的持续性刺激作出适应、损伤与修复等三种反应。其中受刺激的组织细胞作出的形态、功能和代谢的反应性调整称为适应。若刺激超过了组织细胞的耐受与适应能力，就会出现形态、功能和代谢的损伤性变化。在此期间，只要细胞死亡尚未发生而损伤因素被消除，则组织细胞的损伤仍可恢复，通常称为可逆性损伤。一旦组织细胞的损伤严

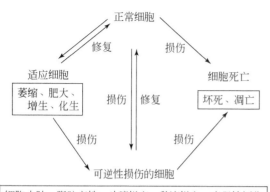

图 2-2-12　正常与适应、损伤及死亡细胞变化

重，代谢紊乱，出现一系列的形态学变化时，则损伤不能恢复直接或最终导致细胞死亡（图 2-2-12）。

1. 适应　细胞与组织的适应性反应包括肥大、增生、化生和萎缩几种形式（图 2-2-13）。例如，高血压时左心室排血阻力增加所致的左心室病理性肥大；晚期肿瘤、慢性消耗性疾病等摄入营养物质不足或疾病消耗营养物质过多导致的全身性萎缩，颈动脉硬化引起脑供血不足而发生的局部脑萎缩，肾积水压迫肾实质而发生的压迫性肾萎缩，下肢骨折后肢体不活动引起的失用性萎缩；雌激素水平过高所致的乳腺增生。

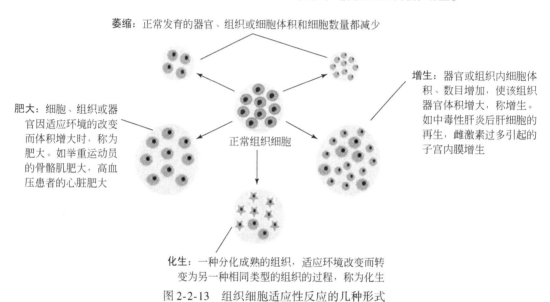

图 2-2-13　组织细胞适应性反应的几种形式

疾病时的化生可表现在，慢性支气管炎时的气管及支气管纤毛柱状上皮转化为鳞状上皮而发生的鳞状化生，慢性萎缩性胃炎时的部分胃黏膜腺上皮可转变为肠黏膜上皮发生的肠上皮化生。化生的生物学意义利害兼有，以呼吸道黏膜纤毛柱状上皮的鳞化为例，化生的鳞状上皮一定程度上加强了局部抗御环境因子刺激的能力，但是，却减弱了黏膜清除分泌物及异物的自净机制。化生的上皮可以恶变，如支气管黏膜的柱状上皮鳞化后有可能发生鳞状细胞癌，胃黏膜肠上皮化生可发生肠型腺癌等。

2. 可逆性损伤——变性　组织细胞的可逆性损伤又称为变性。变性是指由于物质代谢障碍而致细胞功能下降并出现的一系列形态学变化，表现为细胞或细胞间质内出现异常物质或某些正常物质的数量显著增多。变性一般是可复性改变，原因去除，变性细胞的结构和功能仍可恢复。常见变性有五种：细胞水肿、脂肪变性、玻璃样变性、黏液样变性、病理性钙化。

（1）细胞水肿：指细胞质基质内水含量增多。它是细胞损伤的最早期表现，多见于代谢旺盛的肝细胞、肾小管上皮细胞及心肌细胞。如病毒性肝炎时的肝细胞水肿，可引起肝功能降低，但当病因去除后，肝细胞可恢复正常，疾病好转；如进一步发展，可引起肝细胞脂肪变性甚或坏死。

（2）脂肪变性：指非脂肪细胞胞质内出现脂肪滴或脂肪滴增多。常发生于肝、肾、心等实质脏器，其中以肝最为常见。严重脂肪变性可引起器官功能障碍，如严重肝脂肪变可导致肝硬化，严重心肌脂肪变性可引起心功能不全。但脂肪变性也是一种可复性病变，原因去除可恢复，若持续存在可导致细胞坏死。

（3）玻璃样变：指细胞或间质内出现蛋白性物质。常见有三种类型，一是发生在增生的结缔组织内的结缔组织玻璃样变，如陈旧性瘢痕组织、纤维化肾小球、动脉粥样硬化纤维斑块；二是发生在细动脉的血管壁玻璃样变，如高血压病时的肾、脑、脾及视网膜等的细动脉；三是发生在细胞内玻璃样变，见于肾小球肾炎伴有大量蛋白尿时，漏出的蛋白可被近曲小管上皮细胞吞饮，在胞质内形成沉积物。

（4）黏液样变性：黏液样变性是细胞间质内出现类黏液的积聚。常见于间叶组织来源的肿瘤、急性风湿病时的心血管壁、粥样硬化的主动脉壁和甲状腺功能低下时的真皮及皮下组织（黏液样水肿，指压可回复）等。黏液样变性当病因去除后可吸收消散，长期存在可引起纤维组织增生而硬化。

（5）病理性钙化：指骨和牙齿以外的组织内出现固体状态钙盐沉着。变性、坏死组织和异物中，如存在于结核坏死灶、坏死的寄生虫虫体和虫卵的钙盐沉积是局部组织营养不良所致；而血钙和（或）血磷增高所引起的某些组织钙盐沉积则为全身性钙、磷代谢障碍所致的转移性钙化。

3. 不可逆性损伤——细胞死亡

（1）坏死与凋亡的概念：细胞死亡的形式包括坏死和凋亡两种。凋亡又称程序性细胞死亡，是活体内单个细胞对生活环境的生理或病理性刺激信号产生的应答有序变化的死亡过程，以凋亡小体的形成为特点，不引起周围的炎症反应，在形态学和生化特征上都区别于坏死。坏死则是细胞受到强烈理化或生物因素作用引起细胞无序变化的死亡过程。是以酶溶性变化为特点的活体内局部组织细胞的死亡。坏死可因致病因素较强直接导致，但大多由可逆性损伤即变性发展而来。有人称凋亡是基因调控的细胞自杀性死亡，而坏死则是种种原因造成的细胞他杀性死亡。虽然两者的最终结果极为相似，但它们的过程与表现却有很大差别（图2-2-14）。

（2）坏死组织的形态改变：临床上将机体局部失去生活能力的坏死组织称为失活组织，肉眼观察表现为失去正常光泽，苍白、浑浊；失去原有弹性；无血管搏动，局部温度降低，切割无血液流出；感觉和运动功能消失。显微镜观察见图2-2-15。

（3）坏死组织的分类：根据坏死组织的形态改变及发生原因，可分为凝固性坏死、液化性坏死和纤维素样坏死等三个基本类型，此外还有坏疽等一些特殊类型。

1）凝固性坏死：组织中蛋白质变性凝固且溶酶体酶水解作用较弱，坏死区呈灰黄、干燥、质实状态。多见于心、肝、肾、脾等器官。常因缺血、缺氧、细菌毒素、化学腐蚀剂作用引起。此种坏死与健康组织界限多较明显。结核病时，因病灶中含脂质较多，坏死区呈黄色，状似干酪，又称为干酪样坏死。

2）液化样坏死：由于坏死组织中可凝固的蛋白质少，或坏死细胞自身及浸润的中性粒细胞等释放大量水解酶，或组织富含水分和磷脂，则细胞组织易发生溶解液化。见于细菌或某些真菌感染引起的脓肿，缺血缺氧引起的脑软化及细胞水肿发展而来的溶解性坏死等。

3）纤维素样坏死：结缔组织及小血管壁常见的坏死形式。病变部位形成细丝状、颗粒状或小条块状无结构物质。见于某些变态反应性疾病如风湿病、结节性多动脉炎、新月体性肾小球肾炎以及急进型高血压等。

4）坏疽：指组织坏死并继发了腐败菌感染，分为干性、湿性和气性等类型。干性坏疽常见于动脉阻塞但静脉回流尚通畅的四肢末端，因水分散失较多，故坏死区干燥皱缩呈黑色，与正常组织界限清楚，腐败变化较轻。湿性坏疽多发生于与外界相通的内脏，如肺、肠、子宫、阑尾、胆囊等，也发生于动脉阻塞及静脉回流受阻的肢体，坏死区水分较多，腐败菌易于繁殖故肿胀明显呈污黑色或黑绿色，有恶臭，且与正常组织界限不清。气性坏疽系深达肌肉的开放性创伤合并产气荚膜杆菌等厌氧菌感染所致，除发生坏死外，还产生大量气体。湿性坏疽和气性坏疽常伴严重的全身中毒症状。

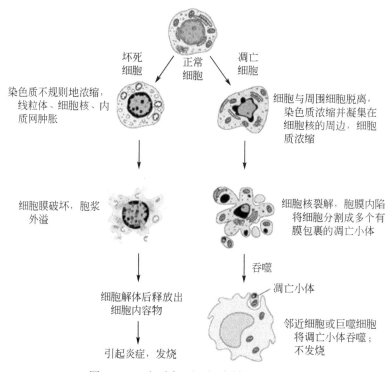

图 2-2-14　细胞坏死、细胞凋亡形态变化

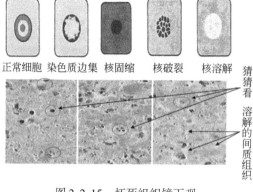

图 2-2-15　坏死组织镜下观

知识延伸

坏死组织显微镜下的病理变化

◆ 细胞核的变化主要有三种形式：核固缩、核碎裂和核溶解，这是细胞坏死的主要标志。

◆ 由于核蛋白体减少、丧失，胞质变性蛋白质增多，糖原颗粒减少等原因，使坏死细胞胞质嗜酸性增强。

◆ 细胞坏死后，间质基质和纤维逐渐崩解液化，最后融合成片状模糊的无结构物质。

（4）坏死组织的结局

1）溶解吸收：这是机体处理坏死组织的基本方式。来自坏死组织本身和中性粒细胞的溶蛋白酶将坏死物质进一步分解、液化，然后由淋巴管或血管加以吸收，不能吸收的碎片则由巨噬细胞加以吞噬消化。留下的组织缺损则由细胞再生或肉芽组织形成予以修复或形成含有淡黄色液体的囊腔，如脑缺血坏死后形成的脑软化灶。

2）分离排出：较大坏死灶不易完全吸收，周围组织则发生炎性反应，其中的白细胞释放溶蛋白酶，加速坏死边缘组织的溶解吸收，使坏死灶与健康组织分离。坏死灶如位于皮肤或黏膜，则坏死组织脱落后形成溃疡；肾、肺等内脏器官坏死组织液化后可经相应管道（输尿管、气管）排出，留下空腔称为空洞。溃疡和空洞以后仍可通过增生修复。

3）机化：坏死组织如不能完全溶解吸收或分离排出，则由周围组织新生毛细血管和成纤维细胞等组成肉芽组织，长入坏死灶，逐渐加以溶解、吸收和取代，最后成为瘢痕组织。这种由新生肉芽组织取代坏死组织（或其他异物如血栓等）的过程称为机化。

4）包裹、钙化：坏死灶如较大，或坏死物质难以溶解吸收，或不能完全机化，则常由周围新生结缔组织加以包裹，其中的坏死物质有时可发生钙盐和其他矿物质沉积，引起营养不良性钙化，如结核病灶的干酪样坏死即常发生这种改变。

知识延伸

细胞凋亡的意义

细胞凋亡以不引起周围组织炎症反应的方式，"干净"地清除了个别不需要的细胞，同时又以最小代价方式保持其结构和功能正常，维持机体的生理功能和自身稳定。生理情况下的凋亡意义在于保持成年个体器官的大小和功能，参与器官的发育和改建。病理情况下的凋亡可见于，肿瘤中的细胞死亡，某些病毒感染诱导T细胞活化导致的感染细胞死亡，或激素依赖性组织和器官的病理性萎缩，如去势后男性前列腺的萎缩。

但目前尚不能对凋亡的病理意义下结论性意见。临床实践使人们认识到凋亡的抑制与人类某些疾病有关，如恶性肿瘤、自身免疫性疾病；而艾滋病、神经变性性疾病、再生障碍性贫血和缺血性损伤等又与细胞凋亡增加有关。

4. 损伤的再生与修复

（1）再生与修复的方式：修复是指损伤造成细胞和组织丧失后，机体对所形成缺损进行修补恢复的过程。修复后可完全或部分恢复原组织的结构和功能。修复过程可概括为两种不同的形式：由损伤周围的同种实质细胞来修复，称为再生；由纤维结缔组织来修复，称为纤维性修复，以后形成瘢痕。在多数情况下，组织结构的破坏，包括实质细胞与间质细胞的损伤。此时，即使是损伤器官的实质细胞具有再生能力，其修复也不能单独由实质细胞的再生来完成，故上述两种修复过程常同时存在。首先通过肉芽组织增生，溶解、吸收损伤局部的坏死组织及其他异物，并填补组织缺损，以后肉芽组织转化成以胶原纤维为主的瘢痕组织，修复便告完成。

知识延伸

肉芽组织

肉芽组织是增生旺盛的幼稚结缔组织，因肉眼观常呈鲜红色、质柔软、颗粒状、似鲜嫩肉芽，故得名。它主要由新生毛细血管、成纤维细胞和炎性细胞构成，在伤口愈合过程中有以下作用：抗感染及保护创面；填补创口和组织缺损；机化或包裹坏死、血栓、炎性渗出物及其他异物［（彩）图2-2-16］。

瘢痕组织

瘢痕组织是肉芽组织改建后形成的纤维结缔组织。此时组织由大量平行或交错分布的胶原纤维束组成，纤维细胞稀少，血管少。瘢痕组织能把损伤的创口或其他缺损长期地填补并连接起来，可使组织器官保持完整性及坚固性。

但瘢痕组织的形成对机体也有不利或有害的一面。如瘢痕收缩，特别是发生于关节附近和重要器官的瘢痕，常常引起关节挛缩或活动受限，如十二指肠溃疡瘢痕可引起幽门梗阻［（彩）图2-2-16］。

健康肉芽：鲜红色、柔软、湿润、分泌物少，表面有均匀分布的颗粒，触之易出血

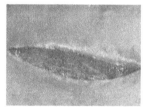
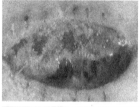

不健康肉芽组织：生长迟缓，呈水肿状、苍白色、松弛无弹性，色暗有脓苔，表面颗粒分布不均

瘢痕组织：肉眼观察局部呈收缩状态，颜色苍白或灰白半透明，质硬韧并缺乏弹性

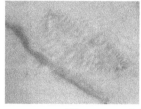
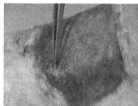

想想看：对照不健康的肉芽组织，医生换药时，清洗创伤处的意义是什么

图2-2-16　肉芽组织肉眼观

知识延伸

皮肤和皮下软组织创伤愈合过程：

创口早期有不同程度坏死和血管断裂出血，并发生炎症反应。

创口边缘的皮肤及皮下组织向中心移动，创面收缩缩小。

肉芽组织增生填平创口，并逐渐转化为瘢痕组织。

表皮和其他组织再生（图2-2-17）。

（2）影响再生与修复的因素：组织损伤的再生修复与组织损伤程度、再生能力有关外，还受全身和局部因素影响。局部因素如，细菌感染，创口内异物，局部血供障碍，特殊部位（如关节处）等均可影响再生修复。全身因素包括，①年龄：一般情况下，青少年的组织再生能力强，愈合快；老年人则相反，这可能与老年人常有动脉粥样硬化使局部血供减少等因素有关。②营养状况：蛋白质、维生素、微量元素缺乏可影响愈合，反之则愈合时间短且愈合良好。③药物：如肾上腺皮质激素能抑制炎症渗出、毛细血管新生和巨噬细胞的吞噬功能，影响成纤维细胞增生和胶原合成。因此，在创伤愈合过程中，要避免大量使用这类激素。而中药生肌散则有促进肉芽组织生长作用。④慢性疾病和免疫功能低下。如糖尿病影响创伤的愈合。

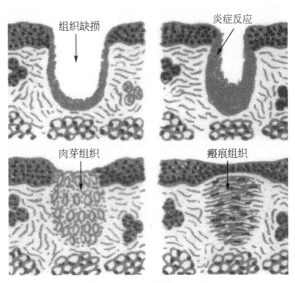

图2-2-17　创伤愈合过程

（李　萍）

（二）局部血液循环障碍

组织细胞的新陈代谢和功能活动的正常进行，必须要有正常的血液和体液循环。一旦发生血液体液循环障碍，如局部血量改变，血液内容和性质改变，血管壁通透性加大等，就会引起所涉及的组织器官代谢紊乱，功能异常，形态结构改变，轻者组织细胞萎缩、变性，重者坏死（图2-2-18）。

血液和体液的循环障碍，可分为局部性和全身性。两者关系密切，互相影响。如心脏、肺部疾病可引起全身循环障碍，会在肺、肝两处局部器官发生淤血；而心冠状动脉粥样硬化

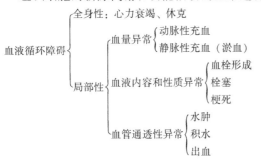

图2-2-18　局部血液循环障碍

一方面引起心肌局部缺血，也可导致心收缩能力降低，引发心力衰竭，出现全身水肿、淤血。

1. 充血和淤血　局部组织、器官内血量增多称为充血。因动脉血流入过多而致器官或组织的血管内血量增多，称为动脉性充血，简称充血，是主动的过程。由于静脉回流受阻，血液淤积于

静脉和毛细血管内，使局部组织或器官含血量增多，称为静脉性充血，简称淤血，是被动过程 [（彩）图 2-2-19]。

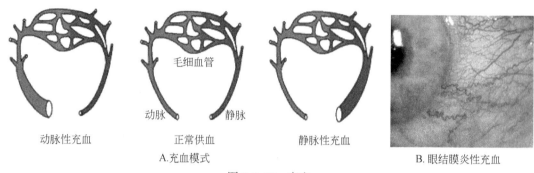

动脉性充血　　　　　　正常供血　　　　　　静脉性充血　　　　　B. 眼结膜炎性充血

A. 充血模式

图 2-2-19　充血

（1）动脉性充血：动脉性充血可分为生理性与病理性。当器官组织功能活动增强时发生的充血为生理性充血，如运动时的骨骼肌充血、进食后的胃肠黏膜充血、妊娠时的子宫充血等。病理性充血常见于炎性充血与减压后充血。减压后充血为局部组织器官长期受压后压力突然解除时，局部细动脉可发生反射性扩张充血。故当抽放腹水时应注意不宜迅速大量抽放，否则可致腹腔器官减压后充血，严重时引起脑缺血而致昏厥。

（2）静脉性充血：发生淤血的组织器官常常体积增大、肿胀；由于淤血时微循环的动脉血灌注量减少，血液中氧合血红蛋白减少而还原血红蛋白含量增多故呈紫红色称发绀；局部血流缓慢，散热增加故体表淤血区温度降低；淤血导致毛细血管流体静压升高和缺氧，其通透性增加，水、盐和少量蛋白质可漏出，漏出液潴留在组织内引起淤血性水肿，或积聚在浆膜腔，引起胸腔积液、腹水和心包积液；毛细血管通透性进一步增高或破裂，引起红细胞漏出称淤血性出血；由于局部组织缺氧，营养物质供应不足和代谢中间产物堆积和刺激，导致组织萎缩、变性甚至坏死；间质纤维组织增生，使器官组织硬化，形成淤血性硬变，如淤血性肝硬化。

2. 出血　血液自心腔或血管内逸出的现象，称为出血。出血有生理性和病理性两种。前者如正常月经的子宫内膜出血，后者多由创伤、血管病变及出血性疾病引起。逸出的血液进入器官、组织间隙或体腔称为内出血，流出体外称为外出血（图 2-2-20）。

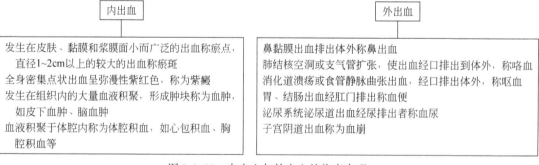

图 2-2-20　内出血与外出血的临床表现

按血液逸出的机制不同分为破裂性出血和漏出性出血（图 2-2-21）。破裂性出血是心脏或血管壁破裂所致。漏出性出血是由于微循环的毛细血管和毛细血管后静脉通透性增高，血液从内皮细胞间隙和基膜漏出。

$$破裂性出血 \begin{cases} 心血管机械性损伤（割伤、刺伤、弹伤等）\\ 心血管病变（心肌梗死后室壁瘤、动脉瘤及动脉粥样硬化破裂等）\\ 血管壁周围病变侵蚀（肿瘤、结核、溃疡破坏血管）\\ 毛细血管或静脉破裂（局部软组织的损伤、肝硬化食管下段静脉曲张破裂出血） \end{cases}$$

$$漏出性出血 \begin{cases} 血管壁损伤（缺氧，感染，中毒，维生素C缺乏，变态反应性血管炎）\\ 血小板减少或功能异常（生成减少，贫血，白血病等。消耗过多，毒素作用）\\ 凝血因子缺乏（先天性缺乏或消耗过多） \end{cases}$$

图 2-2-21　病理性出血的类型

知识延伸

出血对机体的影响

出血对机体的影响取决于出血量、出血速度和出血部位。

（1）少量缓慢的漏出性出血，一般不会引起严重后果；大范围的漏出性出血，可导致出血性休克。

（2）破裂性出血短时间丧失循环血量的20%～25%时，可发生出血性休克。

（3）发生在重要器官的出血，即使出血量不多，也可引起严重后果。如心脏破裂引起心包内出血（心包填塞）可导致急性心衰，脑出血可导致相应的功能障碍，如脑内囊出血引起对侧肢体的偏瘫甚至死亡。

（4）长期慢性出血，可引起贫血。

3. 血栓形成　活体心、血管内血液有形成分形成固体质块的过程称为血栓形成，所形成的固体质块称为血栓。血栓与血凝块不同，血栓是在活体的心血管内流动的血液中形成，而血凝块则系心血管外或死亡后静止的血液凝固而形成（图 2-2-22）。

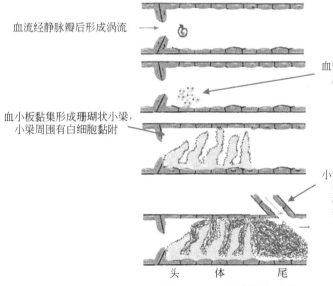

图 2-2-22　血栓形成过程

知识延伸

血栓形成的条件

心血管内膜损伤。炎症、缺氧、细菌毒素及免疫性损害等引起血管壁内皮细胞损伤及胶原裸露从而形成血栓。

血流缓慢或不规则。血流缓慢、血流停滞或形成涡流时，血小板与变性坏死的内皮细胞在凝血因子作用下形成血栓。

血液凝固性增高。严重创伤、烧伤、产后或大手术等情况下血液中血小板增多，凝血功能增高或抗凝功能降低导致血栓形成。

血栓形成在一定情况下对机体有利，血管损伤处血栓形成有助于伤口止血，如肺结核空洞或慢性胃溃疡处血栓形成可防止出血。但在大多情况下对机体不利，例如：①血栓阻塞动脉且无充足侧支循环时可致组织器官缺血性坏死，阻塞静脉又无有效侧支循环则引起局部淤血水肿、出血甚至坏死；②血栓脱落后成为栓子而引起栓塞；③心瓣膜上的白色血栓机化可致瓣膜变形；④微循环可形成广泛的微血栓。

4. 栓塞　循环血液中出现的不溶于血液的异常物质，随血流运行至远处阻塞血管腔的现象称为栓塞。阻塞血管的物质称为栓子。栓子可以是固体（如血管壁脱落的血栓）、液体（如骨折时的脂滴）或气体（如静脉外伤时进入血流的空气）。以脱落的血栓栓子引起栓塞最常见，如肺动脉栓塞、脑动脉栓塞。常见的栓塞类型有血栓栓塞、脂肪栓塞、气体栓塞、羊水栓塞、肿瘤细胞栓塞、寄生虫栓塞和感染性栓塞。

栓子在机体血管内的运行途径通常和正常血流方向一致。体静脉和右心的栓子，栓塞在肺循环的肺动脉主干或者分支；左心和动脉系统的栓子，栓塞在体循环的动脉分支内；门静脉的栓子则栓塞在肝内［（彩）图2-2-23］。栓塞对机体的影响取决于栓塞的部位、血管的解剖特点和局部血液循环状态、栓塞后能否建立充分的侧支循环，以及栓子的种类及来源。

（1）血栓栓塞：引起肺动脉栓塞的血栓栓子约90%来自下肢深部静脉，小栓子一般不产生严重后果，如肺有严重淤血时，可产生肺出血性梗死，如许多较小的血栓广泛地

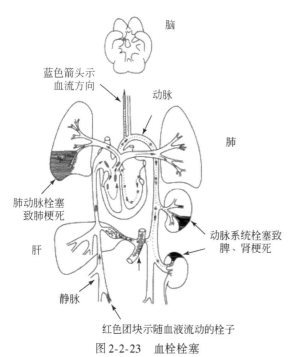

脑

蓝色箭头示血流方向

动脉

肺

肺动脉栓塞致肺梗死

动脉系统栓塞致脾、肾梗死

肝

静脉

红色团块示随血液流动的栓子

图2-2-23　血栓栓塞

栓塞肺动脉分支，或大栓子栓塞肺动脉主干或大分支，则患者可突发呼吸困难、发绀、休克甚至急性呼吸循环衰竭而猝死。引起动脉系统栓塞的栓子多来自左心及动脉系统的附壁血栓，以脾、肾、脑、心的栓塞常见，若栓塞动脉较大分支而侧支循环形成不足时，如冠状动脉或脑动脉分支，可发生猝死。

（2）脂肪栓塞：指在循环的血流中出现脂肪滴阻塞于小血管。常见于长骨骨折、脂肪组织挫伤和脂肪肝挤压伤时，脂肪细胞破裂释出脂滴，由破裂的小静脉进入血循环。最常见的为脑血管栓塞，引起脑水肿和血管周围点状出血，在镜下血管内可找到脂滴。损伤后可出现突然发作性的呼吸急促，呼吸困难和心动过速等。

（3）气体栓塞：大量空气迅速进入血循环或原溶于血液内的气体迅速游离，形成气泡阻塞心血管，称为气体栓塞。空气栓塞多由于静脉损伤破裂，外界空气由静脉缺损处进入血流所致。如头颈手术、胸壁和肺创伤损伤静脉、使用正压静脉输液及人工气胸或气腹误伤静脉时，空气可被吸气时因静脉腔内的负压吸引，由损伤口进入静脉。小量气体入血，可溶解入血液内，不会发生气体栓塞。若大量气体（>100ml）迅速进入静脉，随血流到右心后，因心脏搏动将空气与血液搅拌形成大量气泡，使血液变成可压缩的泡沫状充满心腔，阻碍了静脉血的回流和向肺动脉的输出可致猝死。

减压病又称沉箱病和潜水员病，是气体栓塞的一种。减压是指人体从高气压环境迅速进入常压或低气压的环境，使原来溶于血液、组织液和脂肪组织的气体包括氧气、二氧化碳和氮气迅速游离形成气泡，但氧和二氧化碳可再溶于体液内被吸收，氮气在体液内溶解迟缓，致在血液和组织内形成很多微气泡或融合成大气泡，继而引起栓塞。

（4）羊水栓塞：是分娩过程中一种罕见严重并发症（1/50 000 人），死亡率极高。在分娩过程中，羊膜破裂或早破、胎盘早期剥离、胎儿阻塞产道时，由于子宫强烈收缩，宫内压增高，可将羊水压入子宫壁破裂的静脉窦内，经血循环进入肺动脉分支、小动脉及毛细血管内引起羊水栓塞。镜下观察在肺的小动脉和毛细血管内见到角化鳞状上皮、胎毛、皮脂、胎粪和黏液等羊水成分。本病发病急，患者常突然出现呼吸困难、发绀、休克及死亡。

（5）其他：肿瘤细胞的转移过程中可引起癌栓栓塞，寄生虫虫卵、细菌或真菌团和其他异物如子弹偶可进入血循环引起栓塞。

5. 梗死 任何原因出现的血流中断，导致局部组织缺血性坏死，称为梗死。梗死一般是由动脉阻塞引起局部组织的缺血缺氧而坏死；但静脉阻塞，使局部血流停滞导致缺氧，亦可引起梗死。如，血栓形成、栓塞、血管受压闭塞和动脉持续痉挛等均可致血管阻塞而引起梗死。

梗死灶的形状取决于该器官的血管分布方式（图2-2-24）。

多数器官的血管呈锥形分支，如脾、肾、肺、脑等，故梗死灶也呈锥形，切面呈锲形，或三角形，其尖端位于血管阻塞处，底部为器官的表面；心冠状动脉分支不规则，故梗死灶呈地图状；肠系膜血管呈扇形分支，故肠梗死灶呈节段形

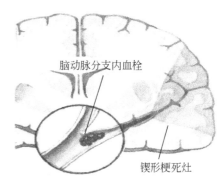

脑动脉分支内血栓

锲形梗死灶

图 2-2-24 脑梗死示意图

梗死的颜色取决于病灶内的含血量。含血量少时颜色灰白，称为贫血性梗死；含血量多时，颜色暗红，称为出血性梗死；若合并细菌感染，称为败血性梗死（表2-2-2）。

表 2-2-2　梗死的类型

类型	发生器官	发生条件	病变特点
贫血性梗死	心、肾、脾、脑	组织结构致密侧支血管细而少	致出血量少，梗死区呈灰白色或灰黄色
出血性梗死	肺、肠	组织结构疏松侧支血管丰富	梗死处有明显弥漫性出血，故梗死灶呈暗红色
败血性梗死	任一器官	含有细菌的栓子阻塞血管引起	梗死灶内可见细菌团及炎细胞浸润，可形成脓肿

知识延伸

梗死对机体的影响及结局

梗死对机体的影响与梗死的部位、范围及有无感染等有关。

肾、脾梗死通常引起腰痛、血尿或脾区刺痛等症状。

心肌梗死可致心功能障碍，脑梗死因部位不同而有不同症状，心、脑梗死严重者可致死。

肺梗死可引起咳血及并发肺炎，由于患者多先有心力衰竭，后果严重。

肠梗死常出现剧烈腹痛和腹膜炎。

小梗死灶通常为肉芽组织及瘢痕组织取代，较大梗死灶被纤维组织包裹、钙化。

(李　萍)

（三）炎症

想想看

炎症是极为常见而又十分重要的一种病理过程，许多常见病如疖、痈、阑尾炎、支气管炎、肺炎、肾炎、风湿病、结核病及其他各种传染病或外伤感染等，其基本病理过程都属于炎症。没有炎症反应，感染将无从控制，器官和组织损伤会持续发展，创伤不能愈合，如患艾滋病时，机体丧失抗感染能力，故疾病后期继发性感染常常是患者死亡的重要原因。从某种意义上讲，人类得以长期生存离不开炎症反应。

请问，何为炎症？炎症对机体有何影响？

1. 炎症的概念　炎症是具有血管系统的活体对致炎因子的损伤所发生的一种以防御反应为主的基本病理过程。此过程主要表现为局部组织发生变质、渗出和增生改变，临床上有红、肿、热、痛和功能障碍，而全身则常伴有不同程度的发热、白细胞增多、代谢增强等。局部发生的一系列变化，有利于局限、消灭致炎因子和清除坏死组织，促进局部修复，对机体是有利的。但是，并不是所有炎症对机体都是有利的，有时也会给机体带来危害（图 2-2-25）。

2. 炎症的原因　凡能造成组织损伤而引起炎症的因素，统称为致炎因子。致炎因子的种

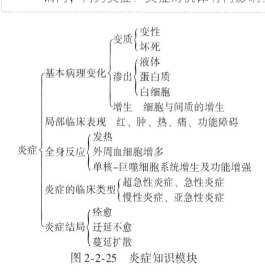

图 2-2-25　炎症知识模块

类很多，一般可归纳为生物性因子、物理性因子、化学性因子、变态反应和异常免疫反应几类（图2-2-26）。

致炎因子作用于机体，能否引起炎症及炎症反应的强弱，一方面与致炎因子的性质、数量、强度和作用时间有关；另一方面与机体防御机能状态及对致炎因子的敏感性有密切关系。例如，新生儿由于从母体获得了抗体而不易感染麻疹和白喉，小儿患麻疹后机体抵抗力降低容易伴发肺炎，免疫缺陷患者易发生细菌或真菌感染等。

物理性因子	生物性因子
□　高温、烧伤（大量渗液、发红）	□　细菌——毒素，引起细胞的变性和坏死
□　烫伤、冻伤——水疱	□　病菌——细胞内繁殖、细胞代谢及功能失常可通过直接作用、间接作用或通过其抗原性诱发免疫反应导致炎症
□　紫外线—皮肤发热，发红，痛	
□　机械性创伤	
化学性因子	**组织坏死**
□　外源性：强酸、强碱、强氧化剂	□　新鲜梗死灶周边出现充血出血带
□　内源性： 　　胃酸过多，胆汁反流–胃炎 　　代谢产物（肾衰病人→尿素↑）	**变态反应和异常免疫反应**

图2-2-26　炎症的原因

3. 炎症的基本病理变化　任何炎症，不论其原因、发生部位如何，炎症的局部都有着共同的病理变化，即变质、渗出和增生。炎症过程中，它们通常以一定的先后顺序发生，炎症的早期以变质或渗出为主，炎症的后期以增生为主。这三者既有区别，又互相联系、互相影响，组成一个复杂的炎症过程（图2-2-27）。

（1）变质：是指炎症局部组织发生的变性、坏死改变。发生于细胞的变质包括细胞水肿、脂肪变性、细胞坏死等。发生于间质的变质包括黏液样变性和纤维素样坏死等。变质可以由致炎因子直接作用所致，也可以由局部血液循环障碍和炎症反应产物的间接作用引起。

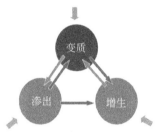

图2-2-27　炎症的三种
基本病理变化

（2）渗出：是炎症的重要标志，它指的是炎症局部组织血管内的液体、蛋白质和各种血细胞通过血管壁进入组织间隙、体腔、体表和黏膜表面的过程。渗出的液体和细胞成分总称为渗出物或渗出液。渗出液的产生是由于血管通透性增高和白细胞主动游出血管所致，其中渗出物中的白细胞此时称为炎细胞。渗出液若集聚在组织间隙内，称为炎性水肿；渗出液若集聚于浆膜腔（胸腔、腹腔、心包腔）或关节腔，则称为炎性积液。炎症时因血管壁通透性升高所形成的渗出液与非炎症时所形成的漏出液不同。临床工作中，两者均可引起组织水肿和浆膜腔积液，因此，渗出液需要与漏出液进行鉴别。

知识延伸

渗出液对机体有积极意义：稀释、中和毒素对局部组织的损伤作用。为局部输送营养物质和运走代谢产物。含抗体、补体有利于消灭病原体。渗出的纤维蛋白交织成网可限制病原体的扩散，利于细胞吞噬和后期修复。诱导免疫反应。

渗出液过多对机体的不利影响：压迫、阻塞脏器引起功能障碍。引起器官机化性粘连。

（3）增生：是指在致炎因子的作用下，炎症局部的细胞增殖、数目增多。增生的细胞主要是巨噬细胞、血管内皮细胞和成纤维细胞。某些情况下，炎灶周围的上皮细胞或实质细胞也发生增生，有时尚可伴有淋巴组织增生。炎症早期增生改变常较轻微，而炎症后期或慢性炎症时，增生改变则较明显。

知识延伸

炎症增生是一种防御反应。例如，增生的巨噬细胞具有吞噬病原体和清除组织崩解产物的作用；增生的成纤维细胞和血管内皮细胞形成肉芽组织，有助于使炎症局限化和最后形成瘢痕组织而修复。

但若增生过度，则影响器官的正常结构和功能，如急性肾小球肾炎时的细胞增生可引起肾小球缺血，原尿生成减少而致的少尿。

4. 炎症的局部表现和全身反应

（1）炎症的局部表现：炎症局部可出现红、肿、热、痛和功能障碍。发红是由于局部血管扩张、充血所致；局部肿胀主要是由于局部血管通透性增高，液体和细胞成分渗出所致；发热是由于动脉性充血、血流加快、代谢旺盛所致；疼痛是由于渗出物压迫及炎症介质作用于感觉神经末梢所致。在此基础上可进一步引起局部器官功能障碍，如关节炎可因疼痛而引起关节活动不灵活；病毒性肝炎的肝细胞变性、坏死可引起肝功能障碍；急性心包炎心包腔积液时可因压迫而影响心脏功能。

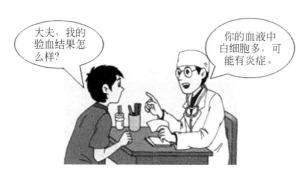

大夫，我的验血结果怎么样？

你的血液中白细胞多，可能有炎症。

（2）全身反应：炎症病变主要在局部，但局部病变不是孤立的，它既受整体的影响，同时又影响整体，两者是相互联系和制约的。在比较严重的炎症性疾病，特别是当病原生物在体内蔓延、扩散时，常可出现明显的全身反应，例如，发热、末梢血白细胞数目改变、心率加快、血压升高、寒战和厌食等。

发热多见于病原微生物引起的炎症。一定程度的体温升高，能使机体代谢增强，促进抗体的形成，增强吞噬细胞的吞噬功能和肝的解毒功能，从而提高了机体的防御能力。但过高热和长期发热，可影响机体的代谢过程，引起各系统特别是中枢神经系统的损害和功能紊乱，给机体带来危害。如果炎症病变严重，体温反而不升高，说明机体反应性差，抵抗力低下，是预后不良的征兆。

末梢血白细胞的数量、类型和质量常常反映机体的抵抗力、何种感染及感染的程度。数量增加是炎症反应的常见表现，特别是细菌感染所引起的炎症；但是，伤寒杆菌、流感病毒感染时，血中的白细胞数常减少；机体抵抗力低下，感染严重时，白细胞数目可无明显增多，甚至减少，其预后较差。增多的白细胞类型，常因病原体的不同而不同（图2-2-28）。

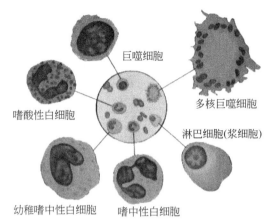

一般感染：中性白细胞
伤寒：单核细胞
病毒感染：淋巴细胞
寄生虫病：嗜酸粒细胞
过敏反应：嗜酸粒细胞
急性炎症：嗜中性粒细胞
慢性炎症：淋巴、单核细胞

巨噬细胞
多核巨噬细胞
嗜酸性白细胞
淋巴细胞(浆细胞)
幼稚嗜中性白细胞
嗜中性白细胞

图 2-2-28　常见的炎细胞

5. 炎症的临床类型　根据炎症发生、发展过程中持续时间的长短，大致可将炎症分为以下四型：

（1）超急性炎症：呈暴发性经过，病程为数小时至数天，多属变态反应性炎症。炎症反应急剧，短期引起严重的组织器官损伤，甚至导致机体死亡。如器官移植的超急性排斥反应，可在移植器官血管接通后数分钟，即可引起移植组织和器官的严重破坏，功能丧失。

（2）急性炎症：在临床上表现为起病急骤，症状明显，病程较短。一般需几天到 1 个月即可痊愈。局部病变特点是常以变质、渗出为主，炎症灶内渗出浸润的炎细胞以中性粒细胞为主。

（3）慢性炎症：是指临床上起病缓慢，病程较长的炎症。一般从几个月到几年。慢性炎症可由急性炎症转化而来，或者一开始即呈慢性经过，临床症状较轻。局部病变特点常以增生为主，变质、渗出较轻。浸润的炎细胞以淋巴细胞、单核巨噬细胞和浆细胞为主，同时伴有成纤维细胞、血管内皮细胞的增生。有时由于机体抵抗力低下，病原生物繁殖和活动，在慢性炎症的基础上可转化为急性炎症，如慢性胆囊炎、慢性阑尾炎的急性发作。

（4）亚急性炎症：是指病程介于急性和慢性之间的炎症（1 个月至数月），病变特点是坏死与增生均较明显。临床上少见，如亚急性细菌性心内膜炎。

6. 炎症的结局　大多数炎症病变能够痊愈。在炎症过程中，如果机体的抵抗力较强、损伤范围小或通过适当治疗，病因被及时消灭、清除，炎性渗出物和坏死组织及时溶解吸收，通过周围正常细胞完全再生修复，使病变组织完全恢复正常结构和功能，称为痊愈；如果机体抵抗力较弱，炎症灶的坏死范围较广、渗出物较多，周围组织细胞的再生能力受限，则通过肉芽组织机化，形成瘢痕，原有的组织结构和功能不能完全恢复，称为不完全痊愈；如果致炎因子不能在短期内清除，在机体内持续起作用，不断损伤组织造成炎症迁延不愈，可使急性炎症转变为慢性炎症，病情时轻时重；在机体抵抗力低下，或病原生物毒力强、数量多的情况下，病原生物在体内可大量繁殖，并沿组织间隙及淋巴管、血管向周围和全身蔓延扩散（图 2-2-29）。

（1）局部蔓延：是指炎症灶的病原微生物可经组织间隙或器官的自然管道向周围组织、器官扩散。如肾结核可沿泌尿道向下扩散，引起输尿管结核和膀胱结核；肺结核沿支气管播散，引起肺的其他部位新的结核病灶；疖扩展为痈、溃疡、空洞、窦道、瘘管。

（2）淋巴道蔓延：是由于病原微生物侵入淋巴管内，随淋巴液到达局部淋巴结或远处，引起继发性淋巴管炎和淋巴结炎。如肺结核原发灶的结核杆菌经淋巴管引起肺门淋巴结结核。淋巴道的这些变化有时可限制感染的扩散，但感染严重时，病原体可通过淋巴道入血，引起血道扩散。

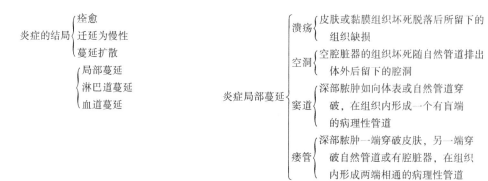

图 2-2-29　炎症的结局

（3）血道蔓延：是指炎症灶的病原微生物及其毒素可侵入血液循环或被吸收入血，进而形成菌血症、毒血症、败血症、脓毒败血症（表 2-2-3）。

表 2-2-3　血道蔓延的类型

类型	发生机制	临床表现
菌血症	进入血流的细菌少，或毒力较低	无明显中毒症状
毒血症	大量细菌毒素吸收入血	高热、寒战、中毒性休克等全身中毒症状
败血症	素力强的细菌由局部入血，大量繁殖并产生毒素	除毒血症表现外，可出现皮肤和黏膜多性性出血点，以及脾和全身淋巴结明显肿大
脓毒败血症	由化脓菌引起的败血症	除败血症表现外，化脓菌随血流到达全身，在一些脏器中形成多发性栓塞性脓肿

（李瑞琴）

（四）肿瘤

🔍 **想想看**

一患者左肩部发现一肿块 5 年，逐渐长大，不痛，局部不红、不热，边界清楚。问题：是炎症还是肿瘤？良性肿瘤还是恶性肿瘤？

恶性肿瘤对人类的危害，不仅是威胁患者的生命，还在于它给患者带来的躯体痛苦、精神压力和经济负担。

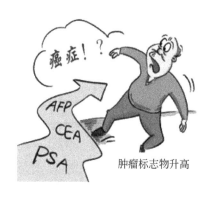

肿瘤标志物升高

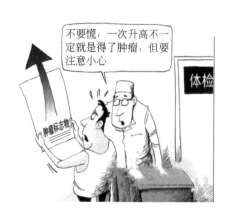

1. 肿瘤的概念　肿瘤是机体在各种致瘤因素作用下，细胞的生长调控发生严重紊乱，导致局部组织过度增生和异常分化而形成的新生物，常表现为局部肿块。

肿瘤的形成是机体的细胞异常增殖的结果。这种导致肿瘤形成的细胞增殖称为肿瘤性增殖。与肿瘤性增殖相对应的概念是非肿瘤性增殖（如炎性增生、创伤修复再生、代偿增生等）。例如，在炎性肉芽组织中，可见血管内皮细胞、成纤维细胞等的增殖，然而它们并非肿瘤。肿瘤性增殖与非肿瘤性增殖有着本质上的差别。肿瘤性增生的根本特点是增生的无限性和不成熟性，而非肿瘤性增殖始终处于机体的精确调控之下，细胞按正常规律分化成熟，具有原组织细胞的形态、功能和代谢特征，增生程度和机体协调一致，一旦刺激因素消失，增生即告终止，其本质是一种适应性反应。

2. 肿瘤的一般形态　肿瘤的形态多样在一定程度上反映肿瘤的性质，观察时应注意肿瘤的数目、大小、形态、包膜、颜色和质地等。

（1）数目：大多数肿瘤通常在身体的某一部位单个发生，例如，胃癌、肠癌等消化道肿瘤，单发的比较多；有些肿瘤则表现为多发，如体表的脂肪瘤病和神经纤维瘤病可达上百个，家族性大肠腺瘤病肿瘤数目常达500～2500个，继发肿瘤通常为多个（图2-2-30）。

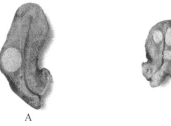

A　　　　　　　B

图2-2-30　肿瘤的数目

A. 子宫单发性平滑肌瘤；B. 子宫多发性平滑肌瘤

（2）大小：肿瘤的大小与病人就诊早晚、肿瘤性质（良性、恶性）、生长速度及发生部位有关。早期肿瘤的体积较小，眼观不易觉察，如微癌的直径在0.5cm以内，而原位癌只能在镜检时发现；生长在狭小腔道内（如颅腔、椎管）的肿瘤，因早期出现症状而被发现，体积也常较小；发生于体表或体腔内的肿瘤，体积可巨大，直径可达数十厘米，重量达到数公斤或数十公斤，如卵巢的囊腺瘤、腹腔内的脂肪肉瘤。一般而言，生长缓慢的巨大肿瘤，多为良性；短期内迅速增大的肿瘤，很可能为恶性。

（3）形状：由于肿瘤的组织来源、发生部位、生长方式、良恶性等不同，可使其形状各种各样（图2-2-31）。

生长在皮肤和黏膜表面的肿瘤，良性肿瘤常向表面突出，呈息肉状、乳头状、蕈伞状；恶性肿瘤多为不规则结节状、菜花状生长，其表面常有坏死、出血及溃疡，并向深部浸润

息肉状
（外生性生长）

乳头状
（外生性生长）

结节状
（膨胀性生长）

分叶状
（膨胀性生长）

囊状
（膨胀性生长）

生长在器官和组织内部的肿瘤，良性肿瘤多呈结节状、分叶状、囊状等，常具有完整包膜；恶性肿瘤则形状不规则，呈树根状向周围浸润，与周围组织分界不清

弥漫性肥厚状
（外生伴浸润性生长）

溃疡状
（浸润性生长）

浸润性包块状
（浸润性生长）

图2-2-31　肿瘤的外形和生长方式模式图

（4）颜色：肿瘤的颜色取决于起源组织、局部血供状态、有无出血坏死及色素沉积。一般上皮及结缔组织发生的肿瘤呈灰白色，脂肪瘤呈浅黄色，软骨瘤呈灰蓝色，血管瘤呈暗红色，黑色素瘤呈灰褐色或黑色；如果肿瘤发生坏死时常呈灰白色，出血时呈暗红色（图2-2-32）。

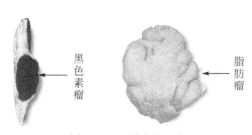

黑色素瘤

脂肪瘤

图 2-2-32 肿瘤的颜色

（5）包膜：良性肿瘤境界清楚，常形成包膜；恶性肿瘤境界不清，向周围组织浸润性生长，常无包膜；有些生长缓慢的恶性肿瘤境界可较清楚，具有部分包膜或假包膜。

3. 肿瘤的组织结构　显微镜下的肿瘤组织结构多种多样，但所有的肿瘤组织成分都可分为实质和间质两部分。

肿瘤实质是肿瘤细胞的总称，是肿瘤的主要成分。它决定肿瘤的生物学特点及每种肿瘤的特殊性。通常根据肿瘤的实质形态来识别各种肿瘤的组织来源，进行肿瘤的分类、命名。病理医师可根据其分化程度和异型性大小来确定肿瘤的良、恶性及恶性程度。

肿瘤间质由结缔组织和血管组成，也可有淋巴管及少量神经纤维，对肿瘤实质起支持、营养和限制作用。肿瘤间质成分不具特异性（图2-2-33）。

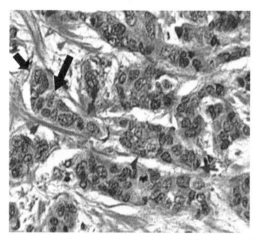

→ 箭头示肿瘤实质，即由结缔组织包绕的一团团的肿瘤细胞。绿色箭头示肿瘤间质，即肿瘤细胞周围的结缔组织

→ 生长较快的肿瘤，其间质血管一般丰富而结缔组织较少；生长缓慢的肿瘤，其间质血管通常较少；间质中往往有淋巴细胞、巨噬细胞浸润，这是机体对肿瘤组织的免疫反应；间质中的纤维母细胞和肌纤维母细胞对肿瘤细胞的浸润有所限制，也是导致食管癌、肠癌的肠管僵硬和狭窄的原因之一

图 2-2-33 肿瘤的组织结构

肿瘤通常只有一种实质成分，但少数肿瘤可以有两种甚至多种成分。如乳腺纤维瘤就有异常增生的纤维组织和腺组织两种实质成分；畸胎瘤含有三胚层来源的异常增生的多种实质成分。

4. 肿瘤的分化与异型性　肿瘤组织无论在细胞形态和组织结构上，都与其来源的正常组织有不同程度的差异，这种差异称为异型性。异型性的大小可用肿瘤组织分化成熟的程度来表示。分化是指从胚胎时的幼稚细胞逐步向成熟的正常细胞发育的过程。病理学将此术语引用过来，指肿瘤细胞与其发生部位成熟细胞的相似程度。肿瘤细胞异型性小，表示它和正常来源组织相似，分化程度高，则恶性程度低，一般生长较慢，而且治疗后不易复发。反之，肿瘤细胞异型性大，和正常来源组织相似性小，肿瘤细胞分化程度低，往往恶性程度高，瘤体生长较迅速，而且容易发生转移（图2-2-34）。

异型性是临床病理医师区别良、恶性肿瘤的重要指标。恶性肿瘤依据其分化程度可分为高分化、中分化、低分化和未分化四类，这是恶性肿瘤病理分级的基础。间变在现代病理学中指肿瘤细胞缺乏分化的状态。由未分化细胞构成的恶性肿瘤称间变性肿瘤，多为高度恶性的肿瘤。

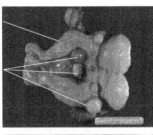
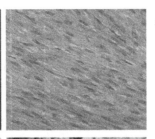
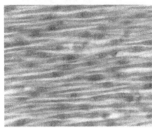
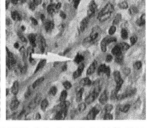

子宫平滑肌组织

子宫平滑肌瘤

平滑肌瘤镜下观：平滑肌瘤的瘤细胞异形性不明显，但细胞排列紊乱

平滑肌组织镜下观：平滑肌组织的肌细胞排列整齐呈编织状

平滑肌肉瘤镜下观：瘤细胞不仅排列紊乱，细胞异形性也很显著，包括核大、深染，核质比例增高，核分裂象增多。箭头示核分裂象

图 2-2-34 平滑肌组织、平滑肌瘤和肉瘤组织结构的比较

5. 肿瘤的扩散 良性肿瘤仅在原发部位不断生长增大，并不扩散。恶性肿瘤不仅可在原发部位浸润生长、累及邻近器官和组织，还可通过多种途径扩散到身体其他部位，形成继发性肿瘤或转移瘤。这是恶性肿瘤最重要的生物学特点。

直接蔓延：瘤细胞沿组织间隙、淋巴管、血管或神经束浸润，破坏临近正常组织、器官，并继续生长，称为直接蔓延。例如，晚期子宫颈癌可蔓延至直肠和膀胱，晚期乳腺癌可以穿过胸肌和胸腔甚至达肺。

淋巴道转移：瘤细胞 ⟶ 淋巴管 ⟶ 局部淋巴结 ⟶ 胸导管
（右心）

血道转移：瘤细胞 ⟶ 小静脉 ⟶ 体循环静脉 ⟶ 肺内转移瘤 ⟶ 肺静脉
（门静脉）
肝内转移瘤 ⟵ 门静脉
全身各器官转移瘤
（脑、骨、肾及肾上腺）

种植性转移：体腔内器官的瘤细胞脱落，种植在体腔内其他器官的表面，形成多数转移瘤

图 2-2-35 恶性肿瘤转移途径示意图

转移：瘤细胞从原发部位侵入淋巴管、血管、体腔，迁移到他处而继续生长，形成与原发瘤同样类型的肿瘤，这个过程称为转移。良性肿瘤不转移，只有恶性肿瘤才转移。常见的转移途径有淋巴道转移、血道转移和种植性转移（图 2-2-35）。

上皮组织的恶性肿瘤多经淋巴道转移。例如，乳腺癌转移至同侧腋窝淋巴结。局部淋巴结转移后，可继续沿淋巴管转移至其他淋巴结，最后可经胸导管进入血液。各种恶性肿瘤均可发生血道转移，尤多见于肉瘤、肾癌、肝癌、甲状腺滤泡性癌及绒毛膜癌。如骨肉瘤的肺转移，胃癌的肝转移。种植性转移常见于腹腔器官的癌瘤，如胃癌侵袭至胃浆膜后，可脱落种植到大网膜或卵巢等处。

6. 肿瘤标志物：捕捉癌症的影子 肿瘤标志物是检测肿瘤的手段之一，它在血液中的含量与肿瘤的恶性程度、转移、复发等息息相关。一个肿瘤病人，如需观察疗效，或判断肿瘤是否复发或转移，医生只需给病人取点血，测一下相应的肿瘤标志物，就能从化验单上得到答案。若手术切除干净，其标志物数值会明显下降；如仍居高不下，提示肿瘤切除不彻底或有转移灶；倘若下降后又上升，则提示复发。此外，利用这种检测手段对肿瘤标志物进行追踪检测，还能早期发现转移病灶，把肿瘤细胞消灭在萌芽状态；及时为肿瘤病人选择个体化治疗方案；并可为判断肿瘤病人的预后提供有力的科学依据。目前，临床上开展的肿瘤标志物检测见表 2-2-4。

表 2-2-4　肿瘤细胞标志物

肿瘤标志物	相关性肿瘤
肿瘤胚胎性抗原	
甲胎蛋白（AFP）	肝细胞癌、卵巢及睾丸生殖细胞源性肿瘤
癌胚抗原（CEA）	胃肠肿瘤、胰腺癌、肺癌、甲状腺髓样癌、乳腺癌
免疫球蛋白	
前列腺特异性抗原（PSA）	前列腺癌、结肠癌、胰腺癌、汗腺癌
黏蛋白及其他糖蛋白	
CA-125	卵巢癌
CA-199	结肠癌、胰腺癌
CA-153	乳腺癌
同工酶	
前列腺酸性磷酸酶	前列腺腺癌
特异性神经酯酶	小细胞肺癌、神经母细胞瘤
特异性蛋白	多形性骨髓瘤和其他丙种球蛋白病
激素	
绒毛膜促性腺激素（HCG）	绒癌及生殖细胞肿瘤
降钙素	甲状腺髓样癌
生物胺及多肽激素	类癌、神经内分泌癌、嗜铬细胞瘤、副神经节瘤
异位激素	小细胞肺癌、胃癌、胰腺病、肝癌、结肠癌及肉瘤

知识延伸

　　AFP 由胚胎时期卵黄囊、肝脏、小肠产生，妇女怀孕后 12～14 周，血中水平达高峰，16 周后下降。AFP 是最早发现的肿瘤标志物，是诊断原发性肝癌的常用检查项目，约 70% 的原发性肝癌患者 AFP 升高。所以，临床发现 AFP 升高病人，若不是孕妇，在排除活动性肝炎和生殖系统肿瘤情况下，应高度怀疑原发性肝癌。

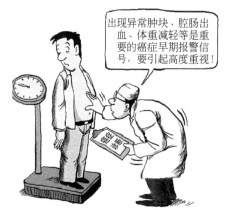

出现异常肿块、腔肠出血、体重减轻等是重要的癌症早期报警信号，要引起高度重视！

　　肿瘤标志物虽能早期捕捉癌症的"影子"，但目前对癌症的诊断准确率还达不到 100%。因此，单项肿瘤标志物升高，并不表示患了癌症，必须结合病史、临床症状、体征和其他实验室检查，综合分析，全面考虑，才能做出最终诊断。

　　7. 肿瘤对机体的影响　肿瘤的种类繁多，具有不同的生物行为和临床表现。例如，有些肿瘤生长缓慢，没有侵袭性或者侵袭性弱，不从原发部位播散到身体其他部位，对人体的危害小，医学上称为良性肿瘤。有些肿瘤生长迅速，侵袭性强，可以从原发部位播散到身体其他部位，对人体的危害大，医学上称为恶性肿瘤。平常所谓的癌症，即指这些严重危害人类健康的恶性肿瘤（图 2-2-36）。

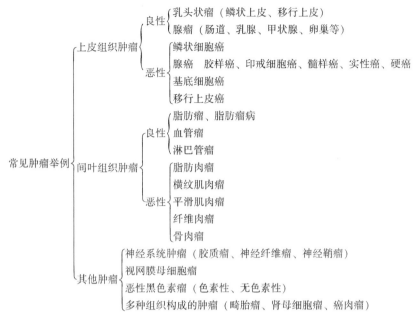

图 2-2-36　肿瘤的分类

　　良性肿瘤对机体的影响主要与发生部位和继发变化有关。例如，发生在体表的良性肿瘤，除少数有局部压迫症状外，一般对机体影响不大；若生长在自然管道，突入管腔，会造成阻塞，例如，食管的平滑肌瘤，可引起梗阻，影响进食；肠的平滑肌瘤可引起肠梗阻或肠套叠；颅内的脑膜瘤可压迫脑组织，阻塞脑脊液循环，引起颅内压升高等相应的神经系统症状。良性肿瘤继发性改变少见，有时也会发生。如结肠腺瘤、子宫黏膜下平滑肌瘤，可伴有糜烂、坏死，造成出血或感染；卵巢囊腺瘤发生蒂扭转时，瘤体缺血坏死，引起急腹症；血管瘤破裂或引起大出血；内分泌腺良性肿瘤可致激素分泌过多，如垂体前叶腺瘤可引起巨人症或肢端肥大症。

　　恶性肿瘤除可引起与上述良性肿瘤相似的局部压迫和阻塞症状外，发生于消化道者更易并发溃疡、出血，甚至穿孔导致腹膜炎；恶性肿瘤生长迅速，可破坏所在器官的结构和功能；肿瘤坏死后可继发感染而引起发热；肿瘤浸润、压迫神经可引起顽固性疼痛；转移瘤可进一步破坏全身其他器官；晚期由于消耗、发热、感染、疼痛及肿瘤坏死产生的毒性产物，可使患者严重消瘦、衰竭而发生恶病质，最后引起死亡。

知识延伸

什么是恶病质

　　恶病质可发生于多种疾病，包括肿瘤、艾滋病、严重创伤、手术后、吸收不良及严重的败血症等，其中以肿瘤伴发的恶病质最为常见。是恶性肿瘤晚期病人极度消瘦衰竭的一种表现。具体表现是极度消瘦，眼窝深陷，皮肤干燥松弛，肋骨外露，舟状腹，也就是人们形容的"皮包骨头"的状态。据统计，约一半左右癌症患者受到过度消瘦的折磨，其中10%～25%患者的死因是恶病质。

造成恶病质的原因，一方面是肿瘤过度过快生长，尤其是全身多脏器转移后，消耗了大量的热量和蛋白质。当从饮食中摄入不足时，特别在有出血、发热和继发感染时，这种消耗会成倍增加；另一方面，肿瘤晚期，患者出现疼痛，发热和维生素缺乏，造成食欲明显下降，病人不能摄取足够的热量和营养物质，甚至完全不能进食，造成机体所需热量的严重不足，就会加重消耗的程度和速度。

异位内分泌综合征

一些非内分泌腺肿瘤能产生和分泌激素或激素类物质，引起内分泌紊乱的临床症状，这种肿瘤称为异位内分泌性肿瘤，其所引起的临床症状称为异位内分泌综合征。

此类肿瘤多为恶性肿瘤，以癌居多，如胃癌、肝癌、结肠癌，也可见于肉瘤如纤维肉瘤、平滑肌肉瘤等。

副肿瘤综合征

由肿瘤的代谢产物或异常免疫反应及其他原因，引起内分泌、神经、消化、造血、骨关节、肾脏和皮肤等系统发生病变，从而出现相应的临床表现，这种现象称为副肿瘤综合征。正确认识副肿瘤综合征，可以帮助发现一些隐匿性的早期肿瘤。

例如，小细胞肺癌患者常出现向心性肥胖、腹和腿皮肤紫纹、周围性水肿、高血压、进行性肌无力等类库欣综合征；肺鳞癌可分泌副甲状腺素，出现多尿、烦渴、厌食、体重下降、心动过速、心律不齐、高血钙及低血磷等症状；肺腺癌患者可表现为杵状指和长骨骨膜炎等。

（李　萍）

（五）缺氧

🔍 **想想看**

缺氧在临床上极为常见，是许多疾病发生死亡最重要的直接因素。正常机体内氧的储备约1500ml，成年人每分钟需氧量约为250ml，一旦呼吸、心跳停止，数分钟内就可能死于缺氧。想想看，维生素严重缺乏或过多食用新腌制的蔬菜为什么都会发生缺氧？这几种缺氧各有什么特点？

1. 缺氧的概念　氧的获得和利用是个复杂过程，包括外呼吸、气体的运输和内呼吸。当组织和细胞供氧不足或用氧障碍时，机体的功能、代谢及形态、结构发生异常变化的病理过程称为缺氧（图2-2-37）。

2. 常见的血氧指标　血气分析（图2-2-38）是医学上用于判断机体是否存在酸碱平衡紊乱及缺氧、缺氧程度等的检验手段。主要检测组织的供氧量和组织的耗氧量两个方面，可用血氧指标来表示。常见的血氧指标有以下几种：

（1）血氧分压（PO_2）：指物理性溶解入血液的氧所产生的张力。正常人动脉血氧分压（PaO_2）约为100mmHg，静脉血氧分压（PvO_2）约为40mmHg。

（2）血氧容量（CO_2max）：指100ml血液中血红蛋白被氧充分饱和时的最大携氧量。正常约为20ml/dl，反映血液的携氧能力，主要取决于血红蛋白的质和量。

（3）血氧含量（CO_2）：为100ml血液中实际的携氧量，主要取决于血氧分压和血氧容量。正常人动脉血氧含量（CaO_2）约为 19ml/dl，静脉血氧含量（CvO_2）约为 14ml/dl。动–静脉血氧含量差取决于组织细胞从单位容积血液中的摄氧能力，正常约为 5ml/dl。

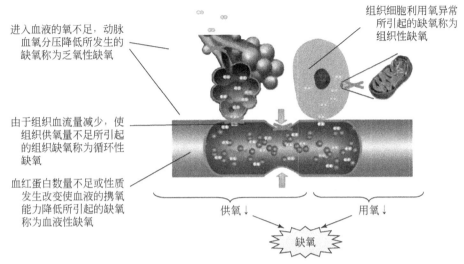

组织细胞利用氧异常所引起的缺氧称为组织性缺氧

进入血液的氧不足，动脉血氧分压降低所发生的缺氧称为乏氧性缺氧

由于组织血流量减少，使组织供氧量不足所引起的组织缺氧称为循环性缺氧

血红蛋白数量不足或性质发生改变使血液的携氧能力降低所引起的缺氧称为血液性缺氧

供氧↓ 用氧↓

缺氧

图 2-2-37 缺氧的概念和分类

（4）血氧饱和度（SO_2）：是血氧含量与血氧容量的百分比值，SO_2 =（血氧含量–血中溶解的氧量）/氧容量×100%，主要取决于氧分压。正常人动脉血氧饱和度（SaO_2）约为 95%，静脉血氧饱和度（SvO_2）约为 70%。

（5）氧离曲线：血氧分压与血氧饱和度之间的关系可用氧离曲线表示，大致呈 S 形。红细胞中 2，3–二磷酸甘油酸（2，3–DPG）升高、酸中毒、二氧化碳增多及血温增高时，血红蛋白与 O_2 的亲和力降低，导致在相同氧分压下血氧饱和度降低，氧解离曲线右移，反之则左移（图 2-2-39）。

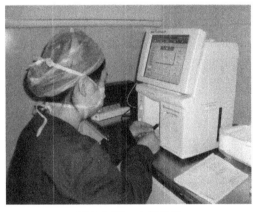

图 2-2-38 血气分析

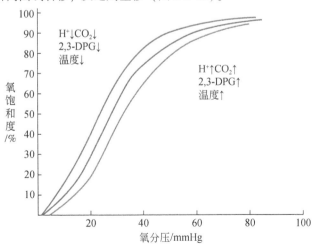

图 2-2-39 氧离曲线

氧分压在 60~100mmHg 范围时，其临床意义为：血氧分压对 SaO_2 影响不大。只要 PaO_2 不低于 60mmHg，氧饱和度就在 90% 以上，血液仍可以携带足够的氧，不会引起缺氧

氧分压在 40~60mmHg 范围时，其临床意义为：SaO_2 随 PaO_2 变化大，有利于血红蛋白释放氧供组织利用

氧分压小于 40mmHg 时，其临床意义为：当机体缺氧时，这部分氧就可以代偿性释放，供组织利用

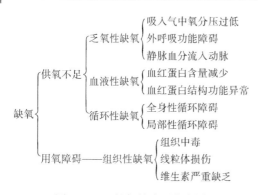

图 2-2-40　缺氧的病因分类图

3. 缺氧的原因和类型　根据原因缺氧分为四种类型（图 2-2-40）。

（1）乏氧性缺氧的原因有：①吸入气体的氧分压过低，如高原、高空，或通风不良的矿井、坑道中；②外呼吸功能障碍，主要是由于肺的通气或换气功能障碍引起；③静脉血分流入动脉，如某些先天性心脏病。

血氧变化特点为，动脉血氧分压、氧含量、氧饱和度降低，而血氧容量正常，动-静脉血含量差可正常。由于动、静脉血的氧合血红蛋白浓度均降低，还原血红蛋白浓度增多，如达到或超过 50g/L 时，皮肤、黏膜呈青紫色，称为发绀。

（2）血液性缺氧的原因有：①血红蛋白含量减少，如严重的贫血；②血红蛋白的结构和功能异常，如一氧化碳中毒和高铁血红蛋白血症。某些氧化剂（如亚硝酸盐、过氯酸盐或磺胺等）中毒时，血红蛋白中的二价铁在氧化剂的作用下可氧化成三价铁，形成高铁血红蛋白。如食用大量含有硝酸盐的腌菜或变质蔬菜时，肠道细菌将硝酸盐还原为亚硝酸盐，吸收后导致高铁血红蛋白血症，即"肠源性发绀"。患者皮肤黏膜因血中含高铁血红蛋白呈咖啡色或青石板色。

血液性缺氧特点为动脉血氧分压和血氧饱和度正常，血氧容量和血氧含量降低，静脉血氧含量差减小。

（3）循环性缺氧的原因有：①全身性循环障碍，如心力衰竭、休克或大出血；②局部性循环障碍，如血管病变及各种栓塞等。

循环性缺氧特点为动脉血氧分压、血氧容量、血氧含量及血氧饱和度均为正常，动-静脉血氧含量差加大，患者可出现发绀。

（4）组织性缺氧的原因有：①组织中毒，如氰化物、硫化氢、磷等毒物抑制细胞色素氧化酶，以致呼吸链中断，组织不能利用氧；②线粒体损伤，如大量放射线照射、细菌毒素等可损伤线粒体结构，抑制其生物氧化功能，引起氧的利用障碍；③维生素严重缺乏，如核黄素（维生素 B_1）、烟酰胺和烟酸等严重缺乏时，生物氧化过程不能正常进行，导致氧的利用障碍。

组织性缺氧的特点为动脉血氧分压、血氧容量、血氧含量及血氧饱和度一般正常，动-静脉氧含量差减小。由于毛细血管内氧合血红蛋白量高于正常，患者皮肤黏膜多呈玫瑰红色。

临床所见的缺氧往往是两种或两种以上的缺氧同时存在或者相继发生，即混合性缺氧。

4. 缺氧时机体的功能和代谢变化　轻度缺氧主要引起机体的代偿性反应；严重缺氧则导致机体功能和代谢的障碍，甚至组织细胞坏死或机体死亡。

（1）组织细胞的变化：慢性缺氧时，细胞内线粒体数目和膜的表面积均增加，增强了组织细胞利用氧的能力；另外，无氧酵解过程增强，在一定程度上可补偿能量的不足。严重缺氧可引起细胞水肿，加重细胞损伤，进而导致细胞变性坏死。

（2）呼吸系统的变化：缺氧时呼吸加深加快，有利于氧从肺泡弥散入血；同时静脉回心血量增多，增加了心输出量和肺血流量，加速了氧的运输。严重缺氧时，特别是急性乏氧性缺氧，可在 1～4 天内发生急性肺水肿，表现为呼吸困难、咳嗽、咳血性泡沫痰、肺部有湿啰音、皮肤黏膜发绀等，抑制呼吸中枢，导致中枢性呼吸衰竭。

（3）循环系统的变化：缺氧可使心收缩性增强，心率加快，心输出量增加。急性缺氧时，可使皮肤和腹腔器官血管收缩，心脑血管扩张，血流增加，这种血流重新分布可保证重要器官氧的供应。严重缺氧可累及心脏，如高原性心脏病、肺源性心脏病、贫血性心脏病等，甚至发生心力衰竭。

（4）血液系统的变化：急性缺氧时，可反射性地使储血器官（肝、脾）收缩，使较多的血液释放入血循环；慢性缺氧时，低氧血流能促进肾脏合成并释放红细胞生成素，刺激骨髓造血，从而增加组织供氧量。如果红细胞过多，可增加血液黏稠度，使血流速度减慢，影响氧气的运输。

（5）中枢神经系统的变化：脑对缺氧十分敏感，对缺氧耐受性差。急性缺氧可引起情绪激动，头痛，思维能力、记忆力、判断力降低或丧失及运动不协调等。慢性缺氧则容易出现疲劳、嗜睡、注意力不集中及精神抑郁等症状。严重缺氧可导致烦躁不安、惊厥、昏迷，甚至死亡。

知识延伸

缺氧与氧疗

氧疗对乏氧性缺氧的效果最好，吸氧可通过增加肺泡氧分压，使血氧含量和血氧饱和度增多，因而对组织的供氧增多（图2-2-41）。

血液性缺氧、循环性缺氧和组织性缺氧者吸氧虽可明显提高血氧分压，但由于血氧饱和度已高达95%左右，因此增加有限。但吸氧可增加血浆内溶解的氧，且吸入纯氧和高压纯氧可使血浆中溶解氧量增加，从而改善组织的供氧。

组织性缺氧时，组织利用氧的能力降低，通过氧疗可提高血浆与组织之间的氧分压梯度，促进氧的弥散，也可能有一定治疗作用。

一氧化碳中毒者吸入纯氧，升高了血液氧分压，氧可与一氧化碳竞争性结合血红蛋白，促进一氧化碳的排出，所以氧疗的效果更好。

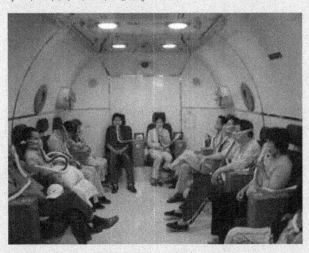

图2-2-41 氧疗

（苗宇船）

（六）发热

想想看

人和哺乳类动物都具有相对稳定的体温，以适应正常生命活动的需要。正常成人的体温维持在37℃左右，24小时内上下波动范围不超过1℃，体温超过正常值0.5℃称为体温升高。想想看，体温超过正常水平是否都是发热？遇到发热病人你将如何处理？

1. 发热的概念 人体的体温调节中枢存在类似恒温器的调节机制，将体温限定为某一数值，即调定点。发热是指在致热原的作用下，体温调节中枢的调定点上移而引起的调节性体温升高。发热是多种疾病共有的重要病理过程和临床表现。

生理情况下，人的体温受中枢调控，并通过神经、体液调节使产热和散热过程呈动态平衡，使体温保持相对恒定（图2-2-42）。

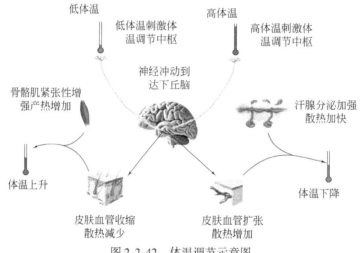

图 2-2-42　体温调节示意图

体温升高 {
生理性体温升高：如剧烈运动、应激、妊娠期、月经前期

病理性体温升高 {
发热（体温=调定点）（调节性体温升高）
过热（体温>调定点）（被动性体温升高）
}
}

图 2-2-43　体温升高的分类

体温升高分为生理性和病理性两种（图2-2-43）。发热时调定点上移，在高水平上进行体温调节，是主动性的体温升高。过热时，调定点并未发生移动，而是由于体温调节障碍（如体温调节中枢损伤），或产热器官功能异常（如甲状腺功能亢进），或散热障碍（如先天或皮肤疾病引起汗腺缺乏、环境高温所致的中暑等）等，体温调节机构不能将体温控制在与调定点相适应的水平上，是被动性体温升高（非调节性体温升高）。

2. 发热激活物 通常，发热是由于发热激活物作用于机体，激活产内生致热原细胞产生和释放内生致热原，再经一些后继环节引起体温升高。发热激活物可以是来自体外的致热物质即外致热原，也可以是某些体内产物。

外致热原是来自体外的致热物质，例如，各种病原体，如细菌、病毒、支原体、立克次体、真菌、螺旋体、寄生虫等引起的感染，均可导致发热。

抗原-抗体复合物、致热性类固醇、致炎刺激物及组织损伤和坏死等体内产物也均可作为发热激活物。

3. 内生致热原　上述发热激活物多为大分子物质，不能通过血-脑屏障直接作用于体温调节中枢，而需通过激活血液中的产内生致热原细胞，使其产生并释放内生致热原，而引起发热。产内生致热原细胞主要有单核-巨噬细胞、肿瘤细胞、血管的内皮细胞、淋巴细胞、神经胶质细胞等。

内生致热原是一组内源性、不耐热的小分子蛋白质，如白介素-1、白介素-2、白介素-6、白介素-8、肿瘤坏死因子、干扰素、巨噬细胞炎症蛋白-1及内皮素等。它们可通过血脑屏障直接作用于体温调节中枢，使调定点上移，一方面通过垂体内分泌因素使代谢增加或通过运动神经使骨骼肌收缩（表现为寒战），使产热增多；另一方面可通过交感神经使皮肤血管及竖毛肌收缩，停止排汗从而减少散热。这一综合调节的结果，使产热大于散热，体温升高引起发热。

4. 发热时的体温调节机制

（1）体温调节中枢：内生致热原主要通过血-脑屏障直接进入脑内，或通过迷走神经向体温调节中枢传递发热信号。其作用的部位位于视前区-下丘脑前部，该区含有温度敏感神经元，对来自外周和深部温度信息起整合作用。

体温调节涉及中枢神经系统的多个部位，可能由两部分组成，一个是正调节中枢，主要包括下丘脑前部等；另一个是负调节中枢，主要包括腹中膈、中杏仁核和弓状核等。正调节中枢的正调节介质由前列腺素 E、外源性 cAMP、Na^+/Ca^{2+} 比值、促肾上腺皮质激素释放素、一氧化氮等组成。这类介质在脑组织中含量增加时，可以使体温升高。临床和实验研究表明，发热时的体温升高极少超过41℃，即使致热原的剂量大量增加也难超过此界线。发热时体温上升的高度被限制在一特定范围以下的现象称为热限。这种体内自我限制发热的因素即由负调节中枢的负调节介质，主要包括精氨酸加压素、黑素细胞刺激素、脂皮质蛋白-1 等发热抑制物等所致。

当内生致热原信号传入体温调节中枢后，启动体温正负调节机制，正调节介质使体温上升，负调节介质限制体温升高，正、负调节的相互作用的结果决定调定点上移的水平及发热的幅度和病程。

（2）发热体温上升的基本环节为：①发热激活物的作用；②内生致热原的产生和释放；③内生致热原作用于视前区-下丘脑前部体温调

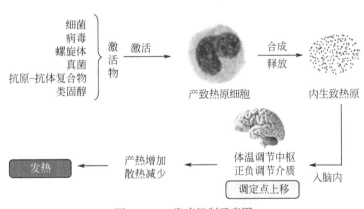

图2-2-44　发病机制示意图

节中枢，正负中枢介质参与，限制调定点上移和体温上升的水平；④体温调定点上移；⑤调温效应器的反应，产热增加，散热减少，体温升高至与调定点相适应的水平（图2-2-44）。

5. 发热的分期　发热的发展过程可分为以下三期（图2-2-45）：

（1）体温上升期：在发热初期，由于体温中枢调定点上移，中心体温逐渐或迅速上升。此期的热代谢特点是产热增多、散热减少，体温上升。此时，原来的正常体温，变成了"冷刺激"，中枢对"冷"信号做出反应，皮肤血管收缩、血流减少而致皮肤苍白；浅层血流减少，皮温下降并刺激冷感受器，患者自感发冷、恶寒；皮肤竖毛肌收缩，故出现"鸡皮"。下丘脑发出的冲动通过运动神经引起骨骼肌的不随意周期性收缩以产热，表现为寒战。

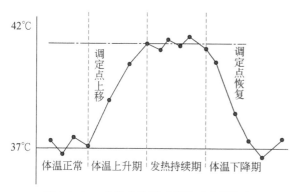

图 2-2-45　发热的发展过程及热代谢特点

（2）发热持续期：此期中心体温上升到与新的调定点水平相适应的高度。此期的热代谢特点是产热与散热在较高水平上保持相对平衡，体温维持在高水平上。患者皮肤血管由收缩转为舒张，浅层血管舒张使皮肤血流增多；同时，血温上升也有舒血管作用，因而皮肤发红，散热增加。皮肤温度提高，热感受器将信息传入中枢，故产生酷热感。皮肤水分蒸发较多，因而皮肤和口唇干燥。

（3）体温下降期：因发热激活物在体内被控制或消失，内生致热原及发热介质也被清除，上升的体温调定点回降到正常水平。由于调定点水平低于中心体温，下丘脑发出降温指令，皮肤血管舒张，大量出汗。此期的热代谢特点是产热减少、散热增多，体温下降。

6. 发热时机体主要代谢和功能变化

（1）体温的测量：正常人体温一般为 36～37℃。成年人清晨安静状态下，腋窝温度为 36～37℃；舌下温度为 36.3～37.2℃；肛温则为 36.5～37.7℃。

根据腋窝体温的高度，发热可分为：低热（37.4～38℃）、中热（38.1～39℃）、高热（39.1～41℃）和超高热（41℃以上）。

（2）发热时的代谢变化：发热时机体通过寒战和代谢率的提高使三大营养素分解加强，这是体温升高的物质基础。体温每升高 1℃，基础代谢率提高 13%。如果长期发热，可能由于营养物质的缺乏而使机体消瘦和体重下降。

1）糖代谢：发热时由于产热增强，能量消耗大为增加，因而对糖的需求增多。糖的分解代谢加强，血糖升高，糖原储备减少，无氧酵解增强致组织内乳酸大量增加，发热时的肌肉酸痛也可能与此有关。

2）脂肪代谢：发热时脂肪分解代谢明显加强。由于发热病人食欲较差，营养摄入不足，加之糖原储备不足，因此机体动员储备脂肪以提供热量。

3）蛋白质代谢：发热时蛋白质分解增强，血中非蛋白氮升高，此时如果未能及时补充足够的蛋白质，将产生负氮平衡。

4）水和电解质代谢：体温上升期和发热持续期，由于血液重新分布，肾血流减少，尿量减少可致钠水潴留。而在退热期，由于尿量的恢复和大量排汗，Na^+ 和 Cl^- 排出增加，严重者可引起严重脱水和代谢性酸中毒。

5）维生素代谢：长期发热及高热可使维生素 C 和维生素 B 消耗显著增加，加上患者消化功能减退，导致摄入和吸收不足从而引起维生素的缺乏，应及时补充水分和适量的电解质及维生素。

（3）发热时各系统的变化

1）中枢神经系统：发热时中枢神经系统可发生不同程度的功能障碍，多有头痛、头晕的表现。高热（40～41℃）时可出现烦躁不安、谵妄、幻觉，若高热持续过久，可表现为淡漠、嗜睡甚至昏迷。小儿高热容易引起热惊厥，这可能与小儿中枢神经系统尚未发育成熟有关。

2）循环系统：发热时，体温每上升 1℃，心率平均约增加 18 次/分，儿童可增加得更快。心率加快主要是血温升高刺激窦房结及交感-肾上腺髓质系统兴奋增强所致。心率加快可使心输出量增多，具有增加组织血液供应的代偿性效应，但对有心肌劳损或潜在病灶的患者可加重心肌负担而诱发心力衰竭。

寒战时心率加快和外周血管收缩，可使血压轻度升高；高温持续期和退热期因外周血管舒张，血压可轻度下降。少数病人体温骤退时可因大汗而导致虚脱，甚至循环衰竭，严重者可发生失液性休克，应及时预防。

3）呼吸系统：发热时，由于血温增高和酸性代谢产物的刺激作用，呼吸中枢兴奋使呼吸加深加快。深快的呼吸有加强散热作用，但由于通气过度，CO_2排出过多，动脉CO_2分压下降，也可引起呼吸性碱中毒。持续高热可使大脑皮质和呼吸中枢抑制而出现浅、慢和不规则呼吸。

4）消化系统：发热时消化液分泌减少，各种消化酶活性降低，胃肠运动减弱，使食物的消化、吸收与排泄功能异常。临床表现为口干舌燥、口腔异味、食欲低下、恶心和呕吐，便秘和腹胀等，这些症状都可能与交感神经兴奋、副交感神经抑制及水分蒸发较多有关。

5）泌尿系统：发热早期交感神经兴奋，可引起肾小血管收缩，肾血流量减少，加之肾小管对水钠重吸收增加，因而患者尿量减少，尿比重增加。高热时可导致轻度蛋白尿。

7. 发热的意义及处理原则 适度发热有利于增强机体的免疫功能，增强抗病能力。但持续高热也可造成各系统的功能障碍和代谢紊乱。因此，对于体温低于39℃的发热，又不伴有其他严重疾病者，可不急于解热。但是如果是高热病例（>39℃）、心脏病患者或妊娠期妇女，发热可加重病情甚至威胁生命，应及早解热。

当儿童体温低于38.5℃时，最好暂时不用药物退热。可多喝开水，同时密切注意病情变化，或者应用物理降温方法退热；若体温超过38.5℃，最好在儿科医生指导下服用退热药。

物理降温是指在没有冷风直吹的情况下，松开或脱去过多的衣服有利于散热，同时还可使用35%～45%的乙醇或温水进行擦浴。擦浴部位主要选择大血管分布的前额、颈部、腋窝、腹股沟及大腿根部等处；也可用凉毛巾冷敷额头，对退热均有一定效果。

（苗宇船）

第三章　病原生物学基础

🔍 **想想看**

　　葡萄和水放在玻璃瓶子里面密封后过一段时间会产生葡萄酒，食物存放的时间长了会腐败变质，人体皮肤表面偶然可能长出一些小疖子，可怕的黑死病可以在人群中相互传播，这一切，是为什么？有联系吗？

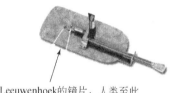

Leeuwenhoek的镜片，人类至此
得以开始探索微小生物的世界

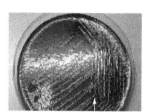

微生物，美酒的酿造者，
也是引起食品腐败和感
染性疾病的罪魁祸首

一、病原生物的概念

（一）病原生物

　　病原生物在此指能够引起人体疾病的生物体。它们多为营寄生生活的微生物和低等无脊椎动物，后者又称为寄生虫。营寄生生活指的是两种不同物种的生物之间，在一定条件下，一种生物长期或暂时生活在另一种生物的体内或体表，获取营养，使对方受到损害。这样的生活关系称为寄生生活，其中受益的一方称寄生物，受害的一方称宿主。

　　当病原生物（病原微生物和病原寄生虫）突破人体的防御机制进入人体进行繁殖，引起病理变化的过程称感染，引起的疾病称感染性疾病，包括传染病、外科感染和妇产科感染。

　　感染性疾病曾经是人类的头号杀手，鼠疫、天花等传染病的大规模流行曾改变过人类历史的进程，在目前，人类的健康和生命仍然受到各种病原生物如引起获得性免疫缺陷综合征的人类免疫缺陷病毒、引起高致死性出血热的埃博拉病毒等的威胁。

（二）病原生物如何分类

　　1. 病原微生物的分类　微生物是一群结构简单、繁殖迅速，必须借助显微镜才能看到的微小生物，其种类多、分布广，易变异，适应环境能力强。根据生物学特性，病原微生物被分为非细胞型、原核细胞型和真核细胞型三类（图2-3-1）。目前致病性强且易于流行的病原微生物主要属细菌和病毒两类。

　　2. 病原寄生虫的分类　寄生虫则分为原虫、蠕虫和节肢动物三类（图2-3-2），常见的致病寄生虫有疟原虫、血吸虫、溶组织内阿米巴、蛔虫和钩虫等。

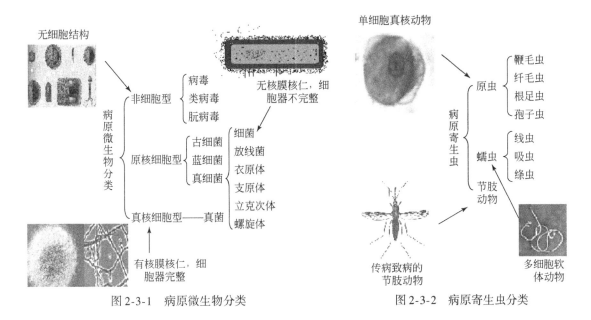

图 2-3-1　病原微生物分类　　　　　图 2-3-2　病原寄生虫分类

二、细菌概述

(一) 细菌的分类

细菌是一类具有细胞壁的单细胞原核细胞型微生物。观察和研究细菌的经典细菌学实验方法是革兰染色法。通过革兰染色，细菌被划分为呈紫色的革兰阳性菌和呈红色的革兰阴性菌 [（彩）图 2-3-3] 两大群。

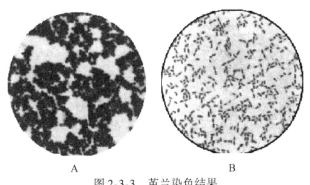

A　　　　　　　　　　　B
图 2-3-3　革兰染色结果
A. 革兰阳性菌；B. 革兰阴性菌

细菌的体积微小，以微米（μm）为测量单位，仅在适合的生长条件下才表现出特定的外观形态，主要有球形、杆形及螺旋形三种。据此将细菌分为球菌、杆菌和螺形菌三大类（图 2-3-4）。

(二) 细菌的结构

细菌具有构成细胞必需的细胞膜、细胞质和细胞核等结构，在其细胞膜外还包绕有细胞壁。这些结构是维持细菌正常生理功能所必需的，称为基本结构。此外，部分细菌还有荚膜、鞭毛、菌毛和芽孢等结构，非细菌细胞生活所必需，称之为特殊结构（图 2-3-5）。

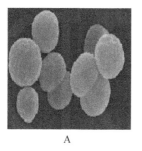 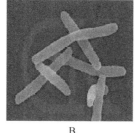 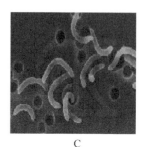

图 2-3-4　细菌的形态分类

A. 球菌；B. 杆菌；C. 螺形菌

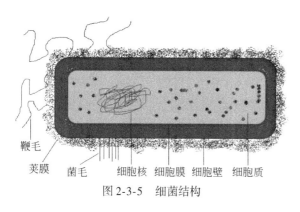

鞭毛

荚膜　菌毛　　细胞核　细胞膜　细胞壁　细胞质

图 2-3-5　细菌结构

（1）细菌的胞膜、胞质、胞核：细菌细胞膜、细胞质和核质的功能与多细胞生物细胞相应结构的功能基本一致，但细胞膜向胞质内凹陷折叠形成的囊状或管状结构称中介体，其上富含氧化呼吸酶，为细菌提供能量，发挥线粒体作用。细胞质内含有质粒，是闭合环状双链 DNA 构成的结构，控制细菌某些特定的遗传特性如编码菌毛、毒素和耐药性。

（2）细菌的细胞壁：细胞壁坚韧而有弹性，具有维持细菌外形和菌体内高渗环境的作用。此外细胞壁还参与控制细菌细胞内外物质的交换并与细菌的致病和免疫有关。革兰阳性菌细胞壁的主要构成成分为厚实的肽聚糖，青霉素等抗生素可破坏革兰阳性菌细胞壁内的肽聚糖，导致水分涌入菌体，细菌溶解死亡。革兰阴性菌细胞壁的主要构成成分为外膜，其上嵌有脂多糖，为革兰阴性菌致病的主要毒性物质。因其位于革兰阴性菌的结构内，故得名"内毒素"。

（3）细菌的特殊结构：荚膜是某些细菌在生长过程中合成并分泌至细胞壁外周的一层黏液性物质，有黏附作用，能抵抗宿主吞噬细胞对细菌的吞噬及消化作用和有害物质对细菌的损伤作用。鞭毛是从细菌细胞膜上长出、伸到细胞壁外面的一根或数根细长弯曲的丝状物，是细菌的运动细胞器，可用于鉴定细菌。菌毛是部分革兰阴性菌与少数革兰阳性菌表面细而短，多而直的蛋白性丝状体，与细菌定植于宿主黏膜上皮细胞和质粒在细菌间的传递有关。芽胞是某些细菌在一定条件下胞质脱水浓缩，在菌体内形成具有多层膜结构，通透性低的圆形或椭圆形小体（图 2-3-6）。

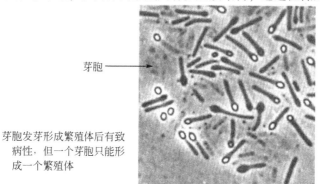

芽胞

芽胞发芽形成繁殖体后有致病性，但一个芽胞只能形成一个繁殖体

芽孢形成后抵抗力显著增强，消毒灭菌时应以能否杀死芽胞作为判断灭菌效果的指标。杀灭芽胞最可靠的方法是高压蒸汽灭菌法

图 2-3-6　细菌的芽胞

（三）细菌的生理及消毒灭菌

（1）细菌的生理特点：细菌表面积大、摄取营养快、代谢旺盛、生长繁殖迅速，其生长繁殖需要水、碳源、氮源、无机和生长因子等营养物质、适宜的温度和酸碱度及氧或二氧化碳等气体，以无性的二分裂法繁殖方式进行。

知识延伸

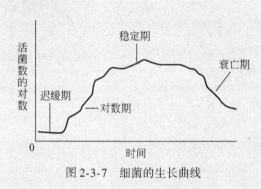

活菌数的对数

稳定期

衰亡期

迟缓期

对数期

0　　时间

图2-3-7　细菌的生长曲线

观察和研究细菌生长繁殖的规律，常用生长曲线进行。细菌的生长曲线指一定数量的细菌接种于适宜生长繁殖的液体培养基中，连续定时取样检查活菌数，然后以培养时间为横坐标，活菌数的对数为纵坐标，绘制出的曲线（图2-3-7）。在此曲线上，细菌的生长繁殖分为迟缓期、对数期、稳定期和衰亡期四个时期。其中对数期细菌的形态、染色性、生理活性等都较典型，对外界环境因素的作用敏感，是研究细菌的生物学性状及药物敏感性的理想时期。

（2）细菌的代谢产物：细菌代谢过程中产生多种代谢产物，其中分解代谢的产物可被人们用于鉴别细菌，合成代谢的产物部分对人有益，如维生素、抗生素和细菌素等。抗生素是某些微生物代谢过程中产生的一类能抑制或杀死某些其他微生物或肿瘤细胞的物质，医药工业中人们常用放线菌生产抗生素。病原菌在合成代谢过程中可产生毒素与侵袭性酶等对人体造成损害。

（3）消毒、灭菌和防腐的概念和方法：由于微生物在自然界和动植物体内外广泛存在，人们在生产和医疗工作中为了预防感染性疾病发生和传播，常需进行消毒、灭菌和无菌操作。消毒指杀死物体上或环境中病原生物、但不一定能杀死细菌芽胞或非病原微生物的方法。灭菌指杀灭物体上所有微生物（包括细菌芽胞在内的所有病原微生物和非病原微生物）的方法。无菌操作指防止微生物进入机体或其他物品的操作技术。

用于消毒灭菌的方法有物理和化学方法。物理方法有热力、紫外线、辐射、超声波、滤过、干燥和低温等。其中高压蒸汽灭菌法能够杀死细菌芽胞，是目前临床上最常用的可靠的灭菌方法。化学方法是用化学消毒剂进行消毒灭菌防腐，常用的化学消毒剂有乙醇、碘酒、红汞和甲紫等。

（四）细菌的致病作用

（1）正常菌群与条件致病菌：在人体的体表及与外界相通的腔道中寄居着不同种类和数量的微生物，当人体免疫功能正常时，这些微生物对人体有利无害，称为正常菌群。如人体某部位正常菌群中各菌种的比例发生大幅度改变而出现疾病，称为菌群失调症，多因长期或大量应用抗生素所致。正常菌群在菌群失调或寄居部位改变或宿主免疫功能低下时可转化为致病菌引起感染，称条件致病菌。

（2）细菌的致病物质：条件致病菌和病原菌引起感染的能力称为致病性。细菌致病性的强弱，取决于其侵袭力、产生的毒素和其引起的免疫损伤。侵袭力指细菌突破皮肤黏膜生理屏障进入人体并在体内定植、繁殖和扩散的能力，包含荚膜、黏附素和侵袭性物质如透明质酸酶等。细菌产生的毒素有外毒素和内毒素。外毒素是细菌在菌细胞内合成后分泌至细胞外的毒性蛋白质，主要由革兰阳性菌中的破伤风梭菌、肉毒梭菌、A群链球菌、金黄色葡萄球菌等产生，少数革兰阴性菌如痢疾志贺菌、霍乱弧菌等也能产生外毒素。外毒素具有良好的抗原性，在0.3%～0.4%甲醛液作用下，可脱去毒性，保留免疫原性，称为类毒素。类毒素注入机体后，可刺激机体产生抗毒素，用于传染病的防治。内毒素则是革兰阴性菌细胞壁中的脂多糖。外毒素和内毒素的特性见表2-3-1。

表 2-3-1　外毒素与内毒素的主要特性

区别要点	外毒素	内毒素
来源	革兰阳性菌与部分革兰阴性菌	革兰阴性菌
存在部分	从活菌分泌出，少数菌崩解后释出	细胞壁组分，菌裂解后释出
化学成分	蛋白质	脂多糖
稳定性	60～80℃，30分钟被破坏	160℃，2～4小时才被破坏
毒性作用	强，对组织器官有选择性毒害效应，引起特殊临床表现	较弱，各菌的毒性效应大致相同，引起发热、白细胞增多、微循环障碍、休克、DIC等
抗原性	强，刺激机体产生抗毒素；甲醛液处理脱毒形成类毒素	弱，刺激机体产生的中和抗体作用弱；甲醛液处理不形成类毒素

（3）细菌的感染：感染发生后，如未出现明显临床表现，称为隐性感染。若体内有病原菌存在而没有临床表现的人和动物，称为带菌者，是疾病重要的传染源。如出现明显临床表现，则为显性感染，也就是发生感染性疾病，可表现为局部感染和全身感染，后者有菌血症、毒血症和败血症几种类型。

（五）常见的致病细菌

1. 化脓性球菌　指对人有致病性的球菌，因其主要引起化脓性感染而得名。常见的有革兰阳性的葡萄球菌、链球菌和肺炎链球菌，革兰阴性的脑膜炎奈瑟球菌和淋病奈瑟球菌。

（1）葡萄球菌：葡萄球菌的致病物质有血浆凝固酶及葡萄球菌溶素、杀白细胞素、肠毒素和表皮剥脱毒素等多种外毒素。可引起局部或全身化脓性感染和毒素性疾病如食物中毒、假膜性肠炎、烫伤样皮肤综合征等。其主要生物学特性见图2-3-8。

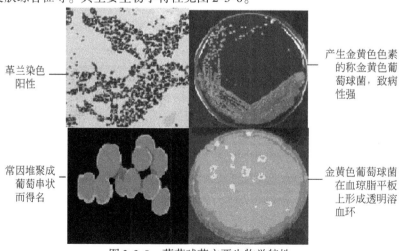

革兰染色阳性

常因堆聚成葡萄串状而得名

产生金黄色色素的称金黄色葡萄球菌，致病性强

金黄色葡萄球菌在血琼脂平板上形成透明溶血环

图 2-3-8　葡萄球菌主要生物学特性

（2）其他化脓性球菌：其他化脓性球菌的危害见表2-3-2。化脓性球菌均对抗生素敏感，但金黄色葡萄球菌易产生耐药性。

表2-3-2 几种常见化脓性球菌所致疾病

病原菌	所致疾病
链球菌（致病为乙型溶血性链球菌）	化脓性感染、猩红热和某些超敏反应如急性肾炎、风湿热
肺炎链球菌	大叶性肺炎
脑膜炎奈瑟球菌	流行性脑脊髓膜炎（流脑、呼吸道传播）
淋病奈瑟菌	淋病（我国目前发病率最高的性传播疾病）

2. 肠道杆菌 是一大群寄居在人类和动物肠道中生物学性状近似的革兰阴性无芽胞杆菌，多为肠道正常菌群如大肠埃希菌，少数是病原菌如伤寒沙门菌、志贺菌、致病性大肠埃希菌等，可引起肠道传染病。肠道正常菌群多数可分解乳糖，而病原菌不能，因此可根据乳糖发酵试验初步鉴定肠道致病菌和非致病菌。鉴别肠道杆菌，多用生化反应，常用的实验方法有吲哚（indol）试验、甲基红（methyl red）试验、VP（Voges-Proskauer）试验、枸橼酸盐（citrate utilization）利用试验，合称IMViC试验，i为好读加上。治疗肠道杆菌引起的感染，需用磺胺、诺氟沙星、环丙沙星等广谱抗生素，但大肠埃希菌易产生耐药性。因此应根据药敏试验结果选药。

常见与医学有关的肠道杆菌形态特征、致病和检测见表2-3-3。

表2-3-3 常见与医学有关的肠道杆菌形态特征、致病和检测

细菌种属	形态特点	所致疾病	检测
埃希菌属	短小革兰阴性杆菌，有鞭毛、菌毛	作为条件致病菌可引起肠外感染。以泌尿系统感染最常见。某些致病性大肠埃希菌可引起人类腹泻	IMViC试验结果为＋＋－－
沙门菌属	短小革兰阴性杆菌，有鞭毛、菌毛	伤寒与副伤寒、胃肠炎（食物中毒）、败血症	IMViC试验结果为－＋－＋ 肥达试验
志贺菌属	短小革兰阴性杆菌，有菌毛、无鞭毛	细菌性痢疾，痢疾志贺菌产生的志贺毒素可引起全身中毒症状	IMViC试验结果为＋/－＋－－ 协同凝集试验

3. 其他致病细菌 除化脓性球菌、肠道杆菌外，与医学关系密切的病原菌还有破伤风梭菌、结核分枝杆菌和铜绿假单胞菌等，其主要生物学特性、致病性和防治原则见表2-3-4。

表2-3-4 其他致病细菌生物学特性、致病性和防治原则

细菌种属	生物学特性	致病性	防治原则
破伤风梭菌	革兰阳性大杆菌，芽胞呈球形位于菌体顶端，直径比菌体宽，使菌体呈鼓槌状。专性厌氧	产生破伤风痉挛毒素，阻止抑制性神经介质释放，导致肌肉运动失调而引起破伤风和新生儿破伤风	注射破伤风类毒素进行主动免疫；清创扩创，防止伤口形成厌氧微环境；注射破伤风抗毒素进行被动免疫和治疗
结核分枝杆菌	菌体细长略弯，抗酸染色呈红色。营养要求高，专性需氧。生长缓慢，分裂一代需18～24h，在固体培养基上2～4周方可见菌落	致病物质主要为索状因子、蜡质D和结核菌素等，通过炎症和Ⅳ型超敏反应引起结核病	接种卡介苗进行主动免疫；遵循"早期、联合、适量、规律、全程"的原则使用异烟肼、利福平、乙胺丁醇等抗结核药物
铜绿假单胞菌	革兰阴性细长杆菌，有单端鞭毛。4℃不生长而在42℃可生长，产生绿色水溶性色素	条件致病菌。致病物质主要为内毒素，在烧伤、创伤和菌群失调时可引起化脓性感染	对多种抗生素耐药，需用药敏试验指导选用抗生素

三、病 毒 概 述

（一）病毒的特性

（1）病毒的大小和形态：病毒指由一个核酸分子（DNA 或 RNA）与蛋白质构成的非细胞形态的营寄生活的生命体，结构完整、具有感染性的病毒颗粒称为病毒体，不完整但具有感染性的病毒颗粒称缺陷病毒。

病毒体极其微小，其大小大约是细菌的百分之一，用纳米（nm）作为测量单位，通常用电子显微镜观察。多数病毒呈球形，少数可呈弹头状、砖块状、杆状和蝌蚪状（图 2-3-9）。

（2）病毒的结构：一种病毒只含一种核酸，DNA 或 RNA，携带病毒的全部遗传信息，决定病毒的感染、复制及变异，其位于病毒体的中心，称病毒核心。除了核酸外，病毒核心还含有少量的酶，在病毒复制时发挥作用。在核心的外周，有蛋白质包绕，称为衣壳，是病毒体的主要支架结构和抗原成分，有保护核酸的作用。核心和衣壳是病毒的基本结构，称为核衣壳。部分病毒核衣壳外还有一层脂蛋白双层膜状结构，称之为包膜，对病毒核衣壳有保护作用。在包膜表面有病毒编码的糖蛋白，因其镶嵌成钉状突起，称为刺突（图 2-3-10），具有抗原性。

（3）病毒的复制：病毒没有产生能量的酶系统和细胞器，只能在宿主细胞中借助宿主细胞提供的原材料、能量、酶和其他结构进行增殖，病毒的增殖是一个自我复制的过程，从病毒进入细胞到子代病毒释放的全过程称为复制周期，包含吸附、穿入、脱壳、生物合成、装配与释放五个连续和相互联系的阶段。其中任何一个环节发生障碍都可能影响病毒的增殖。抗病毒药物即作用于复制周期中一个或者几个环节，以阻断病毒复制，减少体内病毒含量。

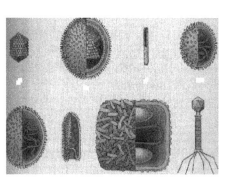

图 2-3-9　病毒形态

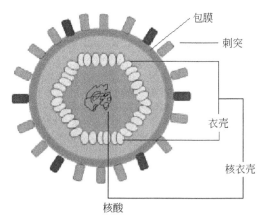

图 2-3-10　病毒结构

（4）病毒的致病性：病毒对人类健康危害巨大，其引起了几乎 75% 的人类传染病，目前世界上死亡率高的传染病多由病毒引起。此外，病毒与某些肿瘤的发生有关，部分病毒还可经胎盘或产道直接传给胎儿诱发畸形。其致病机制一是在宿主细胞内增殖时引起细胞溶解死亡或细胞染色体变化、基因表达异常，二是通过诱发机体免疫应答造成免疫病理损伤。

（5）病毒感染的防治原则：接种疫苗，可使人体有效避免或减轻病毒的感染。通过广泛的疫苗接种，人类已完全消灭了天花病毒，有效控制了脊髓灰质炎、麻疹等病毒性传染病的流行。目前，人类已经掌握的对付病毒感染最有效的武器仍是疫苗。可用于病毒感染治疗的药物主要有干扰素，核苷类似物如拉米夫定，非核苷类如金刚烷胺等。

（二）常见的致病病毒

1. 乙型肝炎病毒　肝炎病毒指以侵犯人类肝细胞为主，引起肝炎的病毒。目前公认的至少有五种，既甲型肝炎病毒（HAV）、乙型肝炎病毒（HBV）、丙型肝炎病毒（HCV）、丁型肝炎病毒（HDV）和戊型肝炎病毒（HEV）。目前在我国流行的主要是 HBV，人群 HBV 携带率为 10%，HBV 携带者超过 1.2 亿人。

（1）HBV 的形态结构：病毒体呈球形，由包膜和一个含有 DNA 分子的核衣壳组成（图 2-3-11），直径约 42nm。包膜为脂质双层，其上镶嵌有 3 种蛋白质，即 HBV 表面抗原（HBsAg）、前 S1 抗原（PreS1）和前 S2 抗原（PreS2）。核衣壳中心含有双股有缺口的 DNA 链和 DNA 多聚酶，由衣壳蛋白包饶。衣壳蛋白是 HBV 的核心抗原（HBcAg）。

（2）HBV 的致病性：HBV 的传播途径是血液、体液和母婴传播，因此通过输血或注射、两性接触

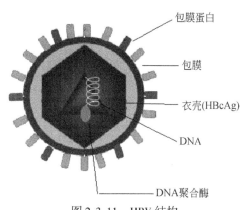

图 2-3-11　HBV 结构

可传播 HBV。HBV 的感染可引起人体各种急慢性肝炎并与肝癌的发生关系密切。

（3）HBV 感染的检测：HBV 是否感染的诊断，常需检测感染者血清中 HBV 的抗原和抗体。HBV 的抗原有 HBsAg、HBcAg 和 HBeAg，对应的抗体有 HBV 表面抗体（HBsAb）、HBV 核心抗体（HBcAb）和 HBV e 抗体（HBeAb）。HbsAg 是 HBV 感染的主要特异性标志，是制备疫苗的主要成分。HBsAb 为保护性抗体，其在血清中出现标志着病人病情进入恢复期或是 HBV 疫苗免疫成功。HBcAg 仅存在于 HBV 病毒体中，血液中不易检出。HBcAb 在血清中出现，表示 HBV 在肝内持续复制。HBeAg 为 HBcAg 降解形成，只存在于血清中，是病毒复制及强传染性的指标。而 HBeAb 则提示病毒复制减少、传染性降低，是预后良好的征象。

2. 人类免疫缺陷病毒（HIV）　是获得性免疫缺陷综合征（AIDS，艾滋病）的病原体，有 HIV-1 和 HIV-2 两型，世界上的艾滋病大多由 HIV-1 所致，HIV-2 只在西非呈地区性流行。

（1）HIV 的形态和结构：HIV 病毒体呈球形，直径 80～120nm。外层为脂蛋白包膜，其中嵌有 gp120 和 gp41 两种病毒特异的糖蛋白。前者构成包膜表面的刺突，后者为跨膜蛋白。包膜内侧为呈圆锥状的核衣壳，衣壳由蛋白质 P24 和 P17 构成，核心含两条相同的正链 RNA 及反转录酶、整合酶和蛋白酶（图 2-3-12）。

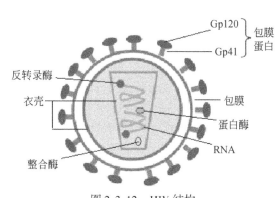

图 2-3-12　HIV 结构

（2）HIV 感染的传播：艾滋病的传染源是 HIV 感染者，在其血液、精液、阴道分泌物、乳汁、唾液等体液中均存在 HIV 病毒体。传播方式有性传播，即通过同性或异性间的性行为传播；血液传播，即输入含 HIV 的血液或血制品、共用污染的注射器及针头等传播；母婴传播，即经胎盘、产道或经哺乳等方式引起的母

婴传播三种。

（3）HIV 的致病机制和艾滋病的临床表现：HIV 进入机体后，主要侵犯带有 CD4⁺ 的细胞，原因是 HIV 的 gp120 与 CD4⁺ 分子有高度的亲和力。人体内带有 CD4⁺ 分子的细胞有 CD4⁺T 细胞、单核巨噬细胞 、树突状细胞、神经胶质细胞、神经元细胞等，分属免疫系统和神经系统，因此艾滋病主要的表现为免疫系统和神经系统受到损害，出现免疫缺陷和神经系统症状，如反复发生严重的机会性感染、肿瘤、痴呆等。从 HIV 感染到患者出现艾滋病症状，中间可有一个长达 5~10 年的无症状期，此时感染者的血液及体液均具有传染性，这也是 HIV 得以广泛流行的一个重要原因。

（4）HIV 感染的检测与防治原则：测定 HIV 及其组分和相应抗体，是 HIV 感染病原学检查的主要方法。目前尚无预防 HIV 感染的有效疫苗。治疗上，目前使用多种药物进行综合治疗，以防止耐药的发生。

3. 其他致病病毒　其他常见致病病毒见表 2-3-5。

表 2-3-5　其他致病病毒

病毒名称	生物学特性	致病性	病原学检测	防治原则
流感病毒	单股分节段 RNA 病毒，在复制中易发生基因重组，导致新病毒株出现。有包膜，其上嵌有血凝素和神经氨酸酶，为流感病毒表面抗原，易变异	主要通过呼吸道传播，引起人和动物流感，婴幼儿或年老体弱者易继发肺炎	根据临床表现诊断	根据当地流行病毒株制备疫苗
狂犬病毒	RNA 病毒，有包膜，子弹状	主要传染源是犬，其次是家猫。人被带毒动物咬伤而感染，引起狂犬病，病死率 100%	检查组织抗原	正确处理伤口，注射免疫血清，接种疫苗进行预防
流行性乙型脑炎病毒	RNA 病毒，有包膜，表面有血凝素，抗原性稳定，可诱导中和抗体	主要传染源是家畜和家禽，蚊虫叮咬传播。引起脑炎，患者多为儿童	检查血清或脑脊液查特异性 IgM 抗体	防蚊灭蚊是最重要的预防措施，有减毒活疫苗

四、医学寄生虫概述

（一）医学寄生虫相关概念

医学寄生虫指病原寄生虫和传播或引起人体疾病的节肢动物。其完成一代生长、发育和繁殖的全过程及所需要的条件称生活史。在完成生活史的过程中，有些寄生虫需要在不同的宿主体内发育繁殖，这些宿主有终宿主，是寄生虫的成虫或有性生殖阶段所寄生的宿主；中间宿主，是寄生虫的幼虫或无性生殖阶段所寄生的宿主；储存宿主（保虫宿主），指某些人体寄生虫的成虫，除了在人体寄生外，还可以寄生在某些脊椎动物体内。在流行病学上，这些脊椎动物是人体寄生虫病的传染源，所以称这些动物为储存宿主或保虫宿主。寄生虫在生活史中有许多发育阶段，其中能感染人体的阶段称为感染阶段，在宿主体内最后定居的部位称寄生部位。寄生虫从侵入人体的部位向寄生部位移动所经过的途径称移行途径。

寄生虫感染人体后，可通过夺取营养、机械性作用如阻塞、压迫及直接损伤、毒性作用和诱发超敏反应等机制引起损害。同时宿主也对侵入的寄生虫发生免疫应答，但由于寄生虫抗原非常复杂，诱发的免疫应答通常不能够完全清除侵入体内的寄生虫。如体内有寄生虫寄生但无临床症状和体征，这样的人或动物称带虫者，如出现明显的病理损伤及临床症状、体征，则称寄生虫病。

（二）常见医学寄生虫

1. 疟原虫 是疟疾的病原体，有四种疟原虫寄生于人体，我国主要为间日疟原虫，次为恶性疟原虫，其他两种罕见，在此仅叙述间日疟原虫。

间日疟原虫生活史包含在人体肝细胞和红细胞内进行无性增殖和在雌性按蚊体内进行有性增殖两个阶段。在肝细胞内的增殖称红细胞外期，在红细胞内的增殖称红细胞内期，雌性按蚊是疟原虫的终宿主，人是其中间宿主，具体过程见图 2-3-13。

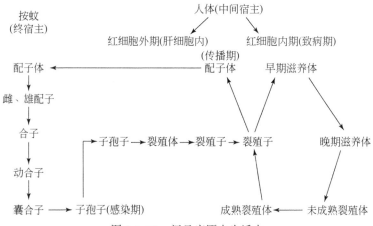

图 2-3-13 间日疟原虫生活史

疟原虫感染人体阶段为子孢子，因传播媒介雌性按蚊的叮咬而注入人体导致人体感染。子孢子在遗传学上有速发型和迟发型两种，后者须休眠后才开始发育，是疟疾复发的原因。在红细胞内期，疟原虫由裂殖子开始，经滋养体、裂殖体等几个环节发育繁殖，又成为裂殖子。完成一个周期，间日疟原虫需 48 小时，恶性疟原虫需 36~48 小时。每一个周期末，由于多个裂殖子形成，红细胞被胀破，裂殖子和疟原虫的代谢产物、残余和变性的血红蛋白及红细胞碎片等一并进入血流，并可被单核吞噬细胞和中性粒细胞吞噬，刺激这些细胞产生内生致热原作用于下丘脑的体温调节中枢，引起人体出现寒战、高热、汗出热退等症状，这一组症状依次、连续发生，称疟疾发作，是疟疾的主要临床表现。疟疾发作的间隔时间，与其完成红细胞内期周期所需时间一致，即间日疟每隔 48 小时、恶性疟每隔 36~48 小时发生一次。除疟疾发作外，疟原虫还可引起人体出现脾肿大和贫血，少数患者可发生凶险型疟疾，出现意识障碍、肾衰竭，重症贫血等严重症状，死亡率高。

患者外周血液中检出疟原虫为疟疾确诊的依据。在观察疟原虫时，常先用姬氏法染色。染色后，疟原虫的胞核呈紫红色、胞质呈蓝色。红细胞内各期疟原虫形态特点见（彩）图 2-3-14。

血液中有配子体的人是疟疾的传染源，预防疟疾，需积极治疗病人和带虫者以控制传染源，常用的药物有氯喹、伯氨喹、咯萘啶、乙胺嘧啶、磺胺多辛和青蒿酯等。同时要防制蚊媒，必要时可预防服药或注射疫苗。

2. 血吸虫 人体寄生的血吸虫有 6 种，只有日本血吸虫一种在我国流行。日本血吸虫生活史有成虫、虫卵、毛蚴、母胞蚴、子胞蚴、尾蚴、童虫 7 个阶段，终宿主有人及牛、犬、猪等多种哺乳动物，中间宿主为钉螺（图 2-3-15）。

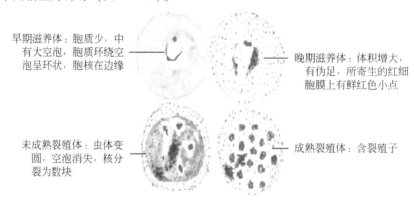

早期滋养体：胞质少，中有大空泡，胞质环绕空泡呈环状，胞核在边缘

晚期滋养体：体积增大，有伪足，所寄生的红细胞膜上有鲜红色小点

未成熟裂殖体：虫体变圆，空泡消失，核分裂为数块

成熟裂殖体：含裂殖子

图 2-3-14　红细胞内各期疟原虫形态特点

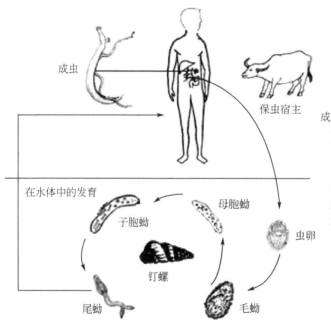

成虫

保虫宿主

在水体中的发育

子胞蚴

母胞蚴

虫卵

钉螺

尾蚴

毛蚴

成虫细小，呈圆柱形，直径约0.1~0.5mm，长度10~28mm，雌雄异体。寄生于终宿主的门静脉系统，摄取宿主红细胞为营养，后逆行致宿主肠黏膜下层的小静脉末梢内产卵，每条雌虫每日产卵300~3000个，大部分沉积于结肠肠壁组织中，部分虫卵可随门静脉血流进入并沉积于肝脏，亦有少量虫卵沉积于小肠肠壁、肺、脑等处

图 2-3-15　日本血吸虫生活史

　　虫卵是血吸虫主要致病阶段。虫卵发育成熟后，其内毛蚴分泌酶、蛋白质、多糖等物质，称可溶性虫卵抗原，透过卵壳微孔释放到周围的组织，诱发Ⅳ型超敏反应，引起虫卵所在的结肠肠壁和肝脏等组织出现肉芽肿并发生纤维化，这是血吸虫病的主要病变。患者可出现肝硬化，表现为脾肿大，腹壁、食管及胃底静脉曲张，上消化道出血和腹水等症状体征。因虫卵检出不易，目前多用免疫实验方法协助血吸虫病诊断，常用的有环卵沉淀试验、间接红细胞凝集试验和酶联免疫吸附试验等。

　　尾蚴是血吸虫的感染阶段，自钉螺体内逸出于水中，经皮肤进入人体。钉螺是小型两栖淡水螺，孳生于水流缓慢、杂草丛生的洲滩、湖汊、河畔、水田、小溪、沟渠两岸，一般在土表活动，是日本血吸虫唯一的中间宿主，故只有在有钉螺的地方才有血吸虫病流行。因此，预防血吸虫病，除了控制传染源外，重要的措施还有做好皮肤的防护和消灭钉螺。目前治疗血吸虫病首选的药物是吡喹酮，该药具有高效、安全和使用方便的特点，通常一次服用 40mg/kg。

想想看

血吸虫病的传染源，除了病人和带虫者外，还有牛、犬、猪等多种哺乳动物，其中牛是血吸虫最重要的保虫宿主，也是血吸虫病最重要的传染源。

为什么牛是日本血吸虫病最重要的传染源？应如何控制传染源？

易被血吸虫感染，排出的虫卵多，还有……

控制传染源，需进行普查普治、人畜同步治疗。

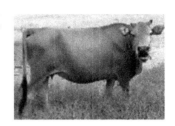

3. 其他医学寄生虫

（1）溶组织内阿米巴：以伪足为运动细胞器，生活史分为包囊和滋养体两个阶段。成熟的包囊有四个细胞核，是感染阶段，经口进入人体，在肠道转化为滋养体。滋养体是致病阶段，可侵入肠壁组织引起阿米巴痢疾，表现为腹痛、腹泻、排棕红色有奇臭的脓血便等症状，因此溶组织内阿米巴也称痢疾阿米巴。此外，滋养体还可随血流播散致肝、肺等器官，引起肝脓肿和肺脓肿等疾病。从患者粪便或穿刺液中检出虫体可确诊。但溶组织内阿米巴的感染者绝大多数仅表现为带虫者，是阿米巴病的主要传染源。因此预防阿米巴病，控制其流行传播，需进行普查普治，常用治疗药物为甲硝唑和喹碘方，应联合使用。粪便无害化处理和加强饮食卫生，也是预防阿米巴病的重要措施。

（2）阴道毛滴虫：属鞭毛虫，以鞭毛为运动细胞器，主要寄生在女性生殖道，也可寄生于人体尿道，引起滴虫性阴道炎。临床症状表现为局部化脓性炎症，在女性生殖道分泌物、尿液沉淀物或前列腺液中查见滋养体即可确诊。该病为性传播疾病，主要经性交传播，但也可通过共用浴具、衣裤和公共浴池等间接接触方式传播。治疗常用的药物为甲硝唑，夫妇双方同时进行治疗方可根治。

（3）蛔虫：蛔虫是最常见的寄生虫之一，生活史有成虫、虫卵、感染期卵和幼虫等阶段。成虫寄生于人体小肠内，可引起蛔虫病，表现为消化道症状和营养障碍。有时因宿主发热或食入刺激性食物，导致蛔虫钻孔乱窜，可引起胆道蛔虫症、胰腺炎、阑尾炎等并发症。蛔虫卵从宿主消化道随粪便排出于体外，在泥土中直接发育为感染期卵，经口进入人体引起人体感染。因此粪便无害化处理和加强饮食卫生，也是预防蛔虫病的重要措施。蛔虫病的诊断，采用粪便直接涂片法查虫卵即可，治疗常用药物有阿苯达唑、甲苯达唑等，这些药物也常用于钩虫病和其他肠道寄生虫病治疗。

（4）钩虫：钩虫为小型线虫，生活史有成虫、虫卵、杆状蚴和丝状蚴等阶段。成虫寄生于人体小肠内，吸取宿主血液为营养，可引起钩虫病，表现为贫血、消化道症状和营养障碍，严重者可出现心功能不全甚至心力衰竭。钩虫卵从宿主消化道随粪便排出于体外，在泥土中经杆状蚴发育为丝状蚴，丝状蚴是感染阶段，经皮肤接触进入人体引起人体感染。因钩虫卵和幼虫在泥土中发育需潮湿荫蔽的环境，故钩虫病主要流行于农村和矿区，尤其是种植旱地农作物地区。诊断钩虫病，常用而有效的方法是粪便饱和盐水浮聚法，预防钩虫病，需积极治疗感染者，同时做好粪便无害化处理和加强皮肤防护。

（范 虹）

第四章　免疫学基础

🔍 **想想看**

生命体作为一个开放系统，随时可能会受到细菌、病毒的入侵；体内也可能产生衰老、破损、死亡、异常的细胞，但在通常情况下我们并没感到不适，这是什么原因？

——因为人体具有保卫自身的三道防线。

艾滋病是一个让人不寒而栗的疾病。艾滋病患者由于感染了人类免疫缺陷病毒，将丧失对病原体的抵抗力，发生多种感染或肿瘤，一般在感染的 10 年内死亡。这种可怕的病毒，侵害了人体哪个系统？为什么艾滋病患者容易发生感染和肿瘤？

——人类免疫缺陷病毒侵害了人体免疫系统。

一、免疫的概念

（一）免疫的定义

"免疫"一词源于拉丁文 immunitas，原意为免除赋税和差役，引入医学领域后，"免"意为"防止、避免"，"疫"意指"瘟疫"，"免疫"既"免除瘟疫"之意。这是人们在与疾病长期的斗争中发现在瘟疫流行时曾经经历过同样瘟疫的人往往具有抵抗力这一现象而提炼出的概念。现代"免疫"的概念是指机体识别和清除或接纳抗原性异物的功能，即机体能够识别"自我"和"非我"，对自身物质特异性接纳，对外来的抗原性异物产生特异性排斥。机体对"自我"和"非我"物质的这一种反应，亦称免疫应答。通常情况下，免疫应答对机体有利，但是在某些情况下也会对机体造成损伤。

（二）免疫的功能

机体的免疫功能归纳起来可包括免疫防御、免疫稳定和免疫监视（表2-4-1）。

表 2-4-1　免疫功能的分类及其表现

功能	生理性（有益）	病理性（有害）
免疫防御	抵抗和清除外来病原体侵袭及中和毒素作用	超敏反应（过度）、免疫缺陷病（不足）
免疫稳定	清除衰老、损伤和死亡的细胞及免疫调节作用	自身免疫性疾病
免疫监视	监视和清除突变或转化细胞的作用	肿瘤发生，病毒持续感染

（三）免疫应答的分类

免疫应答分为非特异性免疫应答和特异性免疫应答两种类型。非特异性免疫应答是先天存在的免疫力，故也称天然免疫应答或固有性免疫应答，其对各种抗原发生类似的反应，缺乏特异性。特异性免疫应答是个体在生活中接受抗原刺激后获得，故又称获得性免疫应答或适应性免疫应答，其对抗原反应具有严格特异性，人们通常说的免疫应答，主要是指特异性免疫应答。非特异性免疫应答和特异性免疫应答各自的特点见表2-4-2。

表 2-4-2　非特异性免疫应答和特异性免疫应答的特点

类型	特点
非特异性免疫	先天遗传获得，无特异性，无记忆性，无个体差异，作用快而弱
特异性免疫	后天获得，特异性强，具有记忆性，个体差异明显，作用慢而强大

二、抗　　原

（一）抗原的定义

抗原（antigen，Ag）是指可以与T淋巴细胞和B淋巴细胞的特定部位的抗原识别受体（TCR、BCR）特异性结合，促进T、B淋巴细胞的增殖、分化、产生抗体或致敏淋巴细胞的免疫应答反应，并能与免疫应答产物在体内外结合，发生免疫效应的物质（图2-4-1）。

抗原使得机体发生免疫应答的能力，称为免疫原性，抗原结合免疫应答物的能力，称免疫反应性。单独存在缺乏免疫原性，仅有免疫反应性的物质称为半抗原。半抗原只有与蛋白质载体结合后才具有免疫原性。

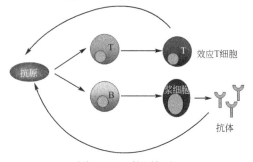

图 2-4-1　抗原概念

（二）什么样的物质可成为抗原

能够成为抗原的物质通常具有异物性、大分子量和一定的化学组成及结构。异物性是构成抗原的核心条件。"异物性"即"非己性"，是指与自身成分结构相异的特性，或是那些在胚胎期未与免疫系统接触过的物质。除异物性外，作为抗原的物质化学结构越复杂、在一定范围内，分子量越大，其免疫原性就越强。作为抗原的物质，一般均为有机物，通常蛋白质免疫原性最强，多糖与核酸其次，脂类几乎没有免疫原性。

（三）抗原的特异性由什么决定

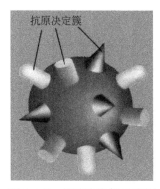

图 2-4-2　抗原决定簇示意图

抗原的特异性意指抗原刺激机体产生免疫应答及其与应答产物发生反应均具备高度的专一性，既一种抗原只能与因自己而产生的抗体或致敏淋巴细胞结合并发生免疫反应。

抗原特异性取决于抗原分子中的抗原决定簇。抗原决定簇（图2-4-2）亦称表位，指抗原分子中决定抗原特异性的化学基团，也是抗原特异性结合抗体的部位。

（四）医学上重要的抗原有哪些

1. 根据抗原的来源与机体的亲缘关系分类　根据抗原的来源与机体的亲缘关系，医学上重要的抗原分为三类：异种抗原、同种异型抗原和自身抗原。异种抗原指来自另一生物物种的抗原性物质，

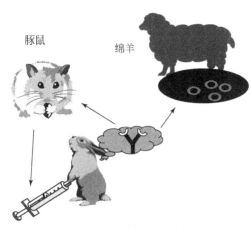

豚鼠

绵羊

图 2-4-3　异嗜性抗原示意图

如病原生物及其代谢产物、异种动物血清等。在生物进化上，亲缘关系越远，组织成分的化学结构差异越大，免疫原性则越强。同种异型抗原则是指同一物种的不同个体间因其组织成分的化学结构差异而互成抗原，如人类红细胞抗原（ABO 血型抗原、Rh 血型抗原）和人类主要组织相容性抗原等。自身抗原是指自身的组织成分因结构改变或与免疫系统相对隔绝的组织成分暴露释放或免疫细胞自身的故障可成为抗原诱发机体发生免疫应答，如神经髓鞘膜蛋白、晶状体蛋白、葡萄膜色素蛋白、精子、甲状腺球蛋白等。

2. 根据引起免疫应答时是否需要 T 细胞参与分类　根据引起免疫应答时是否需要 T 细胞参与，抗原又分为胸腺依赖性抗原和胸腺非依赖性抗原两类。前者必须有 T 细胞辅助才能激发免疫应答，这一类抗原多为大分子蛋白质，可诱导体液免疫和细胞免疫，并可引起免疫记忆。而后者不需要 T 细胞辅助即可直接刺激 B 细胞产生抗体，这一类抗原多为多糖类物质，只能激发体液免疫，不能诱导细胞免疫，且不引起免疫记忆。

知识延伸

　　两种不同抗原间具有相同或相似的抗原决定簇称为共同抗原，不同种属生物组织间的共同抗原称为异嗜性抗原（图 2-4-3）。例如，溶血性链球菌与人的心肌间质、关节的结缔组织和肾小球的基底膜之间存在异嗜性抗原，因此溶血性链球菌在机体内诱发产生的抗体也可以作用于人的心肌间质、关节的结缔组织和肾小球的基底膜，引起风湿病和急性肾炎。

三、免疫系统的组成

　　免疫系统 [（彩）图 2-4-4] 是机体的安全部门，由免疫器官、免疫细胞和免疫分子组成。免疫器官是免疫细胞成熟和工作的场所，免疫细胞为发挥免疫功能的主体，而免疫分子则是免疫细胞发挥功能的物质基础。

（一）免疫器官

1. 中枢免疫器官　属于中枢免疫器官的骨髓和胸腺，是淋巴细胞发育成熟的场所，成熟淋巴细胞离开中枢免疫器官进入外周免疫器官。其中骨髓是各类免疫细胞发生的场所，是 B 细胞分化成熟的场所，是发生再次体液免疫应答的主要部位。胸腺（图 2-4-5）则是促进 T 细胞发育成熟和产生胸腺激素的场所。胸腺激素制剂可用于某些感染性疾病、自身免疫性疾病和肿瘤的免疫辅助性治疗。

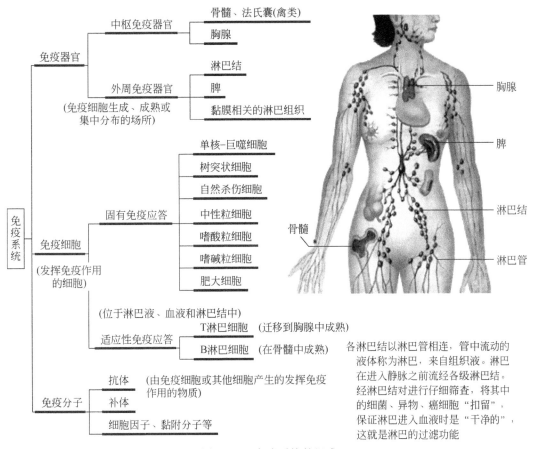

图 2-4-4 免疫系统的组成

各淋巴结以淋巴管相连，管中流动的液体称为淋巴，来自组织液。淋巴在进入静脉之前流经各级淋巴结。经淋巴结对进行仔细筛查，将其中的细菌、异物、癌细胞"扣留"，保证淋巴进入血液时是"干净的"，这就是淋巴的过滤功能

2. 外周免疫器官　外周免疫器官是成熟淋巴细胞定居和启动免疫应答的场所。淋巴结是成熟 T 细胞和 B 细胞的主要定居部位，也是免疫应答发生的场所。其主要功能是过滤和清除异物；负责处理抗原的细胞（抗原提呈细胞）可在此捕捉抗原并递呈给免疫活性细胞，启动免疫应答。在"和平时期"，T、B 细胞处于"休眠"状态。抗原提呈细胞在周围组织中"巡逻"归来，将摄取的抗原押送到淋巴结，并对它们进行加工和处理，将有效的抗原的片段呈递给 T、B 细胞，使它们从静息状态开始活化、增殖，分化为效应 T、B 细胞，发挥威力。脾是人体产生抗体的主要器官，除具有淋巴结的功能外，还可储存和调节循环血量，滤过血液，并分泌如补体、干扰素等免疫效应物质。

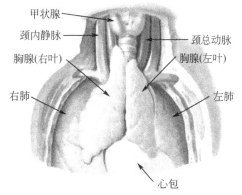

图 2-4-5 胸腺解剖部位

（二）免疫细胞

免疫细胞是指所有参与免疫应答或与免疫应答有关的细胞及其前体 [（彩）图 2-4-6]，包括造血干细胞、淋巴细胞、单核-巨噬细胞及其他抗原提呈细胞、粒细胞、红细胞、肥大细胞等。

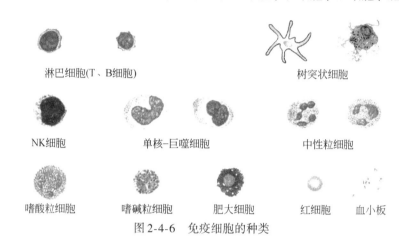

淋巴细胞(T、B细胞)　　　　　　　　　　　树突状细胞

NK细胞　　　　　单核-巨噬细胞　　　　　中性粒细胞

嗜酸粒细胞　　　嗜碱粒细胞　　　肥大细胞　　　红细胞　　　血小板

图 2-4-6　免疫细胞的种类

1. T 淋巴细胞和 B 淋巴细胞　合称免疫活性细胞，在受抗原刺激后能分化增值，引起免疫应答，产生抗体或致敏 T 细胞。T 细胞在胸腺内分化成熟，在血液中占淋巴细胞总数的 80% ~ 90%，其识别和结合抗原依靠 T 细胞抗原受体，这也是 T 细胞特有的表面标志。此外 T 细胞表面还有与 T 细胞抗原受体结合在一起的 CD3 分子。成熟的 T 细胞表面还有 CD4 或 CD8 分子，据此将 T 细胞分为 CD4$^+$T 细胞和 CD8$^+$T 细胞两类。CD4$^+$T 细胞在胸腺依赖性抗原介导的体液免疫应答中发挥重要的辅助作用，CD8$^+$T 细胞可介导特异性细胞免疫应答。B 细胞在骨髓中分化成熟，主要的膜分子是 B 细胞抗原受体复合物，由识别和结合抗原的胞膜免疫球蛋白（mIg）和传递抗原刺激信号的 Igα（CD79a）/Igβ 组成。B 细胞接受抗原刺激后分化为浆细胞产生抗体，从而介导特异性的体液免疫应答。

2. 自然杀伤细胞　属于淋巴细胞，但无需抗原预先致敏就可直接杀伤被病毒感染的靶细胞或肿瘤细胞。因其胞质中含有粗大染色颗粒（溶酶体）故又称为大颗粒淋巴细胞。

3. 抗原呈递细胞　能够摄取、加工处理抗原，并将处理过的抗原呈递给 T、B 细胞的一类免疫细胞。主要包括单核-巨噬细胞、树突状细胞、B 细胞及内皮细胞、肿瘤细胞、病毒感染的靶细胞等。

4. 单核-巨噬细胞　单核细胞存在于血液中而巨噬细胞存在于组织中，均具有很强的变形运动和吞噬能力，发挥处理抗原、吞噬、杀伤和清除作用。

5. 中性粒细胞　胞质颗粒中含多种蛋白水解酶和过氧化物酶及大量防卫素，能损伤细胞膜，具有较强杀伤能力。

（三）免疫分子

凡是参与免疫应答或与免疫应答有关的分子统称为免疫分子，主要的有以下几类：膜表面抗原受体、主要组织相容性复合物抗原、白细胞分化抗原、黏附分子、抗体、补体、细胞因子、抗原等。

1. 抗体

（1）何为抗体：是抗原进入机体刺激免疫系统后，B 细胞被活化进而增殖和分化为浆细胞，由浆细胞合成并分泌一类能与该抗原特异性结合的球蛋白。抗体主要存在于血清内，但也见于其他体液和外分泌液中，构成了人体的体液免疫功能。

（2）何为免疫球蛋白：具有抗体活性或化学结构与抗体相似的球蛋白统称为免疫球蛋白，由于抗原性质不同，免疫球蛋白又分为五类，分别称为 IgG、IgM、IgA、IgD、IgE。

（3）免疫球蛋白如何构成：免疫球蛋白的基本构成单位为单体，每个单体由两条相同的分子量相对较大的重链（H链）和两条相同的分子量相对较小的轻链（L链）通过链间二硫键连接而成（图2-4-7），形成一个"Y"形分子。四条肽链两端游离的氨基或羧基的方向一致，分别命名为氨基端（N端）和羧基端（C端）。针对不同抗原的免疫球蛋白，在 N 端重链的1/4和轻链的 1/2区域，氨基酸组成和排列顺序变化很大，称为可变区（V区），是免疫球蛋白和抗原决定簇特异性结合的区域；而在 C 端重链的3/4和轻链的 1/2 区域，氨基酸数量、种类、排列顺序及糖含量均较稳定，称为恒定区，与免疫球蛋白的多种生物学功能有关。

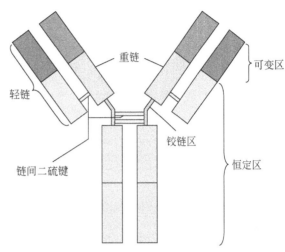

图 2-4-7　免疫球蛋白结构分区

（4）免疫球蛋白有哪些功能：每种免疫球蛋白能与相应抗原产生特异性结合，通过发挥其中和、调理作用或激活补体系统，使抗原凝集、沉淀或溶解，从而消灭它们（图2-4-8）。

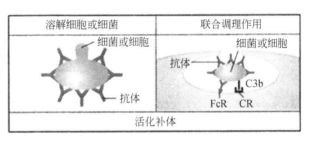

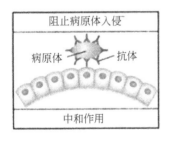

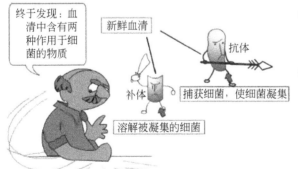

中和作用指抗体识别并特异性结合抗原，阻断病原及毒素对靶细胞的侵害

调理作用指抗体通过直接与病原体结合或激活补体形成免疫复合物，使病原体更易被吞噬细胞吞噬。激活的补体也可在细菌膜上钻孔，将其溶解

图 2-4-8　免疫球蛋白及补体的功能

2. 补体系统　是存在于人和脊椎动物的血清、组织液和细胞膜表面的一组与免疫相关、经活化后具有酶活性的蛋白质，由 40 多种可溶性蛋白和膜型蛋白组成。抗体与抗原结合后可激活补体

系统发挥溶解细菌和被病毒感染的细胞的作用，并参与炎症反应的过程，在机体的早期抗感染免疫中发挥重要作用。

3. 细胞因子 是由细胞分泌的具有多种生物学活性的小分子多肽。其来源广泛，作用复杂，现已知细胞因子具有促进 T 淋巴细胞分化成熟，活化 B 淋巴细胞和巨噬细胞，发挥抗病毒和抗肿瘤等多种免疫功能。

4. 主要组织相容性复合体（MHC） 是一个高度多态性的基因群，其表达产物为主要组织相容性抗原，分布于几乎所有有核细胞的表面。每个人都有着有别于他人的 MHC 分子（除非两个同卵双生的双胞胎之间可以相同）。MHC 分子是在进行器官移植过程中被发现的，它是引起移植排斥反应的主要抗原。

四、免 疫 应 答

免疫应答是免疫系统最基本、最重要的功能。机体通过非特异性免疫应答和特异性免疫应答，构筑了保护自己的三道防线。其中，第一、二道防线由非特异性免疫构成，第三道防线由特异性免疫构成。只有三道防线同时、完整、完好发挥免疫作用，我们的身体健康才能更充分的得到保障。

（一）非特异性免疫应答

非特异性免疫应答由屏障系统、非特异性免疫细胞和分泌性蛋白组成，其作用见图2-4-9。非特异性免疫应答的特点是出现快，作用范围广，但强度较弱，尤其是对某些致病性较强的病原体难以一时消灭，这就需要作用强度更大的特异性免疫应答来发挥作用。由于机体在任何时间、任何地点都有可能接触到各种各样的异物，如果全部都以适应性免疫应答来对付，机体的消耗就会过大，因此先以固有免疫应答来处理，对机体更为有利。

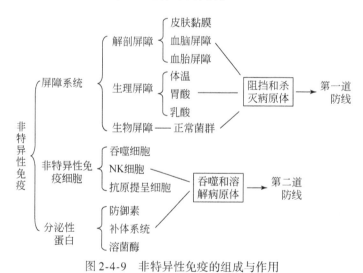

图 2-4-9 非特异性免疫的组成与作用

（二）特异性免疫应答

特异性免疫应答是在非特异性免疫应答的基础上形成的，构成机体防卫的第三道防线。例如，多数进入机体的抗原如果不经过抗原提呈细胞的加工处理,将无法对免疫系统起到刺激作用,相应的免疫应答也就不会发生。

1. 特异性免疫应答的基本过程 特异性免疫应答是由特定的细胞或特定的抗体去消灭特定的抗原。它又分为体液免疫应答和细胞免疫应答。体液免疫应答由 B 淋巴细胞分泌抗体来实现,细胞免疫应答由 T 细胞分化为效应细胞后执行免疫功能。这两种免疫应答按进行过程,均可以分为以下三个阶段 [(彩)图 2-4-10]。

(1)抗原呈递和识别阶段:是免疫应答的启动阶段,指 T 细胞或 B 细胞通过其表面的抗原识别受体识别抗原(图 2-4-11)。

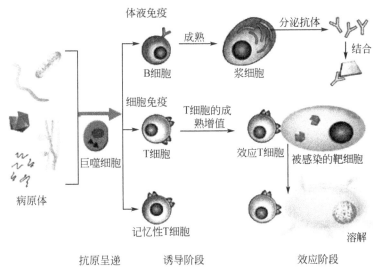

图 2-4-10 体液免疫和细胞免疫三个阶段的示意图

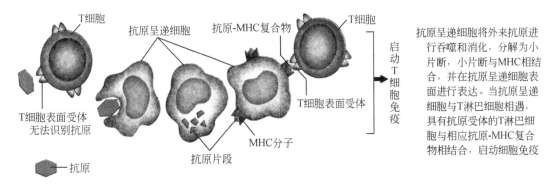

图 2-4-11 抗原呈递示意图

(2)活化、增殖和分化阶段:又称诱导阶段,指抗原特异性 T 细胞或 B 细胞被激活的应答诱导、信号传递过程。

(3)效应阶段:指致敏 T 细胞或 B 细胞及其分泌的抗体和细胞因子发挥免疫效应阶段,抗原为作用的对象。

2. 细胞免疫和体液免疫的相互关系 细胞免疫和体液免疫是相辅相成的。例如,抗体与入侵的病菌结合,可以抑制病菌的繁殖或是对宿主细胞的黏附,从而防止感染和疾病的发生;抗体与病毒结合可使病毒失去侵染和破坏宿主细胞的能力。但是抗原一旦侵入宿主细胞内部，体液中的抗体就不能与这些抗原直接发生特异性结合了，人体就要通过细胞免疫来消灭和清除这些抗原。这时，效应 T 细胞与被抗原入侵的宿主细胞（即靶细胞）密切接触，通过分泌细胞毒性物质，导致靶细胞溶解或诱导靶细胞发生凋亡。抗原释放，再由体液免疫最后清除。

（三）免疫记忆

机体经历过初次的病原体感染后，免疫系统可以通过被称为"免疫记忆"的功能 [（彩）图 2-4-12]，避免机体再次被相同的病原体感染。

在初次应答后，机体产生了针对这些病原体的记忆性 T 细胞和记忆性 B 细胞，并在体内长期潜伏；同时还有在数月甚至更长的时间内维持高水平的针对这些病原的特异性抗体存在，仍保持对抗原的记忆。当同一种病原体再次进入机体时，记忆细胞就会迅速被激活，T 细胞通过增殖产生大量效应细胞，B 细胞分化为浆细胞，在 2～3 天产生大量抗体，继而产生更强的特异性免疫反应，及时将抗原清除，这称为再次应答。

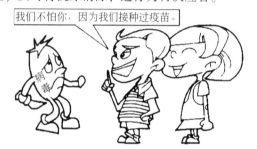

我们不怕你，因为我们接种过疫苗。

应用免疫记忆这一特点，科学家们研究出许多种疫苗，如经灭活或减毒的病原微生物及其产物，通过预防接种的方法诱导机体产生特异性免疫应答，来预防多种疾病的发生。目前严重危害人类健康的烈性传染病，如HIV和埃博拉病毒感染等，有待新型疫苗的问世

图 2-4-12　免疫记忆的应用

五、免疫系统与疾病

想想看

免疫应答的功能既可表现为正常生理性反应（抗病原体侵袭、清除损伤和衰老细胞、免疫调控、清除癌变细胞或病毒感染的细胞），也可表现为异常的病理性反应（超敏反应、免疫缺陷、自身免疫性疾病、肿瘤发生和病毒持续性感染），引起组织损害，导致疾病。

支气管哮喘、类风湿性关节炎和艾滋病是三个临床表现截然不同的疾病，但它们也有共同之处，那就是都和免疫系统的异常有关。

请试着将这三个疾病与右侧的三种免疫系统异常对应起来：

支气管哮喘　　　　免疫缺陷病

类风湿性关节炎　　Ⅰ型超敏反应

艾滋病　　　　　　自身免疫性疾病

将有关内容用线条连接起来：

癌细胞的清除　　　免疫系统的防卫功能

杀死机体内的细菌　免疫功能过高

系统性红斑狼疮　　免疫系统的监控和清除功能

艾滋病　　　　　　免疫功能过低

（一）超敏反应

（1）何为超敏反应：超敏反应或称变态反应，是指某些抗原再次进入机体时，发生的异常适应性免疫应答，导致机体出现生理功能紊乱或组织细胞损伤。当病理损伤到一定程度而产生临床表现时，则称为超敏反应性疾病。

（2）超敏反应发生的过程：各型超敏反应发生发展过程一般可分为两个阶段，即致敏阶段和发敏阶段。致敏阶段是指机体初次接触某种抗原后，免疫活性细胞活化、增殖、分化，产生抗体或致敏淋巴细胞的过程，一般需 10~14 天；发敏阶段是指致敏机体再次接触同一抗原、抗体或致敏淋巴细胞和相应抗原结合，出现异常反应、导致机体病理损伤过程。这一过程出现较快，约需数小时至 2~3 天。

（3）超敏反应的分类及其特点：超敏反应发生的原因不一，临床表现各异，根据其发生机制分为Ⅰ、Ⅱ、Ⅲ、Ⅳ四个类型，其特点见表 2-4-3。

表 2-4-3　超敏反应的类型和特点

类型	参与反应的主要成分	发生机制	常见疾病
Ⅰ型（速发型）	IgE（少数为 IgG4） 肥大细胞 嗜碱粒细胞 嗜酸粒细胞	变应原与肥大细胞、嗜碱粒细胞表面 IgE 结合，使细胞释放活性介质，引起毛细血管扩张、通透性增加、平滑肌收缩、腺体分泌增强	青霉素过敏性休克 过敏性哮喘 食物过敏症 荨麻疹等［（彩）图 2-4-13］
Ⅱ型（细胞毒型）	IgG、IgM 补体 吞噬细胞 NK 细胞	抗体与靶细胞表面抗原结合，在补体、吞噬细胞和 NK 细胞参与下溶解靶细胞	免疫性血细胞减少症 新生儿溶血症 ABO 血型不合的输血反应等
Ⅲ型（免疫复合物型）	IgG、IgM、IgA 补体 中性粒细胞 肥大细胞 嗜碱粒细胞 血小板	中等大小的免疫复合物沉积于血管基底膜，激活补体，吸引中性粒细胞、肥大细胞、嗜碱粒细胞、血小板等，引起炎症	免疫复合物型肾小球肾炎 血清病 类风湿关节炎等
Ⅳ型（迟发型）	致敏淋巴细胞 单核-吞噬细胞	致敏 T 细胞再次与抗原接触，直接杀伤靶细胞或产生多种细胞因子，引起以单个核细胞浸润为主的炎症反应	接触性皮炎 传染性变态反应 急性移植排斥反应等

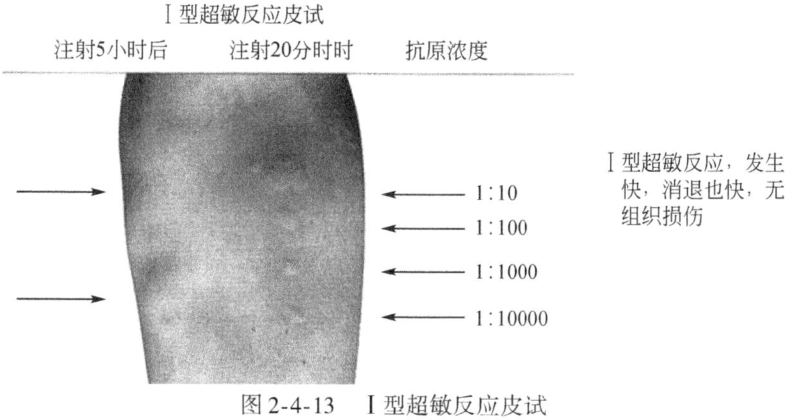

Ⅰ型超敏反应皮试

注射5小时后　　注射20分时时　　抗原浓度

1:10
1:100
1:1000
1:10000

Ⅰ型超敏反应，发生快，消退也快，无组织损伤

图 2-4-13　Ⅰ型超敏反应皮试

（二）自身免疫性疾病

自身免疫性疾病是机体对自身成分发生免疫应答而导致的一组疾病，常见的有系统性红斑狼疮、类风湿性关节炎、自身免疫性溶血性贫血和重症肌无力等。

1. 系统性红斑狼疮 系统性红斑狼疮病人体内出现抗核抗体等多种自身抗体，自身抗体与自身成分结合形成免疫复合物，沉积在全身多处血管基膜，导致组织损伤，表现为全身多脏器病变。

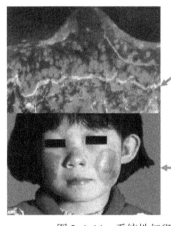

绿色荧光显示沉积于系统性红斑狼疮患者皮下的免疫复合物

系统性红斑狼疮患者颧面部的蝶形红斑

图 2-4-14 系统性红斑狼疮皮损

多发于青年女性。其表现复杂（图 2-4-14），可出现发热、皮疹、关节痛、肾损害、心血管病变（包括心包炎、心肌炎和脉管炎）、胸膜炎、精神症状、胃肠症状、贫血等多种临床现象。常反复发作，逐渐加重。

2. 类风湿关节炎 是一种以关节病变为主的全身性结缔组织炎症，多发于青壮年，女性多于男性。其特征是关节及周围组织呈对称性、进行性和多发性损害。由于骨质的破坏，受损关节发生功能障碍，出现畸形。部分患者可出现内脏和神经系统的病变。

3. 自身免疫性溶血性贫血 是机体免疫功能异常，B 淋巴细胞功能异常亢进，或服用某些药物后，红细胞表面抗原性发生变化，产生抗红细胞膜表面抗原的自身抗体。自身抗体与自身抗原结合，激活补体，破坏红细胞，导致贫血。

4. 重症肌无力 是患者体内存在神经肌肉接头乙酰胆碱受体的自身抗体，该抗体结合到骨骼肌细胞的乙酰胆碱受体上使之降解，肌细胞对运动神经元释放的乙酰胆碱的反应性降低，引起骨骼肌运动无力。临床主要表现为部分或全身骨骼肌无力和易疲劳，活动后症状加重，经休息后症状减轻。患者以 1~5 岁儿童居多。

（三）免疫缺陷病

（1）什么是免疫缺陷病：指免疫系统的器官、细胞、分子等构成成分存在缺陷，使免疫细胞的发育、分化、增殖出现异常，免疫应答发生障碍，导致一种或多种免疫功能缺损的临床综合征。

（2）免疫缺陷病怎么分类：分为原发性和继发性两大类。原发性免疫缺陷病是由于免疫系统遗传基因异常或先天性免疫系统发育障碍导致免疫功能不全引起的疾病。继发性免疫缺陷病是出生后，在某些因素作用下而获得的。发病的诱发因素较多，如射线、高温、化学试剂、病毒等理、化、生物因素；抗肿瘤药物和各种免疫抑制剂的广泛使用，已成为医源性免疫缺陷病的重要原因。

（3）免疫缺陷病有何共同特征：①免疫缺陷增加了感染的敏感性，容易发生反复而严重的感染，临床表现为气管炎、肺炎、中耳炎、细菌和真菌的胞内感染，难以控制，往往是造成死亡的主要原因。②免疫缺陷病人由于自身稳定和免疫监视功能的异常，使发生自身免疫性疾病、过敏性疾病和恶性肿瘤的概率增高。

知识延伸

艾滋病

艾滋病指获得性免疫缺陷综合征，由人类免疫缺陷病毒（HIV）引起。其主要临床特点是持续性的体重减轻（图2-4-15）、间歇热、慢性腹泻、全身淋巴结肿大、机会性感染及进行性脑病。多数病人可发生肺、胃肠和中枢神经系统感染或恶性肿瘤等。因HIV侵入$CD4^+T$细胞并在胞内增殖，导致细胞破坏，所以主要免疫特征是：①$CD4^+T$细胞数量减少，$CD4^+/CD8^+T$淋巴细胞比例倒置（0.5以下），以及$CD4^+T$细胞功能障碍；②巨噬细胞抗原处理和递呈能力下降；③B细胞异常活化，表现为多克隆激活，引起血清Ig水平增高。

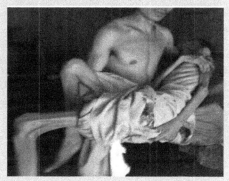

图 2-4-15 晚期艾滋病患者

（范 虹）

第五章　疾病诊断技术

🔍 **想想看**

　　俗话说"人吃五谷杂粮，也生百病"，不同疾病治疗方法各异，有效的治疗基于对疾病准确的诊断，它是一切临床医疗工作的基础和前提，故"临床医学首重诊断"。那么，当医生面对患者时，是通过怎样的方法作出疾病诊断的？

　　疾病是机体在一定的条件下受病因损害作用后，因机体自稳调节紊乱而发生的异常生命活动过程。这种异常生命活动过程伴随着人体代谢、功能和结构的变化，这些变化在疾病过程中表现为病人出现某些症状、体征和检查结果的异常，透过这些异常表现判断患者所患疾病的过程称为疾病诊断。疾病诊断的基本方法包括病史采集、体格检查和必要的实验室检查、辅助检查，这些是临床医生的基本功（图 2-5-1）。

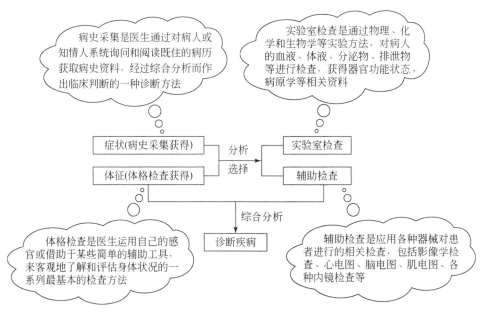

图 2-5-1　疾病诊断思路

一、病　史　采　集

（一）问诊的重要性

　　解决病人诊断问题的大多数线索和依据来源于病史采集所获得的资料，病史资料主要通过问诊和阅读既往的病历获取（图 2-5-2）。其中，问诊是病史采集的主要手段。

住院病历

姓名： 性别：男 年龄： 岁 职业：工人

民族： 婚姻：已婚 出生地： 住址：

入院日期： 记录日期： 病史叙述者：患者本人 可靠程度：可靠

主诉 左上腹疼痛十余天

现病史 患者十余天前无诱因下出现左上腹部阵发性隐痛伴嗳气，于进食后疼痛加剧，按压后稍有缓解，无恶心、呕吐。于2015年1月20日入住我院。病程中无发热，大便量少，小便正常，肛门排气次数频繁，睡眠可，精神可，发病至今体重减轻2公斤。

既往史 有胃病史、低血压，否认高血压、糖尿病史，否认药物、食物过敏史

系统回顾

头颈五官 无视力障碍、耳聋、耳鸣、眩晕、鼻出血、牙痛、牙龈出血及声音嘶哑史。

呼吸系统 无咽痛、咳嗽、咳痰、咯血、呼吸困难、胸痛、发热、盗汗等。

循环系统 无心悸、心前区疼痛、活动后气促、下肢水肿、腹水、头晕、头痛、晕厥、血压增高史。

消化系统 无反酸、嗳气、吞咽困难、腹痛、腹泻、呕吐、呕血、黄疸和黑粪史。

泌尿系统 无尿频、尿急、尿痛、腰痛、血尿、尿量异常、排尿困难、血压升高、颜面浮肿史。

造血系统 无皮肤苍白、头晕、眼花、耳鸣、记忆力减退、心悸、皮肤黏膜出血、黄疸、淋巴结及肝脾肿大、骨骼痛史。

内分泌与代谢系统 无怕热、多汗、乏力、头痛、视力障碍、烦渴、多尿、水肿、显著肥胖或明显消瘦史。无毛发增多或脱落、色素沉着、性功能改变。

肌肉骨骼系统 无疼痛、关节红肿、关节畸形、肌肉萎缩、肢体活动障碍及肌无力。

神经系统 无头痛、晕厥、记忆力减退、语言障碍、失眠、意识障碍、皮肤感觉异常、瘫痪、抽搐。

精神状态 无幻觉、妄想、定向力障碍、情绪异常史。

个人史 生于原籍、长于原籍，无外地久居史，无血吸虫病疫水接触史，无烟酒和特殊嗜好，否认吸毒、冶游史，无工业毒物接触史，无重大精神创伤史。

婚育史 已婚已育，现有1子1女，家人体健。

家族史 家族中无遗传性疾病和传染病史。

图 2-5-2 问诊的内容

问诊是医生通过对病人或知情人系统询问获取病史资料，经过综合分析而作出临床判断的一种诊断方法。临床上约有半数疾病如慢性支气管炎、心绞痛、溃疡病、糖尿病等可以通过问诊得出初步诊断，某些疾病在早期可能仅有自觉症状而缺乏客观体征，如果病史不全，资料不确切，常会导致漏诊、误诊，因而延误治疗。问诊所得的资料，也可为进一步检查提供线索和依据。因而问诊不仅是诊断疾病的重要手段，也是了解病情和提高治疗效果不可缺少的一部分。

(二) 问诊的内容

1. 一般项目 问诊的一般项目包括：姓名、性别、年龄、籍贯、民族、婚姻、通讯地址（电话号码）、工作单位、职业、就诊或入院日期、记录日期、病史陈述者及可靠程度等。

2. 主诉 为病人感受最主要的痛苦或最明显的症状或（和）体征及其持续时间，也是本次就诊最主要的原因。主诉应用一两句话加以概括，并注明自发生到就诊的时间，尽可能应用病人语

言而非医学术语。如"腹痛、腹泻伴发热 2 天"、"劳累后心慌、气急 5 年，双下肢浮肿半月"。根据主诉可初步估计疾病属于哪个系统，病情轻重与缓急，以作针对性检查。

3. 现病史 现病史是病史的主要部分，记述患病的全过程，即发生、发展、演变和诊疗经过。采集现病史时可按顺序描写，主要包括以下几个方面：

（1）起病情况和患病时间：发病的缓急和诱因，如偏瘫的发生是在活动、紧张状态下还是在睡眠时。

（2）主要症状的特点：应全面详细地询问，如对腹痛病人，应了解发生的部位、疼痛性质、持续时间、缓解方式、发作问题等。

（3）病因与诱因：了解与本次发病有关的病因（如外伤、中毒、感染等）和诱因（如气候变化、环境改变、情绪、起居饮食失调等），有助于明确诊断与拟定治疗措施。

（4）病情的发展和演变：疾病过程中主要症状的变化或新症状的出现。如上腹痛病人在病情发展过程中出现黄疸、发热或黑粪等。

（5）伴随症状：与主要症状有关的症状也应加以描述，按一般规律应出现的伴随症状而实际上没有出现时，应在现病史中记录，以便进行诊断和鉴别诊断。

（6）诊疗经过：病人在本次就诊前所作的诊断及治疗措施、药物的剂量、疗程及疗效等，以供今后治疗参考。

（7）病程中的一般情况：包括患病后体力、精神、体重、食欲、睡眠、大小便等的变化，对综合分析病情，估计预后及采取辅助治疗措施有重要意义。

4. 既往史 既往史包括病人既往的健康状况和曾经患过的疾病、外伤、手术、预防注射、过敏、输血、传染病和流行病史。与现病密切关系的疾病更应特别详细询问。

5. 系统回顾 按各系统详细询问可能发生的病情，了解各个系统发生过的疾病，以及和本次主诉之间的因果关系。

6. 个人史 个人史即生活史，包括出生地、居住地、生活习惯、烟酒嗜好、职业、工种、毒物接触史、冶游史等。

7. 婚姻史 婚姻史包括婚姻状况、结婚年龄、配偶健康状况、夫妻关系等。

8. 月经史 月经史包括月经初潮年龄、月经周期、经期天数、末次月经时间、绝经年龄等。记录格式如下。

$$初潮年龄 \frac{行经期（天）}{月经周期（天）} 末次月经时间（或绝经年龄）$$

例：$14 \frac{3 \sim 6 天}{28 \sim 30 天} 2015$ 年 1 月 10 日（或 48 岁）

9. 生育史 妊娠与生育次数、流产、早产、死胎、手术产、计划生育状况等。

10. 家庭史 父母、兄弟姐妹及子女的健康和疾病情况，包括是否有与患者相同的疾病，有无与遗传相关的疾病，如血友病、遗传性球形红细胞增多症、糖尿病、肿瘤、精神病等。对死亡的直系亲属要问明死因和年龄。

（三）问诊的方法

实践证明，有效的问诊首先来自于病人良好的沟通，只有结合实际反复训练，才能较好地掌握问诊方法与技巧。

（1）最好直接询问病人，重病人、小儿可向其家属或知情人了解。态度应热情、亲切、和蔼、耐心。

（2）根据具体情况采用不同类型的提问方式：问诊开始时采用一般性提问，如"你哪不舒服"，让患者充分展开叙述其病史，待获得一些信息后，再重点追问一些相关信息。

（3）避免使用病人难以理解的医学术语，如里急后重、端坐呼吸、间歇性跛行等。防止对病人有不良刺激的语言与表情，注意医疗保护制度。

（4）对患者提供的病史需引证核实，如患者所述曾患某种疾病，如以往患"肾炎"，应询问当时的诊断依据，症状是否符合，以免造成假象。

（5）对危重病人简要询问病史、体格检查后，应立即进行抢救，待病情好转后再作进一步问诊和全面检查，以免延误治疗。

（6）外单位病史仅供参考，决不能替代医生询问病史，应了解掌握第一手资料。

二、体格检查

体格检查是医生运用自己的感官或借助于某些简单的辅助工具（如听诊器、叩诊锤、血压计、体温计等），来客观地了解和评估身体状况的一系列最基本的检查方法。许多疾病通过体格检查再结合病史就可以作出临床诊断。体格检查的基本检查方法有 5 种：即视诊、触诊、叩诊、听诊和嗅诊（图 2-5-3）。

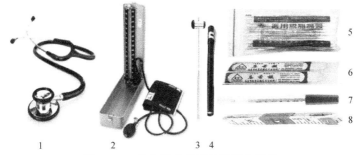

图 2-5-3 体格检查常用的器具和用品
1 听诊器；2 血压计；3 叩诊锤；4 手电筒；5 棉签；6 压舌板；7 体温计；8 卷尺

（一）视诊

视诊是医生用视觉来观察病人全身和局部病变特征的诊断方法。视诊常能提供重要的诊断资料，某些疾病单用视诊即可确定诊断，但这需要医生仔细敏锐的观察并具有丰富的医学知识和临床经验（图 2-5-4）。

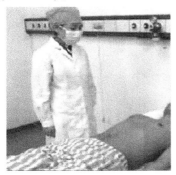

视诊应在自然光线下进行，并充分暴露被检部位。

视诊内容 {
全身一般状态、体征：年龄、发育、营养、意识状态、面容、表情、体位、姿势、步态等
局部视诊：可了解病人身体各部分的改变—如：皮肤、黏膜、舌苔、头颈、胸廓、腹壁、四肢、肌肉、骨骼、关节外形等
特殊部位视诊：鼓膜、眼底、胃肠黏膜等—需借助于某些仪器（如耳镜、检眼镜、内镜等）帮助检查
}

图 2-5-4 视诊

（二）触珍

触诊是医生通过手的触觉判断局部器官或组织物理特征的诊断方法。触诊的适用范围很广，尤以腹部检查最为重要，多用感觉较为敏感的手指指腹和掌指关节的掌面进行。由于检查目的不同施加的压力有轻有重，又可分为浅部触诊法与深部触诊法。

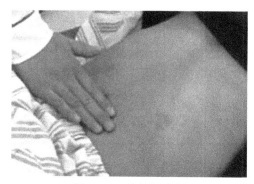

图 2-5-5　浅部触诊法

1. 浅部触诊法　触诊时，医生用一手轻轻地放在被检部位上，用掌指关节掌面滑动触摸。此法适用于体表浅在病变和腹部病变，如关节和软组织炎症、腹部有无压痛、肌紧张、搏动、肿块和脏器肿大等（图 2-5-5）。

2. 深部触诊法　触诊时，医生用单手或双手重叠，由浅入深，逐渐加压以达深部，用以察觉腹腔病变和脏器情况。检查时应嘱病人平静呼吸，或与病人谈话以转移其注意力，尽量使其腹肌放松。根据检查目的和手法不同可分为以下几类（图 2-5-6）。

深部触诊法的分类 {
深部滑行触诊法：检查腹腔深部包块和胃肠病变—方法：右手食、中、环三指并拢平放于腹壁，以手指末端逐渐触向腹腔脏器或包块，上下左右滑动触摸被触及的包块或脏器

双手触诊法：检查腹腔深部肿块和脏器—方法：将左手置于被检脏器或肿块的背部，并将被检部位推向置于腹部的右手方向，使其更接近体表，有利于右手触诊

冲击触诊法：检查腹水病人肿大的肝、脾或腹腔包块—方法：右手食、中、环三指并拢，呈 70°~90° 角放置于腹壁拟检查部位，做数次急速、较有力的冲击动作

深压触诊法：探测腹腔深在病变和确定压痛点—方法：以一、二个手指逐渐加压，以确定腹腔压痛点
}

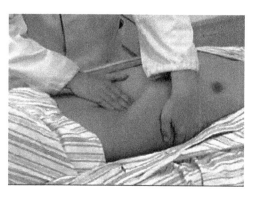

图 2-5-6　深部触诊法

（三）叩诊

叩诊是医生用手指直接或间接叩击病人体表部位，并根据其所产生的音响特征，来辨别脏器状态和病变性质的诊断方法。

1. 叩诊方法　根据叩诊的目的和叩诊的手法不同分为直接叩诊法（图 2-5-7）和间接叩诊法（图 2-5-8、图 2-5-9）两种。

2. 叩诊音　被叩击部位的组织或器官因致密度、弹性、含气量，以及与体表的间距不等，在叩击时可产生不同的音响。根据音响的强弱、长短、高低，在临床上分为清音、鼓音、过清音、浊音和实音 5 种叩诊音。各种叩诊音及特点见表 2-5-1。

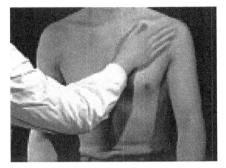

直接叩诊法：并拢右手食指、中指和环指，用掌面直接拍击被检查的部位，借拍击的反响和指下的震动感来判断病变情况的方法。此法适用于胸部或腹部较大范围的病变。如胸膜粘连或增厚、大量的胸腔积液或腹水等

图 2-5-7 直接叩诊法

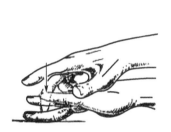
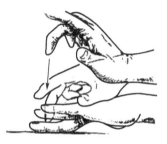

间接叩诊法：将左手中指第二指节紧贴于被检部位，其他各指稍微抬起，勿与体表接触，然后以右手中指指端垂直地叩击左手中指第二指骨的远端。每个部位每次连续叩击2~3次，叩击力量要均匀适中，使之产生的音响一致，以便正确的判断叩诊音的变化

图 2-5-8 间接叩诊法

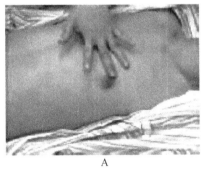
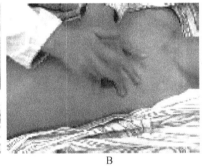

A   B

图 2-5-9 间接叩诊法

表 2-5-1 各种叩诊音及特点

叩诊音	音响特点	正常出现部位	病理情况
清音	音调低、音响较强、音时长	正常肺	支气管炎
浊音	音调、音响、音时中等	心、肝被肺覆盖的部分	肺炎，肺不张
鼓音	音调高、音响较清音强，音时较长	含气较多的空腔器官	肺空洞、气胸、气腹
实音	音调高、音响弱，音时短	实质脏器	大量胸腔积液、肺实变、实质性肿块
过清音	音调、音响介于清音与鼓音之间	生理情况不出现	肺气肿

（四）听诊

听诊是医生用听觉听取病人身体各部分发出的声音而判断正常与否的一种诊断方法。

听诊可分为直接听诊法和间接听诊法两种。

1. 直接听诊法 医生用耳郭直接贴附于被检查者的体壁上进行听诊，目前已很少采用。

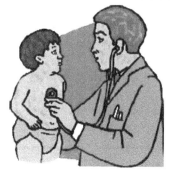

图 2-5-10　间接听诊法

2. 间接听诊法 用听诊器听诊的检查方法（图 2-5-10）。此法的使用范围较广，除心、肺、腹部外，还可听取身体其他部位的血管音、皮下气肿音、关节活动音、骨折面磨擦音等。

听诊时，环境要安静、温暖。听诊器的胸件要紧贴被检查部位，避免与皮肤摩擦而产生附加音

（五）嗅诊

嗅诊是医生以嗅觉判断发自病人的异常气味与疾病关系的诊断方法。这些异常气味可来自皮肤、黏膜、呼吸道、胃肠道、呕吐物、排泄物、分泌物、脓液和血液等，并能为许多疾病提供诊断线索（表 2-5-2）。

表 2-5-2　临床常见异常气味及与疾病的关系

来源	气味特点	提示病变
呼气	烂苹果味	糖尿病酮症酸中毒
	氨味	尿毒症
	肝腥味	肝性脑病
	蒜味	有机磷农药中毒
痰液	恶臭味	支气管扩张症、肺脓肿
	血腥味	大量咯血
呕吐物	酸味	幽门梗阻、贲门失弛缓症
	粪便味	肠梗阻
粪便	腐败性臭味	消化不良、胰腺功能不良
	腥臭味	细菌性痢疾
	肝腥味	阿米巴痢疾
尿液	浓氨味	膀胱炎
脓液	恶臭味	坏疽

三、实验室检查

实验室检查是通过物理、化学和生物学等实验方法，对病人的血液、体液、分泌物、排泄物

等进行检查，获得器官功能状态、病原学等相关资料，为临床诊断、治疗提供依据。实验室检查项目种类繁多，各种检查的临床意义不尽相同，应在病史采集和体格检查基础上根据病人的病情特点有针对性的选择。在判读实验室检查结果时，有些项目可直接诊断疾病，如病原学检测，但绝大多数的实验室检查仅有辅助诊断价值，需结合病史、体格检查和辅助检查结果综合判断分析才能得出准确结论。实验室检查常用项目如图 2-5-11。

实验室检查常用项目 { 临床血液学检查 / 临床生物化学检查 / 临床免疫学检查 / 临床病原学检查 / 体液与排泄物检查 / 其他检查：基因诊断、染色体分析等

图 2-5-11 实验室检查常用项目

（一）临床血液学检查

临床血液检查常用的项目如图 2-5-12，临床血液学常用项目结果分析见表 2-5-3。

临床血液学检查常用项目 { 血常规：红细胞、白细胞、血小板计数、分类计数，形态检测 / 红细胞沉降率 / 凝血、抗凝血、纤溶功能检测 / 溶血的检验 / 血型鉴定 / 交叉配血试验

临床血液检查常用项目用于血液和造血组织原发性疾病和非造血细胞疾病所致的血液学变化的检查

检查结果见表2-5-3

图 2-5-12 临床血液检查常用项目

表 2-5-3 临床血液学检查常用项目结果分析

	项目	异常提示	结果	参考值	单位
血常规检测	嗜碱粒细胞绝对值	正常	0.00	0 ~ 0.06	10^9/L
	嗜碱粒细胞百分比	正常	0.0	0 ~ 1.0	%
	ABO 血型	正常	B		型
	嗜酸粒细胞绝对值	正常	0.07	0.02 ~ 0.52	10^9/L
	嗜酸粒细胞百分比	正常	1.60	0.4 ~ 8.0	%
	红细胞压积	正常	0.4000	0.35 ~ 0.45	
	*血红蛋白（比色法）	正常	134.0	115 ~ 150	g/L
	淋巴细胞绝对值	正常	1.3	1.1 ~ 3.2	10^9/L
	淋巴细胞百分比	正常	30.0	20 ~ 50	%
	平均血红蛋白量	正常	31.4	27 ~ 34	pg
	平均血红蛋白浓度	正常	333	316 ~ 354	g/L
	红细胞平均体积	正常	94.4	82 ~ 100	fL
	单核细胞绝对值	正常	0.33	0.1 ~ 0.6	10^9/L
	单核细胞百分比	正常	7.6	3 ~ 10	%
	平均血小板体积	正常	9.9	9.4 ~ 12.5	fL
	中性粒细胞绝对值	正常	2.7	1.8 ~ 6.3	10^9/L
	中性粒细胞百分比	正常	60.8	40 ~ 75	%
	血小板容积	正常	0.240	0.108 ~ 0.282	

	项目	异常提示	结果	参考值	单位
血常规检测	血小板分布宽度	正常	10.8	9.0 ~ 17.0	fL
	*血小板（电阻法）	正常	241	125 ~ 350	10^9/L
	*红细胞（电阻法）	正常	4.27	3.8 ~ 5.1	10^{12}/L
	红细胞分布宽度	正常	11.9	11.5 ~ 14.5	%
	*白细胞（激光法）	正常	4.4	3.5 ~ 9.5	10^9/L
血红细胞沉降率检测	血红细胞沉降率	偏高	52	0 ~ 15	mm/h
凝血功能检测	活化部分凝血活酶时间（凝固法）	偏高	48.20	25.0 ~ 45.0	秒
	纤维蛋白原（凝固法）	偏低	1.82	2.00 ~ 4.00	g/L
	凝血酶原时间活动度	正常	111.00	70 ~ 150.0	%
	国际标准化比率	正常	0.94	0.85 ~ 1.40	INR
	凝血酶原时间	正常	12.7	10 ~ 15	秒
	凝血酶时间（凝固法）	正常	17.0	14.0 ~ 21.0	秒

注：*为医院检验单上附带，后同。

（二）临床生物化学检查

临床生物化学检查常用项目见图 2-5-13，临床生物化学检查常用项目结果分析见表 2-5-4。

临床生物化学检查常用项目 { 糖、蛋白质、脂肪及其代谢产物的检测；电解质、微量元素的检验；血气分析；临床酶学检验；激素和内分泌功能的检验；药物和毒物浓度检查等 }

临床生物化学检查常用项目主要用于对组成机体的生理成分、代谢功能、重要脏器的生化功能、毒物分析和药物浓度检测等的检验

检查结果见表2-5-4

图 2-5-13　临床血液检查常用项目

表 2-5-4　临床生物化学检查常用项目结果分析

	项目	异常提示	结果	参考值	单位
糖、蛋白质、脂肪及其代谢产物、电解质和酶的检测					
5.1	白球比例	偏高	2.99	1.2 ~ 2.40	
5.2	腺苷脱氨酶（连续监测法）	正常	7.00	0 ~ 25	U/L
5.3	a-L-岩藻糖苷酶（连续监测法）	正常	29.0	3 ~ 40	U/L
5.4	*碱性磷酸酶（连续监测法）	正常	60	35 ~ 100	U/L
5.5	*白蛋白（溴甲酚绿法）	正常	47.6	40 ~ 55.0	g/L
5.6	*谷丙转氨酶（连续监测法）	正常	40	7 ~ 40	U/L

续表

	项目	异常提示	结果	参考值	单位
5.7	载脂蛋白 A₁（免疫比浊法）	正常	1.80	1.00～2.00	g/L
5.8	载脂蛋白-B（免疫比浊法）	正常	0.99	0.60～1.500	g/L
5.9	*谷草转氨酶（连续监测法）	偏高	36	13～35	U/L
5.10	*钙（偶氮胂Ⅲ法）	正常	2.35	2.08～2.60	mmol/L
5.11	胆碱酯酶（连续监测法）	正常	5014	4500～18000	U/L
5.12	*总胆固醇（酶法）	偏高	5.35	2.83～5.23	mmol/L
5.13	氯（电极法）	正常	102	99～110	mmol/L
5.14	二氧化碳	正常	24.2	20～30	mmol/L
5.15	*肌酐（酶法）	正常	59	31～95	μmol/L
5.16	胱抑素 C	正常	0.65	0～1.20	mg/L
5.17	直接胆红素（钒酸盐氧化法）	正常	2.6	0.1～6.8	μmol/L
5.18	*γ谷氨酰转移酶（酶法）	正常	34	7～45	U/L
5.19	球蛋白	偏低	15.9	20～40.0	g/L
5.20	*葡萄糖（氧化酶法）	正常	5.04	3.90～6.10	mmol/L
5.21	高密度脂蛋白（直接法）	正常	1.49	>0.90	mmol/L
5.22	间接胆红素	正常	14.1	2.0～22.0	μmol/L
5.23	免疫球蛋白 A（免疫比浊法）	正常	1.56	0.7～3.3	g/L
5.24	免疫球蛋白 G（免疫比浊法）	正常	9.50	8.00～16.00	g/L
5.25	免疫球蛋白 M（免疫比浊法）	正常	1.50	0.40～2.30	g/L
5.26	钾（电极法）	正常	3.90	3.5～5.3	mmol/L
5.27	低密度脂蛋白胆固醇	偏高	3.30	2.06～3.15	mmol/L
5.28	镁（二甲苯胺蓝法）	正常	0.93	0.70～1.10	mmol/L
5.29	钠（电极法）	正常	138	137～147	mmol/L
5.30	磷（紫外直接法）	正常	1.11	0.81～1.62	mmol/L
血气分析					
20.1	肺泡气-动脉氧分压差	正常	29.00	0	mmHg
20.2	剩余碱（BEecf）	正常	2.2	−2.0～+3.0	mmol/L
20.3	全血剩余碱	正常	2.0	−2.3～+2.3	mmol/L
20.4	实际碳酸氢盐	偏高	27	18～23	mmol/L
20.5	标准碳酸氢盐	偏高	26.40	21.0～25.0	mmol/L
20.6	压积	正常	55.0000	35～55	%
20.7	血液氧含量	偏高	22.6	15.0～22.0	ml/dl
20.8	PAO2	正常	100.00		mmHg

项目		异常提示	结果	参考值	单位
20.9	PaO2/PAO2	正常	0.71		mmHg
20.10	二氧化碳分压	正常	40.0	35.8 ~ 48.0	mmHg
20.11	酸碱度	正常	7.430	7.35 ~ 7.45	
20.12	氧分压	偏低	72.0	80.0 ~ 108.0	mmHg
20.13	呼吸指数	正常	0.40		
20.14	血氧饱和度	正常	95	95 ~ 98	%
20.15	二氧化碳总量	正常	28	22.0 ~ 30.0	mmol/L
20.16	病人实际体温	正常	36.8		℃
20.17	血红蛋白	正常	171.0	110 ~ 174	g/L

（三）临床免疫学检查

临床免疫学检查常用项目如图 2-5-14，临床免疫学检查常用项目结果分析见表 2-5-5。

$$\text{临床免疫学检查常用项目} \begin{cases} \text{机体免疫功能检验} \\ \text{感染性免疫检验} \\ \text{自身性免疫检验} \\ \text{肿瘤标志物等检验} \end{cases}$$

图 2-5-14　临床免疫学检查常用项目

表 2-5-5　临床免疫学检查常用项目结果分析

项目		异常提示	结果	参考值	单位
感染性免疫检验					
4.1	*乙肝表面抗原（雅培发光法）	正常	0.01	0.00 ~ 0.05	IU/mL
4.2	丙肝抗体测定（化学发光法）	正常	0.07	0.0 ~ 1.00	S/CO
4.3	HIV 抗原抗体检测（化学发光法）	正常	0.16	0.0 ~ 1.00	S/CO
4.4	梅毒螺旋体抗体测定（发光法）	正常	0.04	0.0 ~ 1.00	S/CO
自身性免疫检验					
3.1	抗核抗体（ELISA 法）	正常	阴性	S/CO<1.0	
3.2	抗环瓜氨酸肽抗体（CCP）（ELISA 法）	正常	阴性	阴性反应	
3.3	抗双链 DNA 抗体（ELISA 法）	正常	8.92	0 ~ 100.0	
3.4	抗 Jo-1 抗体（免疫印迹法）	正常	阴性反应	阴性反应	
3.5	抗 RNP 抗体（免疫印迹法）	正常	阴性反应	阴性反应	
3.6	抗 Scl-70 抗体（免疫印迹法）	正常	阴性反应	阴性反应	
3.7	抗 Sm 抗体（免疫印迹法）	正常	阴性反应	阴性反应	
3.8	抗 SSA 抗体（免疫印迹法）	正常	阴性反应	阴性反应	
3.9	抗 SSB 抗体（免疫印迹法）	正常	阴性反应	阴性反应	

	项目	异常提示	结果	参考值	单位
常用肿瘤标志物检验					
2.1	甲胎蛋白（化学发光法）	正常	1.36	0.0～8.78	ng/ml
2.2	糖类抗原125（化学发光法）	正常	7.39	0.0～35.0	U/ml
2.3	糖类抗原153（化学发光法）	正常	14.26	0.00～31.30	U/ml
2.4	糖类抗原199（化学发光法）	正常	15.15	0.0～37.0	U/ml
2.5	甲胎蛋白（化学发光法）	正常	2.49	0.00～5.00	ng/ml

（四）临床病原学检查

包括病原体检验和细菌耐药性检验等（图2-5-15）。

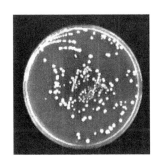

	项目	异常提示	结果
4.1	细菌培养+药敏	异常	培养出革兰阴性杆菌
4.2	真菌培养+药敏	正常	无真菌生长

图2-5-15 病原体培养检查及结果分析

知识延伸

　　细菌耐药性是细菌产生对抗生素不敏感的现象。根据发生原因分为获得性耐药性和天然耐药性。天然耐药性是由细菌的染色体决定、代代相传，不会改变。获得性耐药性是由于细菌与抗生素接触后，由质粒介导，通过改变自身的代谢途径，使其不被抗生素杀灭。如金黄色葡萄球菌产生β-内酰胺酶而耐药。获得性耐药可因不再接触抗生素而消失，也可由质粒将耐药基因转移至染色体而代代相传，成为固有耐药。

　　耐药菌株在世界各地逐年增多，其发生原因多与抗生素的不合理使用甚至滥用有关。要控制耐药菌的增长，需要全社会的共同努力，做到合理使用抗生素，包括完善药物的使用、销售规范，普通患者仅在医师开具处方时才使用抗生素，医疗工作者应将抗生素处方控制在必要的最小限度，药店需在有医师处方的前提下才能向患者出售抗生素等。

（五）体液与排泄物检查

该检查包括对各种体液（尿液、脑脊液、精液、胆汁等）和排泄物（粪便、痰液）的常规检验（表2-5-6）。

表 2-5-6　临床常用体液与排泄物检查项目结果分析

	项目	异常提示	结果	参考值	单位
尿常规					
5.1	细菌（尿沉渣）	正常	阴性	阴性	
5.2	*胆红素（干化学法）	正常	阴性	阴性反应	
5.3	*潜血（干化学法）	正常	阴性	阴性反应	
5.4	酵母菌（尿沉渣）	正常	阴性	阴性	
5.5	草酸钙结晶	正常	阴性		
5.6	磷酸盐结晶	正常	阴性		
5.7	*尿糖（干化学法）	正常	阴性	阴性反应	
5.8	透明管型（尿沉渣）	正常	0	0～2	/LPF
5.9	*酮体（干化学法）	正常	1+	阴性反应	
5.10	*白细胞（干化学法）	正常	阴性	阴性反应	
5.11	黏液丝（尿沉渣）	正常	阴性	阴性	
5.12	管型	正常	阴性	阴性	
5.13	*亚硝酸盐（干化学法）	正常	阴性	阴性反应	
5.14	脓球	正常	阴性	阴性	
5.15	镜检红细胞	正常	阴性	阴性	
5.16	非鳞状上皮细胞（尿沉渣）	正常	0	0～15	/μl
5.17	镜检上皮细胞	正常	阴性	阴性	
5.18	镜检白细胞	正常	阴性	阴性	
5.19	颜色	正常	黄色	黄色	
5.20	*蛋白质（干化学法）	正常	阴性	阴性反应	
5.21	*比重（干化学法）	正常	1.010	1.010～1.030	
5.22	鳞状上皮细胞（尿沉渣）	正常	1	0～28	/μl
5.23	细胞管型（尿沉渣）	正常	0.0	0～1	/LPF
5.24	颗粒管型（尿沉渣）	正常	0.0	0～1	/LPF
5.25	蜡样管型（尿沉渣）	正常	0.0	0～1	/LPF
5.26	未分类结晶（尿沉渣）	正常	阴性	阴性	
5.27	*酸碱度（干化学法）	正常	7.00	4.5～8.0	
5.28	红细胞（尿沉渣）	正常	3.0	0～24	/μL
5.29	*尿胆原（干化学法）	正常	阴性	阴性反应	
5.30	白细胞（尿沉渣）	正常	11.9	0～26	/μL
5.31	*维C（干化学法）	正常	阴性	阴性反应	
大便常规					
3.1	*虫卵	正常	未找到	未找到	
3.2	*脓球	正常	阴性	阴性	
3.3	*红细胞	正常	阴性	阴性	
3.4	*白细胞	正常	阴性	阴性	
3.5	*性状	正常	软便	软便	
3.6	*颜色	正常	黄色	黄色	
3.7	*隐血（胶体金标法）	正常	阴性反应	阴性反应	

（六）其他检查

1. 基因诊断 是以遗传物质（如 DNA 或 RNA）为检查对象，利用分子生物学技术，检查基因的结构或表达量的多少来诊断疾病的方法（图 2-5-16）。

基因诊断应用范围 ｛ 感染性疾病病原体诊断
先天遗传性疾病诊断
基因突变性疾病诊断
产前诊断
亲子鉴定
法医物证等

项目	异常提示	结果	参考值	单位
31 乙肝病毒–DNA	升高	4.33E+06	100.0	U/ml

图 2-5-16 基因诊断
PCR 法检测乙肝病毒拷贝数

2. 染色体检查 将培养细胞经过特殊制片和显带技术，在光学显微镜下观察分裂中期的染色体，确定染色体的数目及结构是否发生畸变，是诊断染色体病的基本方法（图 2-5-17）。

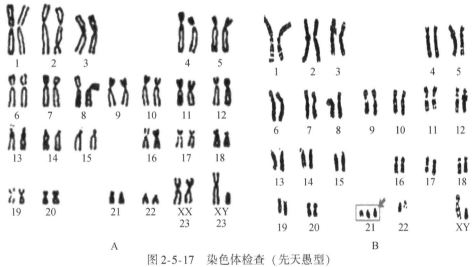

图 2-5-17 染色体检查（先天愚型）
A. 正常人染色体；B. 先天愚型患者染色体

先天愚型（又称 21 三体综合征），正常人有 46 条染色体，患此病者多了一条 21 号染色体。

四、辅 助 检 查

辅助检查是应用各种器械对患者进行的相关检查，需在问诊、体格检查、必要的实验室检查基础上有针对性的选用，为疾病诊断提供依据。包括影像学检查、心电图、脑电图、肌电图、各种内镜检查等。

（一）影像学检查

影像学检查是借助于不同的成像手段使人体内部器官和结构显出影像，从而了解人体的解剖与生理功能状态和病理变化，以达到诊断的目的。影像学检查是观察活体器官和组织的形态及功能最好的方法。影像学检查主要包括超声成像检查（图 2-5-18）、普通 X 线检查、X 线电脑断层扫描（CT），核磁共振成像（MRI）（图2-5-19）、核素扫描等。影像学检查方法较多，要在确保患者安全、痛苦小、费用相对低的原则下准确选择检查方法，首先必须了解各种检查手段的特点，知道各脏器最适合的检查方法，其次要明了各种检查手段之间的关系，相互取长补短，使检查方法达到最佳组合。各种影像学检查方法的特点如表2-5-7：

表2-5-7　各种影像学检查方法的特点

成像方法	成像原理	优点	缺点	主要应用范围
超声成像	利用人体对超声波的反射，将组织的反射波进行图像化处理	安全、无创、无辐射，费用低	图像显示相对粗糙，检查部位有一定限制	腹腔、盆腔脏器病变、心脏大血管病变和浆膜腔积液的诊断
X线	利用X线在人体各种组织穿透能力的差异成像	操作方便、费用低，应用广泛	有辐射，图像显示相对粗糙	适用于全身各系统的检查，在呼吸系统和骨骼系统病变中最常用
CT	利用X线在人体各种组织穿透能力的差异和计算机三维重建技术成像	密度分辨率高，成像清晰	辐射量大，价格比较昂贵，不宜作为常规诊断手段	适用于全身各系统的检查
MRI	利用原子核在强磁场内发生共振所产生信号经图像重建的成像技术	无辐射，成像清晰，对软组织的分辨率比X线、CT高	价格昂贵，空间分辨率低于X线、CT，对钙化灶、肿瘤边缘水肿、骨骼和胃肠道显示不如X线、CT	适用于全身各系统的检查，尤其是软组织病变和脊髓、椎间盘病变的诊断
核素扫描	利用放射性核素作为示踪剂，通过显像仪器显示和拍摄进入人体内的放射性核素的分布	灵敏准确地定量分析病灶部位的代谢变化	有辐射，价格昂贵	主要用于甲状腺、肾上腺、骨骼病变诊断和肿瘤转移灶的检查

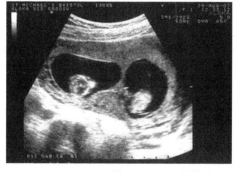

B超检查安全、无创、无辐射，孕妇也可用。图为早孕的孕囊

图2-5-18　B超检查

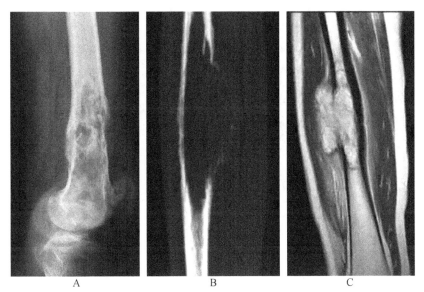

图 2-5-19　普通 X 线、CT、MRI 检查在骨肿瘤（骨肉瘤）诊断中的应用

A. 普通 X 线检查见股骨下段骨密度改变，伴有骨皮质改变；B. CT 检查，成像更清晰，可清楚显示肿块影和骨皮质破坏；C. MRI 检查能更好地表达软组织的信息，图像清晰地显示肿瘤侵犯骨旁的软组织

（二）心电图、脑电图、肌电图

生物电是一切活细胞都具有的基本生命现象，检测细胞、组织、器官电生理的改变，是疾病诊断的方法之一，常用于检测器官电位变化的检查方法有心电图（图 2-5-20）、脑电图（图 2-5-21）、肌电图（图 2-5-22），对诊断心脏、神经、肌肉的病变具有重要意义。

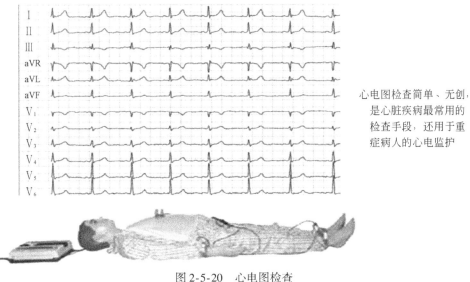

心电图检查简单、无创，是心脏疾病最常用的检查手段，还用于重症病人的心电监护

图 2-5-20　心电图检查

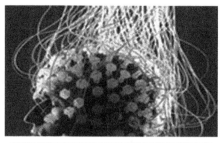

脑电图检查主要用于神经、精神疾病的检查，如癫痫、颅内占位性病变、颅脑损伤、脑血管畸形等，均可在脑电图上表现出相应的波形改变

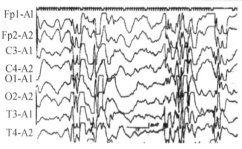

图 2-5-21　脑电图检查

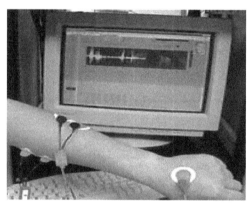

肌电图检查反映判断神经、肌肉系统功能及形态学变化，用于神经、肌肉系统疾病的诊断。缺点：需要将电极插入到骨骼肌，有一定的痛苦

图 2-5-22　肌电图检查

（三）内镜检查

内镜是通过光学装置，对深部或与外界相通的器官进行直接观察的医疗器械。依据其用途的不同，常用内镜有胃、肠镜、喉镜、支气管镜、膀胱镜、阴道镜、宫腔镜、纵隔镜、腹腔镜等。通过内镜可以直接观察病变的部位、特点，并可以在内镜直视下取病变组织做活体组织病理检查，明确疾病诊断，对一些范围较小的肿瘤性病变还可在内镜下直接切除。

五、其他特殊检查技术：病理诊断

病理诊断是通过观察器官、组织的大体（肉眼）改变、显微镜下组织结构和细胞形态的特点，结合临床资料（病史、症状、体征）、实验室检查和辅助检查结果综合分析做出的疾病诊断，因此它比临床上根据病史、症状和体征等做出的分析性诊断（常有多个诊断或可能性诊断）及利用各种影像学（如超声波、X线、CT、核磁共振等）所作出的诊断更具有客观性和准确性。临床病理检查包括三方面：尸体剖检（简称尸检）、活体组织病理检查（简称活检）和细胞学检查，医院中常用的是后两种（表2-5-8）。

虽然病理检查可以确定病变的性质，在各种辅助检查中准确度最高，但仍有一定的局限性。病理诊断是结合送检材料形态学变化及临床资料、实验室、辅助检查结果所作出的一种综合性诊断，其准确性受临床医生送检材料是否取中典型病变的组织、所提供的临床资料是否完整和病理医生诊断水平等多种因素的影响。当病理检查结果（图2-5-23）与临床不符时，临床医生一方面要向病理医生反映情况，另一方面要做好继续观察的工作。

表2-5-8　各种病理检查方法的特点

病理检查方法	检查对象	临床应用
尸检	死亡患者（尸体）	查明死因，验证诊治
活检	患者身上取下的组织	及时准确地对疾病作出病理诊断 协助选择治疗方案 随诊观察病情，判断疗效
细胞学检查	细胞（脱落或针吸细胞）	体检筛查（如宫颈脱落细胞筛查宫颈癌） 诊断疾病

病理检查报告单　　　　　　　　　　　　　　　　　　　病理号：

姓名：　　　　　　　性别：男　　　　　　　年龄：　　岁　　　　　门诊号：

住院号：　　　　　　病区：　　　　　　　　床位：　　　　　　　　送检科室：

送检医院：　　　　　　　　　送检医师：　　　　　　　　　　　　送检日期：

送检标本：大肠　　　　　　　临床诊断：大肠多发性息肉病并恶变

肉眼所见：已切开肠管一段，长84cm，周径6.5cm，肠黏膜面见弥漫息肉状突起（数量>100个），遍布整个肠腔，直径0.3~3cm，阑尾长6cm，直径0.4cm。肠系膜脂肪组织内扪及淋巴结数枚。

镜下所见：

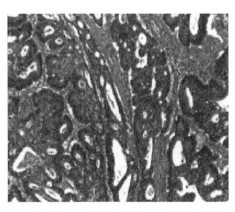

病理诊断：1. 大肠腺瘤性息肉病并高分化腺癌，浸润肠壁深肌层，部分腺瘤腺体有不同程度的非典型性。

2. 肛门切缘及肠切端均未见癌；

3. 肠系膜淋巴结见癌转移（2/44）；

4. 急性单纯性阑尾炎。

免疫组化结果：P53（-）、Ki-67（指数约85%）PTEN（+）、C-erbB-2（-）。

图2-5-23　病理检查报告单

（苏传丽）

第三篇　现代医学各论

第六章　运 动 系 统

🔍 **想想看**

为什么说生命在于运动！同样是骨骼、肌肉、关节，为什么运动员会拥有惊人的力量和速度、舞蹈演员会展现出令人惊叹的肢体语言？想想看，人体的运动系统由哪些部分组成？有什么功能？

一、运动系统的结构与功能

运动系统由骨、骨连结和骨骼肌三部分组成。

（一）骨

1. 骨的分类　骨是一种器官，是人体最坚硬的结构，并具有一定的弹性。其主要由骨组织构成，分布有丰富的血管、淋巴管和神经。活体骨不断进行着新陈代谢，经历着生长发育的过程，有自我修复和自我改建的能力。

全身骨共 206 块，按分布位置分为颅骨、躯干骨和四肢骨三类（图 3-6-1）。

根据骨的形态，可将骨分为长骨、短骨、扁骨和不规则骨四类（图 3-6-2）。

2. 骨的构造　骨由骨质、骨膜、骨髓及神经、血管等构成（图 3-6-3）。

骨质是骨的主要成分，分为密质和松质。骨密质由骨板紧密而有规律地排列而成，其质地致密，抗压、抗扭曲能力强；骨松质由许多片状的骨小梁交织排列呈海绵状，小梁排列与骨所承受的压力和张力的方向是一致的。

骨膜由纤维结缔组织构成。它包裹着整个骨的外面（关节面除外），除了给骨提供营养，骨

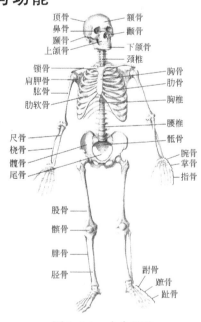

图 3-6-1　全身骨骼

膜的神经还能感受疼痛。

骨髓存在于长骨的骨髓腔和骨松质腔隙内，分红骨髓和黄骨髓。黄骨髓内含大量脂肪组织，在正常情况下无造血功能，主要存在于成人长骨的骨髓腔内。红骨髓主要存在于骨松质内，终生都具有造血功能。

3. 骨的理化性质与可塑性 骨的化学成分包括有机物和无机物两大类。有机物主要有胶原纤维和黏多糖蛋白等，占成人骨重量的1/3。无机物主要以碱性磷酸钙为主，占成人骨重量的2/3。有机物使骨具有韧性和弹性，无机物使骨具有硬度。幼儿的骨有机物相对较多，所以柔韧易变形，遇暴力冲击会发生青枝骨折。成年人的骨坚硬且有弹性，每平方毫米能抗15kg的压力。老年人的骨无机物相对较多，较脆，稍受暴力即易骨折。

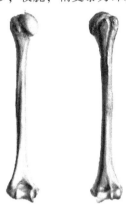

长骨：呈长管状，分一体、两端，体称骨干，内有骨髓腔，容纳骨髓；两端膨大，称骺，幼年时有骺软骨，其细胞不断分裂并骨化，使骨长长。成年后软骨骨化，形成骨骺线

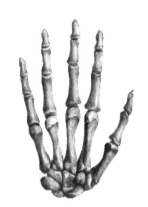

短骨：呈立方体，多分布于连结牢固且运动灵活的部位，如手部的腕骨和足部的跗骨

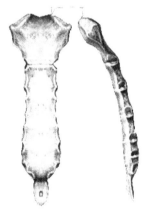

扁骨：呈板状，主要构成颅腔、胸腔和盆腔的壁，起保护作用，如胸骨

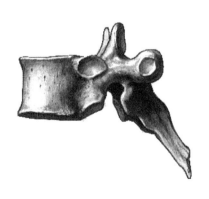

不规则骨：形状不规则，如椎骨。有些骨内含有空腔，称含气骨，如上颌骨

图 3-6-2 骨的形态分类

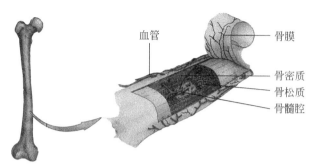

图 3-6-3　骨的构造

骨在生长发育过程中，由于受内外环境的影响，也可能使骨的形态发生改变。如长期肢体瘫痪的人，不仅发生肌萎缩，骨也会出现脱钙和萎缩现象。儿童长期坐姿不正确，久之可形成驼背或脊柱侧弯。可见骨是一种可塑性较大的器官。加强锻炼、重视营养可保证骨的正常生长发育。

4. 骨的功能　骨不仅强壮而且足够轻盈，所以既能构成人体的支架，有力地支撑人体的重量，又能活动自如，协助人体完成各种动作。骨能围成骨性空腔，对内脏器官起到保护作用。骨储存着人体内 99% 的钙和 86% 左右的磷。

（二）骨连结

骨连结有直接连结和间接连结两种形式。直接连结是骨与骨之间以结缔组织、软骨或骨三种组织相连，活动性小或不能活动。间接连结即关节。

1. 关节的构造　人体的各种运动，都是通过关节的角度变化或位置移动来实现的。

不同关节的形态结构多种多样，大小不一，但所有关节都有关节面、关节囊、关节腔三种基本结构（图 3-6-4）。

为了增强关节的稳固性或灵活性，一些关节在结构上还有韧带、关节盘、关节盂、关节唇等辅助结构。

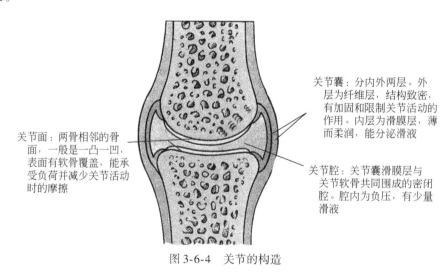

关节囊：分内外两层。外层为纤维层，结构致密，有加固和限制关节活动的作用。内层为滑膜层，薄而柔润，能分泌滑液

关节面：两骨相邻的骨面，一般是一凸一凹，表面有软骨覆盖，能承受负荷并减少关节活动时的摩擦

关节腔：关节囊滑膜层与关节软骨共同围成的密闭腔。腔内为负压，有少量滑液

图 3-6-4　关节的构造

2. 人体重要的骨连结

（1）脊柱的连结：脊柱位于背部正中，作为躯干的中轴，由 24 块椎骨、1 个骶骨和 1 个尾骨

借软骨、韧带和关节连结而成。从侧方看，脊柱略呈"S"形弯曲。它由颈、胸、腰、骶四个生理性弯曲构成。其中颈曲和腰曲凸向前，胸曲和骶曲凹向后，与人体重心有关［（彩）图3-6-5］。每块椎骨中间有椎孔，全部椎骨的椎孔共同连成椎管，容纳脊髓。

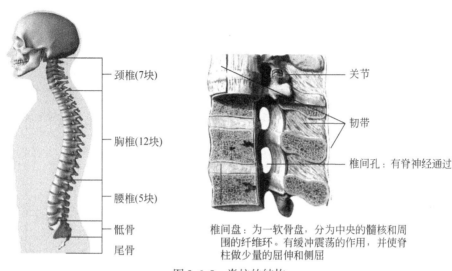

颈椎(7块)

关节

韧带

胸椎(12块)

椎间孔：有脊神经通过

腰椎(5块)

骶骨

尾骨

椎间盘：为一软骨盘，分为中央的髓核和周围的纤维环。有缓冲震荡的作用，并使脊柱做少量的屈伸和侧屈

图 3-6-5 脊柱的结构

（2）胸廓：由12块胸椎、12对肋和1块胸骨连结而成，形成上窄下宽、前后略扁的圆锥形。12对肋后端与胸椎之间形成肋椎关节，前端移行为软骨，1~7肋软骨连于胸骨，8~10肋软骨依次连于上一位肋软骨，形成左右肋弓（图3-6-6）。

胸廓除有保护和支持功能外，主要参与呼吸运动。吸气时，在肌作用下，肋骨上提，使胸腔容积增大；呼气时则相反，胸腔容积减小。胸腔容积的改变，促成了肺呼吸。

（3）肩关节：由锁骨、肩胛骨、肱骨组成，主要功能是让手臂做多种不同方向的旋转。肩关节囊薄而松弛，其下壁更为薄弱。囊的上壁有肌腱和韧带加强，前壁后壁也有肌腱的纤维加入，这些都增加了关节的稳固性。关节囊下方缺少肌附着，成为肩关节的薄弱处，肩关节脱位时，肱骨头常在此处脱出（图3-6-7）。

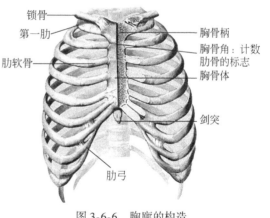

锁骨

第一肋

胸骨柄

肋软骨

胸骨角：计数肋骨的标志

胸骨体

剑突

肋弓

图 3-6-6 胸廓的构造

（4）膝关节：是人体最大、构造最复杂的关节，由股骨、胫骨和髌骨构成。关节囊薄而松弛，周围有韧带加强。前方有股四头肌肌腱延续而成的髌韧带，向下止于胫骨；两侧有副韧带加强。关节囊内有前后交叉韧带连结股骨和胫骨，限制胫骨前后移位。关节囊内股骨和胫骨的关节面之间垫有两块半月板，内侧呈"C"形、外侧呈"O"形。半月板可使两骨的关节面更加适应，从而增加关节的稳定性和灵活性（图3-6-8）。

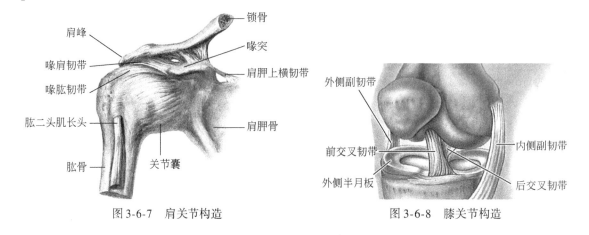

图 3-6-7　肩关节构造　　　　　　　图 3-6-8　膝关节构造

（三）骨骼肌

骨骼肌附着于骨，收缩迅速有力，可随人的主观意志而活动，加上供应它的血管和神经，形成具有一定外形的成块的肌。

骨骼肌由肌腹和肌腱两部分组成。肌腹主要由肌纤维构成，在神经的支配下收缩，肌纤维收缩可使其缩短至原来的一半左右。骨骼肌的两端通过肌腱附着于两块或两块以上的骨面或软骨上。肌腱由致密结缔组织构成，没有收缩能力，但能抵抗很大的张力。骨骼肌周围还有一些辅助装置，包括筋膜、滑膜囊、腱鞘等，主要用途是协助肌肉的活动、保持肌肉的位置、减少运动时的摩擦。

全身骨骼肌按分布可分头颈肌、躯干肌和四肢肌（图 3-6-9）。

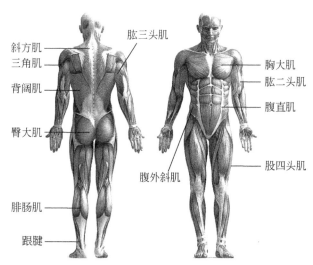

图 3-6-9　全身肌肉

骨骼肌按其形状可分为长肌、短肌、扁肌和轮匝肌四类。长肌多见于四肢，收缩时可显著缩短而引起大幅度的运动。短肌多见于躯干深层，有明显的节段性，常可作为姿势骨而保持小幅度的持久运动。扁肌扁薄，多见于胸腹壁，除了运动功能处还有围成胸腹腔及保护内脏的作用。轮匝肌由环形的肌纤维组成，位于孔裂的周围，收缩时可关闭孔裂（图 3-6-10）。

骨骼肌细胞呈细长纤维状，故也称为骨骼肌纤维。在肌纤维的细胞质中有沿细胞长轴排列的细长的肌原纤维，呈细丝状。每条肌原纤维又由具有收缩功能的粗、细两种肌丝组成。通过粗、细肌丝之间的滑行完成骨骼肌的收缩（图3-6-11）。

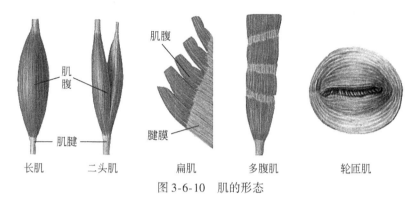

图 3-6-10　肌的形态

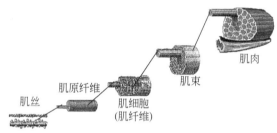

图 3-6-11　肌纤维微观示意图

二、运动系统常见疾病

（一）运动系统疾病有哪些常见的临床症状

1. 疼痛　有局部痛、游走痛及牵涉痛（放散痛）等不同表现。

局部痛可分为急性痛与慢性痛。急性炎症、损伤可引起局部剧痛，如腰部扭伤时可出现腰部难以忍受的疼痛。慢性痛如慢性腰肌劳损。

游走痛疼痛部分不固定。如疼痛先在一处关节，可转移到另一关节，即所谓游走性疼痛。也可见先有关节痛，后出现游走性肌肉痛。游走性痛多见于风湿病。

牵涉痛是指局部病变压迫或刺激该部邻近神经，引起沿神经分布区的远处疼痛。例如，颈椎有病，可引起颈臂痛及手指麻痛；腰椎病变可引起下肢放射痛。

2. 运动障碍　即关节活动减少或丧失。引起活动障碍的原因可以是直接的，也可以是间接的。直接原因包括关节本身有炎症、损伤，关节软骨面脱落形成游离体等可影响关节的伸屈活动。间接原因常见于关节附近的肌肉因疼痛而痉挛（即肌肉较长时间的收缩）影响关节活动。如屈髋肌肉痉挛可使髋关节呈屈曲状态。当神经系统有病变，支配肌肉收缩的神经丧失功能时，关节也无力伸或屈而呈瘫痪状态。脑炎后遗症时，肌肉可呈痉挛状态，也可使关节丧失自主活动能力。

3. 畸形　有先天性畸形和后天性畸形。

先天性畸形，种类较多。常见者有先天性髋关节脱位，其次有先天性马蹄内翻足、斜颈等。

后天性畸形常见原因有感染性炎症（如化脓性关节炎、骨关节结核）、类风湿关节炎、创伤

（骨折或脱位又未经复位或治疗不当等可引起畸形）、神经系统疾病（引起肌肉瘫痪或肌肉痉挛，常见者如脊髓灰质炎后遗症及大脑瘫后遗症）、发育障碍（常见者如肢体不等长）等。有的原因不明，如原因不明的脊柱侧凸畸形。

（二）运动系统疾病有哪些常用的检查方法

运动系统疾病诊断主要还是依赖于影像学检查。X线拍片检查是一个重要手段，一般拍正位和侧位片，必要时可采用斜位，特殊情况下采用特殊投照方法。绝大多数病人经X线检查就能明确诊断。

另外，B超对关节性疾病、肌肉和肌腱的损伤及运动系统肿瘤的诊断目前在临床上也引起了重视，一方面它对病变可以提供更多的信息，另一方面，它是唯一观察疾病动态的简单方法，用动态图像为临床提供依据。

（三）运动系统有哪些常见疾病

1. 类风湿关节炎　在有遗传倾向的个体，由于抗原刺激免疫系统，使其攻击自身组织，这种由自身免疫所引发的关节炎即类风湿关节炎。

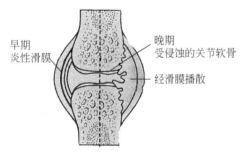

早期
炎性滑膜

晚期
受侵蚀的关节软骨

经滑膜播散

图 3-6-12　类风湿关节炎病变

女性发病率高于男性，为男性的 2 ~ 3 倍。可发生于任何年龄，高发年龄为 40 ~ 60 岁。

具有特征性的病变是许多小关节对称性地受到侵犯（常≥5 个关节），易受侵犯的关节有手关节、足关节、腕关节、踝关节及颞下颌关节等，其他还可有肘关节、肩关节、颈椎关节、髋关节、膝关节等。发病时受侵犯关节滑膜发炎，晚期滑膜增厚并扩散至整个关节，关节软骨和骨端也被侵蚀（图 3-6-12）。

主要临床表现：关节发生红肿、僵硬和畸形。僵硬一般在早晨较严重，白天稍好。典型的类风湿关节炎畸形是纽扣畸形（即近端指骨间关节的过度屈曲及远端指骨间关节的过度伸直）、鹅颈畸形（近端指骨间关节的过度伸直及远端指骨间关节的过度屈曲）。拇指可能会发展成"Z"形拇指畸形，即掌指关节的固定性屈曲及关节移位，令手部形成正方形状（图 3-6-13）。两骨端变得粗糙，并由于炎性组织细胞在骨端集结产生小结，小结表面皮肤变得薄而易破。所有这些症状均可限制关节的运动。

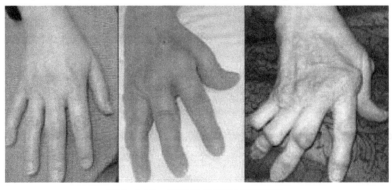

图 3-6-13　类风湿关节炎关节畸形

类风湿关节炎虽然不能完全治愈，但目前认为在早期使用免疫抑制药物可延长疾病的缓解期。在急性期，为了减轻炎症和疼痛，病人需休息并使用药物。缓解期进行适当的锻炼有助于保持受累关节的灵活性。当滑膜的炎症不能用药物控制，手术（滑膜切除术、关节置换术）可减轻症状，并延缓关节病变进一步恶化。

临床上应注意类风湿关节炎与风湿性关节炎的区别（表 3-6-1）。

表 3-6-1 类风湿关节炎与风湿性关节炎的比较

	类风湿关节炎	风湿性关节炎
发病情况	中年女性多见	初发年龄以 9~17 岁多见，男女比例相当
病因	多种原因引起的关节滑膜的慢性损伤	与链球菌感染有关
症状	往往侵犯小关节（尤其是掌指关节、近端指间关节、腕关节），也会侵及其他大小关节，晚期往往造成关节的畸形。还可出现类风湿结节和心、肺、肾、周围神经及眼的内脏病变	常见累及大关节（膝关节、肘关节等），不造成关节的畸形。还有环形红斑、舞蹈症、心肌炎的症状
实验室检查	类风湿因子高，CCP、AKA 会出现阳性	抗链球菌溶酶 "O" 滴度高
治疗	以防止关节破坏，保护关节功能，最大限度地提高患者的生活质量为目标	以消除链球菌感染为主，同时对于关节疼痛、心肌炎等进行相关处理
预后	晚期会出现关节畸形	治疗后关节无变形遗留

2. 椎间盘突出症 是临床上较为常见的脊柱疾病之一。在破损、撕裂或挤压等外界因素的作用下，椎间盘的纤维环破裂，髓核组织从破裂之处突出（或脱出）于后（侧）方或椎管内，从而导致相邻的组织，如脊神经根和脊髓等受到刺激或压迫，产生颈、肩、腰腿痛、麻木等一系列临床症状。按发病部位分为颈椎间盘突出症和胸椎间盘突出症和腰椎间盘突出症。以腰椎间盘突出症最为常见（图 3-6-14）。

腰椎间盘突出时腰痛是大多数患者最先出现的症状，发生率约91%。另外可出现下肢放射痛，特别下位腰椎椎间盘突出可表现为坐骨神经痛。典型的坐骨神经痛是从下腰部向臀部、大腿后方、小腿外侧直到足部的放射痛，在打喷嚏和咳嗽等腹压增高的情况下疼痛会加剧。

大多数腰椎间盘突出症病人可以经非手术治疗缓解或治愈。其治疗原理并非将退变突出的椎间盘组织回复

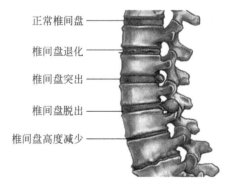

正常椎间盘
椎间盘退化
椎间盘突出
椎间盘脱出
椎间盘高度减少

图 3-6-14 椎间盘

原位，而是改变椎间盘组织与受压神经根的相对位置或部分回纳，减轻对神经根的压迫，松解神经根的粘连，消除神经根的炎症，从而缓解症状。具体可采用绝对卧床休息、牵引治疗、理疗推拿、按摩、皮质激素硬膜外注射、髓核化学溶解法等。保守治疗无效或保守治疗有效，但经常复发且疼痛较重者可采取手术治疗。

3. 肩周炎 又称肩关节周围炎，俗称"凝肩"或"冰冻肩"，该病好发于 50 岁左右的人，故又称"五十肩"。

起病多因肩关节周围组织受冷、外伤、感染所致，也有不少患者是由风湿病引起。肩关节是人体全身各关节中活动范围最大的关节。其关节囊较松弛，关节的稳定性大部分靠关节周围的肌肉、肌腱和韧带的力量来维持。由于肌腱本身的血液供应较差，而且随着年龄的增长而发生退行

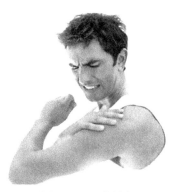

图 3-6-15　肩周炎

性改变，加之肩关节在生活中活动比较频繁，周围软组织经常受到来自各方面的摩擦挤压，因而容易发生慢性劳损。

主要症状一是颈肩持续疼痛。疼痛特点是胳膊一动就痛，不动不痛或稍痛。气候变化或劳累后，常使疼痛加重。疼痛可向颈项及上肢（特别是肘部）扩散，当肩部偶然受到碰撞或牵拉时，常可引起撕裂样剧痛。疼痛昼轻夜重也是该病一大特点，发作严重时可疼痛难忍、彻夜难眠。二是肩关节向各方向活动均可受限，以外展、上举、内外旋更为明显，梳头、穿衣、提物、举高都有困难。随着病情进展，如不及时治疗，可使关节粘连，患侧上肢变细、无力（图 3-6-15）。

目前对肩周炎主要是保守治疗。采用口服消炎镇痛药、物理治疗、痛点局部封闭、按摩推拿、自我按摩等综合疗法。同时进行关节功能练习，包括主动与被动外展、旋转、伸屈及环转运动。当肩痛明显减轻而关节仍然僵硬时，可在全身麻醉下手术松解，以恢复关节活动范围。

肩周炎的预防主要是加强体育锻炼和重视保暖防寒，不要使肩部受凉。

4. 骨质疏松症　是一种多因素所致的慢性疾病，是一种以骨量减少，骨组织的微细结构破坏，导致骨骼的强度减低和骨折危险性增加为特征的一种全身代谢性疾病。在骨折发生之前，通常无特殊临床表现。该病女性多于男性，常见于绝经后妇女和老年人。随着我国老年人口的增加，骨质疏松症发病率处于上升趋势，在我国乃至全球都是一个值得关注的健康问题。

人体各器官衰老最早的是骨，在 20 岁左右就开始出现。骨衰老是指骨质脱钙所致的骨丧失，严重的骨质脱钙就形成了骨质疏松症。骨丧失进程最快的阶段是在 50 ～ 70 岁。随着年龄的增长，骨组织脱钙现象逐渐加重，致使骨密度降低，骨骼的韧性和弹性降低，形成骨质疏松而易骨折（图 3-6-

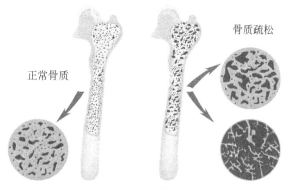

图 3-6-16　骨质疏松症

16）。女性年轻时也会患骨质疏松症，是因为她们的骨密度和骨骼质量天生较低。更年期后，骨密度还会因雌激素的减少而降低，因为雌激素对钙质的储存很有帮助。

骨质疏松症最常见的症状是疼痛，以腰背痛多见，占疼痛患者中的 70% ～80%。疼痛沿脊柱向两侧扩散，仰卧或坐位时疼痛减轻，直立时后伸或久立、久坐时疼痛加剧，日间疼痛轻，夜间和清晨醒来时加重。弯腰、肌肉运动、咳嗽、大便用力时加重。

骨质疏松症可导致身长缩短、驼背，多在疼痛后出现，也是重要的临床体征。脊椎椎体前部几乎多为松质骨组成，而且此部位是身体的支柱，负重量大，尤其第 11 ～12 胸椎及第 3 腰椎，负荷量更大，容易压缩变形，使脊椎前倾，背屈加剧，形成驼背。随着年龄增长，骨质疏松加重，驼背曲度会更明显。老年人骨质疏松时椎体压缩，每个椎体缩短 2mm 左右，身长平均缩短3 ～6cm。

病理性骨折是骨质疏松症最常见和最严重的并发症。

对于原发性骨质疏松症的治疗仍以药物为主。治疗的目的有两个：预防病理性骨折和解除腰背痛。包括雌激素代替疗法、降钙素、选择性雌激素受体调节剂及二磷酸盐，这些药物可以阻止骨吸收但对骨形成的作用特别小。多种类型的运动有助于骨量的维持。良好的营养对于预防骨质疏松症具有重要意义，包括足量的钙、维生素 D、维生素 C 及蛋白质。

5. 颈椎病 又称颈椎综合征，是颈椎骨关节炎、增生性颈椎炎、颈神经根综合征、颈椎间盘脱出症的总称，是一种以退行性病理改变为基础的疾患（图 3-6-17）。

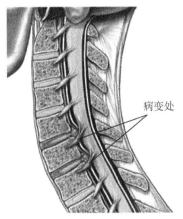

图 3-6-17 颈椎病

随着年龄的增长，颈椎过多的慢性劳损会引起椎间盘变性、弹性减弱，椎体边缘骨刺形成，小关节紊乱，韧带增厚、钙化等一系列退化性病理改变。因此，中老年人患颈椎病的较多。长期低头伏案工作者或头颈常向某一方向转动者易患颈椎病。包括办公室工作人员、打字员、抄写者、计算机操作人员、会计、刺绣女工、手术室护士、长期观看显微镜者、交通警察和教师等。虽然这些职业的工作量、工作强度并非很大，但由于工作姿势不当，长期低头，造成颈后肌群、韧带等组织劳损（低头时，椎间盘承受的内压较大），或头颈常偏于一侧引起局部劳损。

颈椎退行性改变是颈椎病发病的主要原因，其中椎间盘的退变尤为重要，是颈椎诸结构退变的首发因素。颈椎间盘退变使椎间隙狭窄，关节囊和韧带松弛，脊柱活动时稳定性下降，进而造成周围的椎体、关节和韧带变性、增生和钙化。最后发生脊髓、神经、血管受到刺激或压迫的表现。

颈椎病的临床症状较为复杂。主要有颈背疼痛、上肢无力、手指发麻、下肢乏力、行走困难、头晕、恶心、呕吐，甚至视物模糊、心动过速及吞咽困难等。颈椎病的临床症状与病变部位、组织受累程度及个体差异有一定关系。

在目前的医疗水平下，经过正规的治疗，约95%的患者都可以治愈，但要及早就医，并按照比较合理的顺序进行，才能真正走上康复之路。首先，卧床休息是治疗颈椎病的最基本方法。而卧床休息，包括卫生用床、卫生用枕、卫生的睡眠姿势、合理的睡眠时间。然后是正确的运动，包括静力态与动力态的运动。静力态的运动，如站、坐的姿势必须保持颈胸腰背的挺直状态，因为任何脊柱正面观的非直立状态和侧面观的异常的生理弧度必然造成脊柱的生物力学失平衡态，这是脊柱退变的重要病因。古人云：坐如钟，站如松，正合此理。动力态的运动，可选择适合颈部功能锻炼的颈椎操、八段锦、五禽戏等。在此基础上，可进一步做适当的慢跑、快走、游泳、打球等运动。另外可采取正规的非手术治疗，如推拿、理疗、热敷、针灸、牵引等。如以上方法及药物治疗确实无效，且病情不断加重，才考虑进行手术治疗。

6. 骨关节炎 是一种常见的慢性关节病，主要的病变是关节软骨的退行性病变和继发性骨质增生。该病多见于中老年人，女性多于男性。负重较大的关节如膝关节、脊柱、髋关节及手指关节是骨关节炎的好发部位。

可能引发骨关节炎的原因包括：姿势不良、使用过度、遗传、肥胖、缺乏维生素 C 和维生素 D，以及缺乏钙质等。

临床主要表现为逐渐加剧的关节疼痛、关节活动不灵活和关节肿胀。

尽管骨关节炎的病理改变是不可逆转的，但适当的治疗可以缓解或解除疼痛症状，增加关节活动范围和关节稳定性，延缓病变的发展。对于晚期出现关节畸形、持续疼痛，生活不能自理的病人，可以进行手术治疗，人工关节置换术是正在被人们广为接受的一种治疗措施。

知识延伸

人工关节

人工关节是生物力学、材料科学和骨科学不断渗透结合的产物。它多由采用金属、高分子聚乙烯、陶瓷等材料依照人体关节的构造、形状和功能制作而成。人工关节置换术是 20 世纪骨科手术最伟大的突破之一。随着科技进步，人工关节手术已经是一种十分成功和有把握的手术；它可以即刻消除关节疼痛、恢复关节的正常活动功能，使长期受关节病痛折磨的人们再次获得新生，手术后可以类似正常人那样行走、爬楼、外出旅行、外出工作、购物和体育锻炼等。目前已被应用于肩关节、肘关节、腕关节、指间关节、髋关节、膝关节及踝关节等疾患的治疗，以全人工髋关节及膝关节置换最为普遍，其十年的成功率已经超过 90%，更有 80% 以上的患者可以正常使用植入的假体长达 20 年以上，甚至伴随其终生。

7. 骨折 是指骨的完整性和连续性中断，多数情况下是由于暴力直接或间接地作用于骨导致。另外，当骨骼本身因感染、肿瘤受到破坏，轻微的外力就能导致骨折，这种情况称为病理性骨折。

骨折部位的肢体畸形、反常运动和骨擦音是骨折局部的特征性表现。骨折处有大量内出血，血肿吸收时体温略有升高，但一般不超过 38℃，开放性骨折体温升高时应考虑感染的可能。多发性骨折、骨盆骨折、股骨骨折、脊柱骨折及严重的开放性骨折，病人常因广泛的软组织损伤、大量出血、剧烈疼痛或并发内脏损伤等而引起休克。

骨折病人应在第一现场现场进行有效的急救。包括对出血的伤口进行包扎止血；保护患肢，妥善固定，迅速转移。特别要注意病人的全身情况，维持呼吸道畅通，抢救生命。

X 线骨折的诊断和治疗具有重要的价值，应对所有怀疑骨折的病人进行这项检查。

对确诊是骨折的病人应进行复位、固定和康复治疗。复位是治疗骨折的首要步骤，将移位的骨恢复正常的解剖关系，以重新恢复骨骼的支架作用，并保证骨折愈合后对其功能没有影响。固定是将骨折维持在复位后的位置，是骨折愈合的关键。常用的固定方法有：小夹板、石膏绷带、外固定支架、牵引制动固定等，这些固定方法称外固定。如果通过手术切开用钢板、钢针、髓内针、螺丝钉等固定，则称内固定（图 3-6-18）。康复治疗是指在固定的前提下，通过受伤肢体肌肉收缩，增加骨折周围组织的血液循环，促进骨折愈合，防止肌肉萎缩及骨质疏松，通过主动或被动活动未被固定的关节，防止关节粘连、关节囊挛缩等，使受伤肢体的功能尽快恢复到骨折前的正常状态。

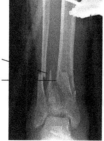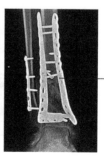

骨折处骨的连续性中断，断端错位

内固定的钢板、钢钉

图 3-6-18 骨折的 X 线表现

8. 关节脱位 又称脱臼，是指组成关节各骨的关节面失去正常的对合关系，多由暴力作用所致。脱位可以分为先天性、病理性和习惯性三种。按脱位的程度可以分为半脱位和全脱位。常见的关节脱位部位有肩关节、肘关节、髋关节、手指关节和颞下颌关节等。

关节脱位常有关节处疼痛、肿胀、畸形和关节功能丧失，有时还伴有血管、神经的损伤及骨折。

对脱位关节，应尽早及时复位，即用正确的手法将脱出的骨端回纳到原处，然后加以固定，固定时间为 2～3 周。固定期间，应经常进行关节周围肌肉的舒缩活动和患肢其他关节的主动运动，以促进血液循环、消除肿胀，避免肌肉萎缩和关节僵硬。

知识延伸

生命在于运动

缺乏运动不仅造成运动功能下降，还是肥胖症、糖尿病、高脂血症等多种常见疾病的危险因素。

经常运动对人体运动系统的主要好处有：能提高肌纤维的耐力和力量，预防肌肉的衰退和劳损。改善身体姿态，提升体能水平及运动表现，使日常身体活动能力得以提高，降低运动伤害发生的概率。

经常参加体育锻炼，配合平衡的营养，可以增加骨骼无机盐的沉积，提升骨钙的储备，改善骨的代谢。使骨骼更加粗壮和坚固，提高骨抗折、抗弯、抗压缩和抗扭转的能力。经常运动还可以加强韧带弹性，保持关节的良好功能，使关节和稳定性增强，灵活性提高。

（熊　凡）

第七章 血液系统

🔍 **想想看**

在生活中，我们血管割破了，血液从破裂的血管中流出来之后，很快就会凝固了，这是如何发生的？想想看，你知道自己的血型吗？输血时为什么要输同型血？为什么现在越来越多新装修的房子不能马上入住？

一、血液系统的组成与功能

血液系统由血液和造血器官两部分组成。血液由血浆和血细胞（红细胞、白细胞和血小板）组成。出生后主要造血器官是骨髓、胸腺、脾和淋巴结（图 3-7-1）。

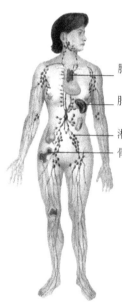

胸腺：胎儿期和幼儿期有造血能力，青春
期后逐渐萎缩

脾脏：是B淋巴细胞居住地。含有大量巨
噬细胞，处理衰老和破坏的细胞

淋巴结：产生淋巴细胞和浆细胞

骨髓：出生后主要造血器官，血液细胞和
免疫细胞均起源骨髓造血干细胞，具有多
向分化和自我更新能力

图 3-7-1 造血器官的组成

（一）血液的组成

将血液置于含有抗凝剂的比容管中，离心后血细胞与血浆因比重不同而分为三层，上层淡黄色的液体为血浆，下层为深红色的红细胞层，位于两层之间的是白色不透明的白细胞和血小板薄层。血细胞在血液中所占的容积百分比称为血细胞比容，正常成年血细胞比容为 40%～50%。

血浆由水、血浆蛋白、电解质等物质组成。由于无机盐等溶质和水都很容易透过毛细血管管壁与组织液中的物质进行交换，血浆中电解质的含量与组织液中的基本相同。血浆中可溶性蛋白总称为血浆蛋白，主要由白蛋白、球蛋白和纤维蛋白原等组成，其中白蛋白数量最多。白蛋白和大多数球蛋白主要由肝脏产生，白蛋白与球蛋白正常比值为（1.5～2.5）/1，肝功能受损时该比

值下降甚至倒置 [（彩）图3-7-2]。

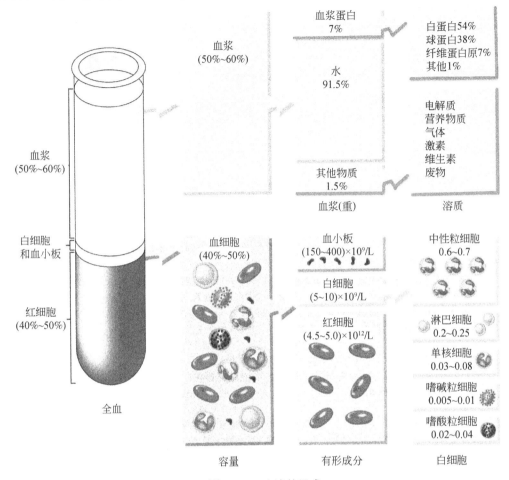

图 3-7-2 血液的组成

（二）血液的运输功能

运输功能是血液的基本功能。自肺吸入的氧气、由消化道吸收的营养物质、内分泌系统分泌的激素等都依靠血液运输才能到达全身各组织；组织代谢产生的二氧化碳与其他废物通过血液运输到肺、肾等处排泄，从而保持内环境的稳态。血液的运输功能主要是靠红细胞和血浆蛋白来完成的。

红细胞是血液中数量最多的血细胞，血红蛋白（Hb）是红细胞内的主要蛋白质。我国成年男性红细胞数约 $5.0×10^{12}/L$，Hb 浓度为 120～160g/L；成年女性约 $4.5×10^{12}/L$，Hb 浓度为 110～150g/L。红细胞呈双凹圆碟形，周边厚而中央处薄，该形状可增大体积与表面积之比，是其可塑变形性、悬浮稳定性和渗透脆性等特性的重要形态基础。当红细胞通过口径比它小的毛细血管时，双凹圆碟形就可增强红细胞的变形能力，红细胞发生卷曲变形后就能顺利通过毛细血管；双凹圆碟形的红细胞与血浆有较大摩擦阻力，能悬浮于血液内不下沉，并能随着血液流动到身体各处。

（三）血液维持液体平衡的功能

渗透压是指溶质分子通过半透膜的一种吸水力量，其大小取决于溶质颗粒数目的多少，而与溶质的分子量、半径等特性无关。血浆渗透压由晶体渗透压和胶体渗透压组成，其中主要为晶体渗透压。晶体物质不能自由通过细胞膜，可以自由通过有孔的毛细血管，因此晶体渗透压决定着细胞膜两侧水分的转移，协调细胞内外的水平衡。血浆白蛋白由于分子量较小、数目较多（白蛋白>球蛋白>纤维蛋白原），成为血浆胶体渗透压最主要组成部分。血浆蛋白等大分子胶体物质不能通过毛细血管，水总是从低渗往高渗转移，血浆胶体渗透压的高低决定着血管内外水的平衡（图3-7-3）。

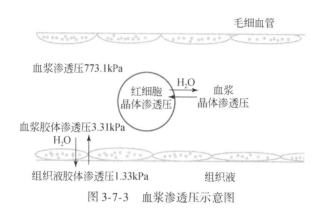

图 3-7-3　血浆渗透压示意图

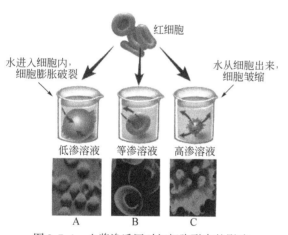

图 3-7-4　血浆渗透压对红细胞形态的影响

在临床上或生理实验中，渗透压与血浆渗透压相等的溶液称为等渗溶液（如0.9% NaCl溶液），高于或低于血浆渗透压的相应地称为高渗或低渗溶液。如将正常红细胞悬浮于不同浓度的 NaCl 溶液中可看到：在等渗溶液中的红细胞保持正常大小和双凹圆碟形。在低渗溶液中红细胞出现肿胀，红细胞一般在 0.42% NaCl 溶液中时开始出现溶血（部分红细胞破裂）。在 0.35% NaCl 溶液中时完全溶血（全部红细胞破裂）。在高渗液中，水从红细胞内渗出导致细胞皱缩变形。在低渗液中，水进入红细胞内则细胞膨胀破裂〔（彩）图3-7-4〕。

（四）血液的免疫防御功能

血液的免疫防御功能主要靠白细胞实现。白细胞一般呈球形。分为中性粒细胞、嗜酸粒细胞、嗜碱粒细胞、单核细胞和淋巴细胞。白细胞具有变形、游走、趋化和吞噬等生理特性。

中性粒细胞具有较强的吞噬作用。当病原微生物入侵机体，尤其是化脓性细菌入侵时，中性粒细胞被趋化因子吸引到炎症部位，吞噬并杀灭细菌。当中性粒细胞吞噬十几个细菌后，发生自我溶解并释放溶酶体酶，溶解周围的组织并与死亡的白细胞一起形成脓液。嗜酸粒细胞吞噬细菌能力较弱，但吞噬抗原–抗体复合物的能力则较强。嗜碱粒细胞无吞噬功能，形态上与肥大细胞相似，细胞质中有内含有组织胺、肝素和过敏性反应物质等的颗粒，常引起支气管哮喘、荨麻疹等变态反应性疾病。淋巴细胞主要参与机体的特异性免疫反应应答过程。淋巴细胞主要分为 T 淋巴细胞、B 淋巴细胞两种，T 淋巴细胞主要参与细胞免疫，而 B 淋巴细胞主要与体液免疫有关。

单核细胞从骨髓进入血液时尚未成熟，在血液中停留 2~3 天后迁移到周围组织中，成为吞噬能力很强的巨噬细胞，组成单核–巨噬细胞系统。单核–巨噬细胞具有吞噬和清除病原微生物、衰老的细胞及其碎片（图 3-7-5），参与免疫反应，识别和杀伤肿瘤细胞等功能。

（五）生理性止血与血液凝固

每立方毫米血液中大约有 10 万~30 万个血小板。血小板并不能黏附于正常内皮细胞的表面，只有当血管内皮细胞受损暴露出胶原纤维时，才能黏附于内皮下组织。当血小板减少或功能降化时，出血的时间就会延长。

正常情况下当人体受伤小血管破损后，血液从破裂的血管中流了出来，血小板就会迅速地黏着在出血伤口表面并聚集成团，从而堵塞破损的血管，还可

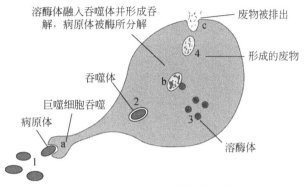

图 3-7-5　巨噬细胞吞噬分解病原体过程

释放引起局部血管收缩的物质，几分钟后出血就自行停止，这就是体内生理性止血过程。生理性止血主要包括血管收缩、血小板血栓形成和血液凝固三个过程（图 3-7-6）。

血小板止血栓可将伤口堵塞，但只能达到初步止血效果。受损的内皮细胞释放出的组织因子及暴露的胶原纤维等启动血液凝固机制，使血浆中可溶性的纤维蛋白原转化成不溶性的纤维蛋白并形成牢固的纤维蛋白凝块，将血细胞网罗其中成为红色血栓（血凝块），从而起到持续止血作用。血液凝固包括凝血酶原酶激活物形成、凝血酶原激活和纤维蛋白生成三个过程（图 3-7-7）。根据凝血酶原酶复合物激活途径不同，凝血分为内源性凝血和外源性凝血。目前认为，外源性凝血途径在生理性止血反应的启动中起关键性作用，而内源性凝血途径则在凝血反应开始后的维持和巩固过程中发挥重要作用。

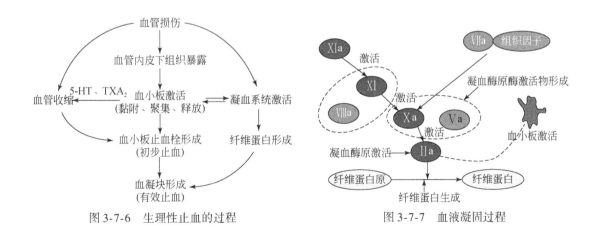

图 3-7-6　生理性止血的过程　　　　图 3-7-7　血液凝固过程

临床上进行外科手术时，常用温热的 0.9% NaCl 溶液纱布或明胶海绵压迫伤口止血，这样不仅提高凝血酶的活性还提供了粗糙的表面，加速血液凝固。此外为防止患者在手术中大出血，常在术前给患者注射维生素 K，加速凝血。临床上也常用降低温度；将血液盛放在内表面涂有硅胶或石蜡的容器，减少血小板的黏附和聚集；枸橼酸钠等方法减慢凝血。枸橼酸钠可与血浆的 Ca^{2+}

结合成不易解离的络合物，血浆中因缺少 Ca^{2+} 使血液不能凝固。

机体止血任务完成后，损伤部位所形成的止血栓将逐步溶解，以确保血管的畅通。血栓中纤维蛋白被分解液化的过程称为纤维蛋白溶解（简称纤溶），其完成主要依赖于血液中的纤维蛋白溶解系统。若纤溶系统活动亢进，可因止血栓的提前溶解而有重新出血的倾向；如果纤溶系统活动低下，则不利于血管的再通，会加重血栓栓塞。

（六）血型与输血

人类最初试用输血疗法时，有些人输血后效果良好，但有些人则引起大量溶血和血管堵塞，造成严重的后果。1901 年 Landsteiner 发现了第一个在临床上有重要意义的红细胞 ABO 血型系统，目前与临床医学关系最为密切的是 ABO 血型系统和 Rh 型系统。

血型是由红细胞膜上的凝集原（抗原物质）确定，ABO 血型系统根据凝集原 A、B 的分布把血液分为 A、B、AB、O 四型。红细胞上只有凝集原 A 的为 A 型血，其血清中有抗 B 凝集素；红细胞上只有凝集原 B 的为 B 型血，其血清中有抗 A 的凝集素；红细胞上 A、B 两种凝集原都有的为 AB 型血，其血清中无抗 A、抗 B 凝集素；红细胞上 A、B 两种凝集原皆无者为 O 型，其血清中抗 A、抗 B 凝集素皆有。具有凝集原 A 的红细胞可被抗 A 凝集素凝集；抗 B 凝集素可使含凝集原 B 的红细胞发生凝集［（彩）图 3-7-8］。

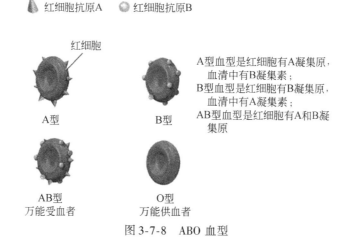

图 3-7-8　ABO 血型

输血是抢救伤员生命、治疗疾病和保证一些手术得以顺利进行的重要手段。如果输血发生差错，会引发休克、血管内弥漫性凝血和急性肾衰竭，甚至导致死亡。为了保证输血的安全和提高输血的效果，必须遵守输血的原则。输血时必须输同型血，同时输血前还必须进行交叉配血实验（图 3-7-9）。

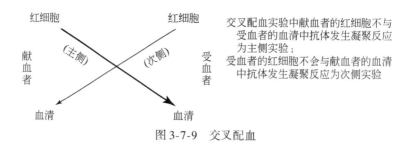

图 3-7-9　交叉配血

二、血液系统常见疾病

(一) 血液系统疾病的常见病因

血液系统疾病相当常见，引起血液病的因素很多，诸如化学因素、物理因素、生物因素、遗传、免疫、污染等，都可以成为血液病发病的诱因或直接原因。特别是近几十年现代工业的污染，血液病的发病率有逐年增高的趋势。

1. 放射线 人一次大量地或多次少量地接触放射线均可能导致血液病。如日本广岛和长崎遭受原子弹袭击后的幸存者中，白血病发病率比未遭受辐射的人群高 30 倍。肿瘤患者大剂量的放射治疗会导致骨髓功能抑制，白细胞减少，抑制患者免疫功能。骨髓移植前给予超致死量放化疗的预处理常使粒细胞降至"零"。但是我们到医院拍片、透视的放射线剂量非常小，不会引发血液病。

2. 化学物质 许多化学物质对造血系统有害可诱发血液病。现代医学比较公认的的化学物质有苯及其衍生物、汽油、油漆、染发剂（含苯胺）等。比如长期染发，苯类有机物质通过头皮丰富的毛细血管，随血液循环到达骨髓，导致造血干细胞的恶变，从而诱发血液疾病。药物引发血液病近年来也比较常见，如氯霉素、磺胺类药物等会引起再生障碍性贫血；解热镇痛药、磺胺类药物、双香豆素、甲基多巴等引起血小板异常。

3. 病毒 可引发血液病已被公认，成人 T 细胞白血病病毒可引起成人 T 淋巴细胞白血病。儿童淋巴瘤与 EB 病毒感染有关。另外，还有一些潜在致瘤病毒，只有当一些危险因素同时存在时才可能促发血液病。

4. 遗传 遗传因素是引起血液病的重要因素之一，这里的"遗传"不是指的父母患病会遗传，而是常指染色体和基因的形态、数量和功能等方面的异常引发疾病。如 Ph 染色体异常引起慢性粒细胞白血病发生率明显高于正常人。

(二) 血液系统疾病有哪些常见的临床症状

1. 贫血 是血液系统疾病临床常见的症状之一，指外周血中单位容积内血红蛋白浓度、红细胞计数和（或）血细胞比容低于相同年龄、性别和地区的正常标准。其中以血红蛋白浓度降低最为重要。我国诊断标准成年男性（Hb<120g/L），女性（Hb<110g/L）。产生贫血原因主要有红细胞生成减少性疾病（造血干细胞异常、造血原料不足、造血调节异常）、红细胞过度破坏及丢失过多。

各种贫血疾病如缺铁性贫血、巨幼细胞性贫血、再生障碍性贫血、铁粒幼细胞性贫血、溶血性贫血等都以贫血为共同表现。造血系统肿瘤如白血病、骨髓瘤、恶性组织细胞病等也可以贫血为首起表现。而出血性疾病也常引起贫血。

贫血引起的症状与红细胞减少引起组织和器官慢性缺氧及由缺氧所致的代偿表现有关。皮肤、黏膜苍白是贫血患者共同的体征，在口唇、甲床、手心等部位最为明显，其临床表现几乎影响到各个系统（图 3-7-10）。

2. 出血 由机体止血功能障碍所引起的自发性出血，或受伤后出血难止，或有出血倾向等称出血性疾病。皮肤、黏膜出血是出血性疾病共同的首起表现，一般表现为皮肤瘀点（直径<2mm）、紫癜（3～5mm）、瘀斑（直径>5mm）、血肿（片状出血伴皮肤显著隆起），亦可表现为鼻出血、牙龈渗血和月经过多等。

皮下的点状出血多为毛细血管性出血。皮下瘀斑或月经量增多常为血小板数量和质量的异常所致。深部肌肉血肿及关节腔出血多为凝血机制障碍。手术中出血较重，局部压迫止血效果较持

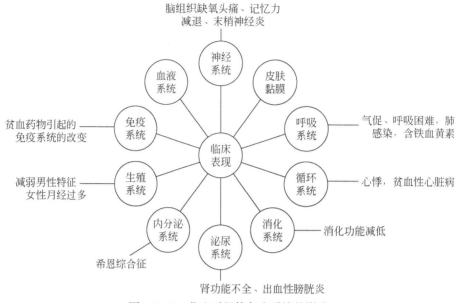

图 3-7-10　贫血对机体各个系统的影响

久者多为血管或血小板异常；手术中出血不太严重但术后却有严重渗出，局部压迫止血效果不持久者多为凝血机制异常所致。

皮肤紫癜的特点也有助于出血性疾病的鉴别。以四肢为主，大小不等的点状出血，稍凸出皮肤且对称分布，为过敏性紫癜的特征。皮下点状出血或较大瘀斑，全身散在分布，多为血小板减少性紫癜。在舌、唇、额面部或在出血处有毛细血管扩张，为遗传性出血性毛细血管扩张的特征。反复固定部位的点状出血常提示血管性血友病的可能。内脏出血如血尿、消化道出血、颅内出血等常是出血性疾病的严重表现，颅内出血可致死。

3. 发热　是造血系统疾病的常见症状，多为淋巴瘤、白血病、恶性组织细胞病及粒细胞缺乏症等的首发表现。其中淋巴瘤和恶性组织细胞病等可引起不明原因的长期发热，有时成为临床上的"发热待查"，一时难以明确诊断。

造血系统疾病发热分为感染性发热和非感染性发热。感染性发热是因粒细胞减少、免疫功能减退诱发的各种病原体感染引起的。非感染性发热大多系肿瘤性发热，与肿瘤细胞克隆性复制且血液供应不足造成的坏死、人体白细胞对组织坏死的反应及肿瘤组织本身释放的内源性致热源等有关。

4. 淋巴结、肝脾大　是造血系统疾病的常见体征之一。主要是造血系统肿瘤浸润、骨髓病变引起的髓外造血引起的。

（三）血液系统疾病常用的检查方法

1. 血细胞计数和白细胞分类计数　红细胞、白细胞和血小板计数及白细胞分类计数，是造血系统疾病诊断最基础的工作。自动血细胞分析仪根据细胞发出脉冲信号，从而获得血小板数、平均血小板体积、血小板比积、血小板体积分布宽度、红细胞计数、血红蛋白量、血细胞比容、红细胞平均血红蛋白浓度、红细胞平均血红蛋白量、红细胞体积分布宽度及白细胞计数等参数。

2. 骨髓检查　骨髓细胞形态学检查是造血系统疾病最基本的诊断方法之一。骨髓穿刺术可以诊断各类血液病、某些感染性疾病及恶性肿瘤有无骨转移。通常选择髂前上棘、髂后上棘、胸骨柄、棘突、胫骨为骨穿部位，因这些部位不会造成重要脏器的损伤。骨髓是成人造血的重要部位，每天都在不断更新，抽取 0.2～5ml 用于骨髓涂片检验，对于人体不会产生任何伤害。骨髓涂片细胞形态学检查所获得的结果称为骨髓象（图3-7-11）。

3. 影像学检查　正电子发射计算机断层显像系定量代谢显像技术，检测淋巴瘤病灶尤其是深部病灶其诊断价值优于 CT。磁共振成像在检查骨髓疾病方面可补充骨髓涂片和骨髓活检的抽样误差，能发现局灶性骨髓浸润，增加骨髓活检的成功率。

4. 分子生物学检查　分子生物学技术包括聚合酶链反应（PCR）、Southern 印迹杂交、限制性片段长度多态性等已在造血系统疾病诊断中广泛应用，具有较高的灵敏度和特异度，提高了血液病的诊断水平。

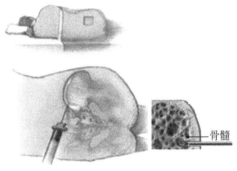

图 3-7-11　骨髓穿刺术

（四）血液系统常见疾病

1. 缺铁性贫血　是最常见的贫血疾病。其发病率在发展中国家、经济不发达地区、婴幼儿、育龄妇女中明显增高。主要原因是由于铁摄入不足（食物缺铁）、供不应求（孕妇）、吸收不良（胃肠道疾病）、转运障碍（肝病、慢性炎症）、丢失过多（各种失血）及利用障碍（铁粒幼细胞性贫血、铅中毒）引起。其特点是骨髓、肝、脾等组织器官中缺乏可染性铁，血清铁浓度、运铁蛋白饱和度和血清铁蛋白降低，典型的呈小细胞低色素性贫血。

临床上除了贫血共同表现外，还有组织缺铁表现：精神行为异常，如烦躁、易怒、注意力不集中、异食癖；体力、耐力下降；易感染；毛发干枯、脱落；指甲条纹隆起，严重呈"匙状甲"；儿童生长发育迟缓、智力低下。

治疗原则是：根除病因，补足储铁。纠正不良饮食习惯、消化道疾病治疗、肿瘤治疗等病因治疗是关键，同时多食含铁丰富的食物。口服铁剂时应餐后服用，且忌与茶同服。

2. 巨幼红细胞性贫血　叶酸或维生素 B_{12} 缺乏或某些影响核苷酸代谢的药物导致幼红细胞 DNA 合成障碍所致的贫血称巨幼细胞贫血（简称巨幼贫）。特点是呈大红细胞性贫血，骨髓内出现巨幼红细胞、粒细胞及巨核细胞系列。该病在经济不发达地区或进食新鲜蔬菜、肉类较少的人群多见。

临床上除有面色苍白、乏力等一般贫血表现外，还有"镜面舌"、"牛肉舌"，可伴有食欲缺乏、腹胀等消化系统症状。叶酸缺乏者有易怒、妄想等精神症状。维生素 B_{12} 缺乏者有抑郁、失眠、记忆力下降、幻觉等。

对于有原发病者应积极治疗原发病；药物引起者应酌情停药；叶酸缺乏者多吃蔬菜、瓜、果；维生素 B_{12} 缺乏者多吃动物肝、肾和瘦肉等。

3. 再生障碍性贫血　简称"再障"。为一组由化学、物理、生物、药物及不明原因引起骨髓造血功能低下造成全血细胞减少的疾病。在一定遗传背景下，再生障碍性贫血是一组后天暴露于某些致病因子后获得的异质性"综合征"，即在原发和继发性造血干祖细胞（"种子"）缺陷、造血微环境（"土壤"）及免疫（"虫子"）异常基础上综合形成（图3-7-12）。

根据患者的病情、血常规、骨髓象及预后，通常将该病分为重型和非重型两种类型。临床上有苍白、乏力、头昏、心悸和气短等贫血症状。有不同程度的皮肤、黏膜及内脏出血；感染以呼吸道感染最常见，以革兰阴性杆菌、金黄色葡萄球菌和真菌为主，严重还出现败血症；骨髓三系减少和肝脾淋巴结不肿大就可以诊断再障。

治疗上给予对症治疗、免疫抑制剂和骨髓移植。重型再障预后差，多于 1 年内死于颅内出血、感染等。非重型再障预后较好，30% ~ 50%可治愈。

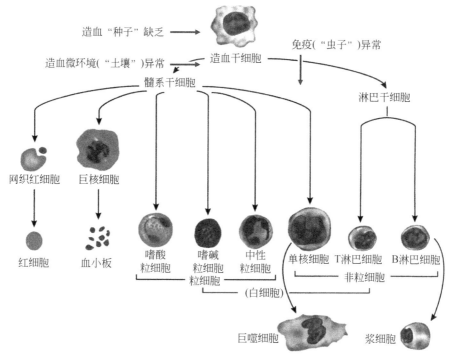

图 3-7-12　再生障碍性贫血发病机制

4. 溶血性贫血　溶血是红细胞遭到破坏，寿命缩短的过程。骨髓具有正常造血 6 ~ 8 倍的代偿能力，当溶血超过骨髓的代偿能力，引起的贫血即为溶血性贫血。

短期大量溶血会有严重的腰背痛，从四肢酸痛开始，伴头痛、呕吐、寒战，随后出现高热、面色苍白、血红蛋白尿和黄疸。主要是因为大量红细胞破坏，分解产物对机体毒性作用所致。严重者出现周围循环衰竭、急性肾衰竭，如溶血产物引起肾小管坏死和管腔阻塞，可发生急性肾衰竭。慢性溶血有贫血、黄疸、肝脾大 3 个特征。若长期的高胆红素血症可并发胆石症和肝功能损害等表现。治疗包括病因治疗、免疫抑制剂治疗（如糖皮质激素和环磷酰胺）、脾切除。

5. 急性粒细胞白血病　是我国最常见的急性白血病，病因至今尚不完全清楚。因多能干细胞或粒-单核细胞祖细胞，失去进一步分化成熟的能力，导致感染、发热、出血和贫血；白血病细胞浸润导致肝、脾、淋巴结肿大及其他器官病变。老年人起病较缓，常以乏力、食欲缺乏、劳累后气急等为主；儿童可以高热、出血、贫血、乏力为首见症状，也可以淋巴结肿大或关节疼痛方式起病。

患者常发热，可呈低热或高热。低热常由疾病本身引起的，高热尤其超过 39℃ 以上者，大多由各种感染所致，可表现为急性扁桃体炎、肛周炎或脓肿、肺炎、皮肤感染等。多数急性淋巴细胞白血病患者有颈部、腋下或腹股沟淋巴结轻度肿大。肝脏也常因受白血病细胞浸润而肿大，但肝功能无损害。儿童急性淋巴细胞白血病，约半数以上可长期生存或可治愈。

化学治疗是当前主要的治疗措施，"早期、联合、充分、间歇"化疗可使白血病缓解，延长生存期，防止并发症。最有希望完全治愈的措施是骨髓移植。

6. 过敏性紫癜　是一种常见的血管变态反应性疾病，机体对某些致敏物质发生变态反应，导致毛细血管脆性及通透性增加，血液外渗，产生皮肤紫癜、黏膜及某些器官出血。可同时出现皮肤水肿、荨麻疹等其他过敏表现。该病多见于青少年，男性发病略多于女性，春、秋季发病较多。

该病主要由食物（鱼、虾、蟹、蛋、牛奶等）、寒冷刺激、昆虫咬伤、植物花粉、预防接种等引起的；有的是用了磺胺类抗生素、解热镇痛药物；有的是感染 β 溶血性链球菌等引起过敏性紫癜。多数患者发病前 1~2 周有全身不适、低热、乏力及上呼吸道感染等前驱症状，随之出现典型临床表现。以皮肤紫癜型最常见，腹型多见于儿童，在紫癜出现前或后有阵发性腹部绞痛，伴有恶心、呕吐、便血，无腹肌紧张及反跳痛（图 3-7-13）。

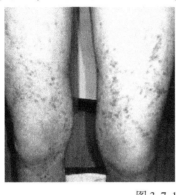

皮肤瘀点、紫癜与红斑，微有痒感，开始呈鲜红色，继而为暗红色或棕色，以四肢尤以下肢伸侧、关节附近多见。
对称分布，分批出现，高于皮肤表面。
严重者可融合成大血疱，甚至发生中心性坏死。

图 3-7-13　过敏性紫癜

治疗上主要是消除致病因素；给予抗组胺药物及改善血管通透性药物、糖皮质激素、免疫抑制剂等治疗。

7. 特发性血小板减少性紫癜　是一种原因未明的、临床上以出血为主要表现的一种出血性疾病。此病多见于儿童和青壮年，女性多见。其特点是血小板寿命缩短，外周血小板减少，骨髓巨核细胞数量正常或增多伴有血细胞成熟障碍。出血、感染、骨髓巨核细胞增多和产板型减少、血小板减少和出血时间延长即可诊断该病。

急性型和慢性型急性发作出血严重者，应密切观察并卧床休息，防止外伤，给予糖皮质激素治疗。如血小板明显降低后出血严重时，可适当补充新鲜血或血小板悬液。

知识延伸

成分输血

成分输血就是把全血（包括血细胞和血浆）用物理或化学的方法分离，制成各种较浓和较纯的制品供临床应用。现临床上成分输血已完全代替了输注全血。

少浆血：全血用沉降法或离心法移去部分血浆，血细胞比容为 70%±5%，即为少浆血。少浆血含原血中的白细胞和血小板，具有与全血相似的作用。即输入同样量的红细胞容量，少浆血比全血大为减少，也可避免由血浆抗原引起的反应。

单采血小板：用血细胞分离及采集单个供者的血小板，一个单位含血小板 (1-3) × 10^{11}/L，疗效好，对免疫影响较小。

血浆：新鲜冰冻血浆是采集后 6 小时内在 -30℃ 以下冰冻保存的新鲜血浆，凝血因子含量基本正常，保存期为一年。主要用以补充血容量和提高胶体渗透压，治疗低血容量性休克；输注血浆、用血浆作为置换液是治疗血栓性血小板减少性紫癜的首选疗法。

（王晓敏）

第八章　消化系统

🔍 **想想看**

食物为生命所必需，食物中的复杂成分经过消化道的加工变为可吸收的小分子物质，被吸收入血液后运送到全身为所有的组织细胞所利用，这一过程主要是消化系统在起作用。想想看，这一过程具体有哪些环节？为什么不良的饮食习惯就会导致消化系统疾病的发生？

一、消化系统的结构

消化系统包括消化管和消化腺。消化管是由口、咽、食管、胃、小肠（包括十二指肠、空肠、回肠）和大肠（包括盲肠、结肠、直肠）及肛门组成的连续管道系统。临床上通常将口腔至十二指肠之间的管道称为上消化道，空肠以下的部分称为下消化道。消化腺有大消化腺和小消化腺两种，大消化腺有三对唾液腺（腮腺、下颌下腺、舌下腺）、肝和胰，小消化腺散在于消化管各部的管壁内。消化系统的基本功能是摄取食物、进行消化、吸收营养和排出残渣［（彩）图3-8-1］。

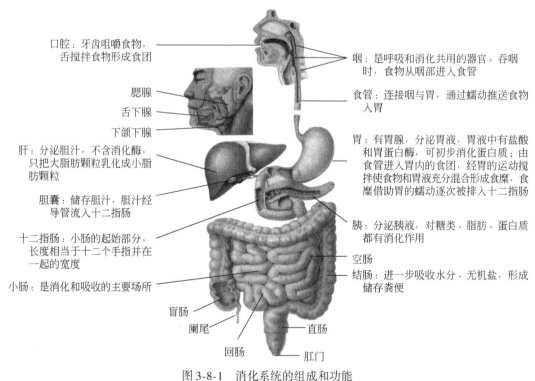

口腔：牙齿咀嚼食物，舌搅拌食物形成食团

咽：是呼吸和消化共用的器官。吞咽时，食物从咽部进入食管

腮腺

舌下腺

下颌下腺

食管：连接咽与胃，通过蠕动推送食物入胃

肝：分泌胆汁，不含消化酶，只把大脂肪颗粒乳化成小脂肪颗粒

胃：有胃腺，分泌胃液，胃液中有盐酸和胃蛋白酶，可初步消化蛋白质；由食管进入胃内的食团，经胃的运动搅拌使食物和胃液充分混合形成食糜，食糜借助胃的蠕动逐次被排入十二指肠

胆囊：储存胆汁，胆汁经导管流入十二指肠

十二指肠：小肠的起始部分，长度相当于十二个手指并在一起的宽度

小肠：是消化和吸收的主要场所

胰：分泌胰液，对糖类、脂肪、蛋白质都有消化作用

空肠

结肠：进一步吸收水分、无机盐，形成储存粪便

盲肠

阑尾

回肠

直肠

肛门

图 3-8-1　消化系统的组成和功能

（一）口腔的结构

口腔是消化管的起始部。口腔内有牙和舌，三对唾液腺开口于口腔黏膜表面。

牙分三部分，牙冠、牙颈和牙根。牙中央有牙髓腔，开口于牙根尖孔。牙由牙本质、釉质、牙骨质三种钙化的硬组织和牙髓软组织构成［（彩）图3-8-2］。牙具有机械加工（咬、切、撕裂、磨碎）食物和辅助发音的作用。舌是口腔中随意运动的肌性器官，具有协助咀嚼和吞咽、感觉味觉及辅助发音的功能。

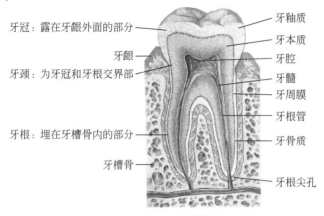

牙冠：露在牙龈外面的部分　　牙釉质
牙龈　　牙本质
牙颈：为牙冠和牙根交界部　　牙腔
　　牙髓
　　牙周膜
　　牙根管
牙根：埋在牙槽骨内的部分　　牙骨质
牙槽骨　　牙根尖孔

图 3-8-2　牙的结构

（二）食管及三个狭窄

食管是一个前后略扁的肌性管道，连接着咽和胃的贲门。全长 25～30cm。食管有三个生理性狭窄部位。第一狭窄位于食管的起始处，第二狭窄位于食管与左主支气管交叉处，第三狭窄位于食管穿膈肌处（图3-8-3）。三个狭窄部是异物滞留和食管癌的好发部位。

（三）胃的结构特点

胃是消化管的最膨大部分，位于左上腹，具有容纳和消化食物的功能。胃有两个出入口。上口为贲门，与食管相接，下口为幽门，连续十二指肠。胃分胃底、胃体、贲门部和幽门四部分。胃壁由黏膜层、黏膜下层、肌层和浆膜四层构成（图3-8-4）。其中，黏膜层衬于管腔内表面，其与表面的厚黏液层共同构成胃黏膜屏障；黏膜固有层内有大量腺体，可分泌胃液，对食物的消化起重要作用。

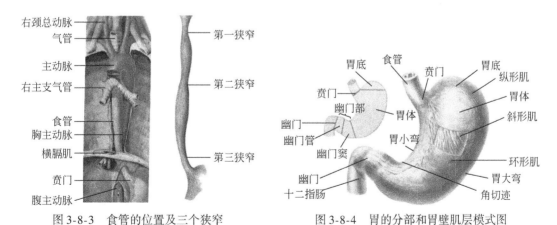

右颈总动脉　　第一狭窄
气管
主动脉　　第二狭窄
右主支气管
食管
胸主动脉
横膈肌　　第三狭窄
贲门
腹主动脉

图 3-8-3　食管的位置及三个狭窄

胃底　食管　贲门　胃底
贲门　　纵形肌
幽门部　　胃体
幽门　　胃体　　斜形肌
幽门管　胃小弯
幽门窦　　环形肌
幽门　　胃大弯
十二指肠　　角切迹

图 3-8-4　胃的分部和胃壁肌层模式图

（四）十二指的结构特点

十二指肠为小肠的起始段，介于胃和空肠之间。十二指肠呈"C"形弯曲，包绕胰头（图3-8-5），可分为上部、降部、水平部和升部四部分。上部是十二指肠溃疡的好发部位。降部后内侧壁黏膜上的圆形隆起称十二指肠大乳头，是胆总管和胰胆管的共同开口处，胆汁和胰液由此流入小肠。

(五) 空肠、回肠的结构特点

空肠起自十二指肠空肠曲，是消化和吸收营养物质的主要部位；回肠下端与盲肠相连。空肠、回肠无明显界限，空肠的长度约占空回肠的上 2/5，回肠约占下 3/5，两者均属小肠。小肠黏膜表面有许多环形皱襞，皱襞上有大量的小肠绒毛，绒毛的上皮细胞上又有微绒毛（图 3-8-6）。

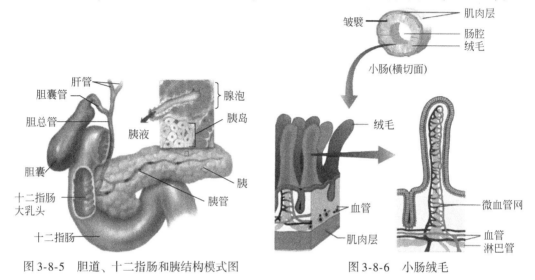

图 3-8-5　胆道、十二指肠和胰结构模式图　　　　图 3-8-6　小肠绒毛

小肠黏膜：环行皱襞、小肠绒毛和微绒毛，这些结构最终使小肠的表面积比同样长度的简单圆筒表面积增加约 600 倍，极大地增加了吸收面积。经小肠绒毛上皮细胞吸收的葡萄糖、氨基酸等物质进入毛细血管，较大的乳糜微粒等经乳糜管进入淋巴管

(六) 大肠的结构特点

大肠为消化管的末段，全长约 1.5m，包括盲肠、阑尾、结肠、直肠和肛管五部分（图 3-8-7 ~ 图 3-8-9）。大肠的主要功能是吸收水分、维生素和无机盐，并将不消化的食物残渣以粪便的形式排出体外。阑尾根部的体表投影在右髂前上棘至脐连线的外中 1/3 交界处，此点称麦氏点，急性阑尾炎时该点常有压痛。

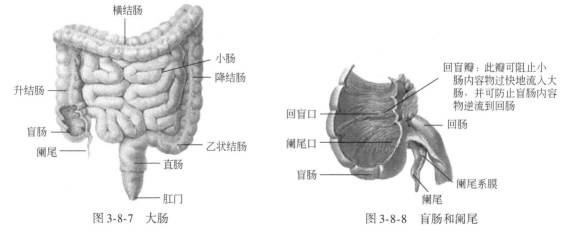

图 3-8-7　大肠　　　　　　　　　　　图 3-8-8　盲肠和阑尾

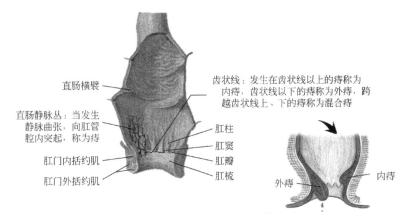

图3-8-9 盲肠和肛门、内痔外痔模式图阑尾

（七）消化腺的结构

消化腺包括大消化腺，即大唾液腺、胰腺和肝脏，以及分布于消化管壁内的许多小消化腺（如口腔内的小唾液腺、食管腺、胃腺和肠腺等）。均可分泌消化液，除胆汁外，消化液中均含有消化酶，对食物进行化学性消化。

大唾液腺包括腮腺、下颌下腺和舌下腺三对，它们是位于口腔周围的独立器官，其导管均开口于口腔黏膜（图3-8-10）。

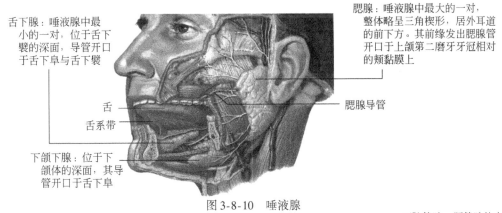

图3-8-10 唾液腺

肝是人体最大的腺体，位于膈肌之下，占据了右上腹的大部分和左上腹的一部分。它像一个化学加工厂，具有分泌胆汁、合成蛋白质、储存糖原、解毒和吞噬防御等功能，在胚胎时期还有造血功能。肝血供丰富呈红褐色，质软而脆，受到暴力打击时容易破裂引起大出血。肝呈不规则楔形，可分为左、右两叶，肝细胞分泌的胆汁进入胆小管，经各级胆管和肝管出肝（图3-8-11）。

胰是人体的第二大腺体，质地柔

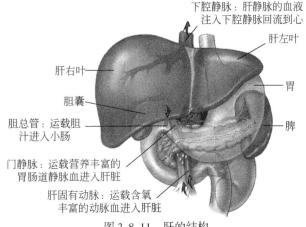

图3-8-11 肝的结构

软，可分为头、体、尾三部。胰头较膨大，被十二指肠包绕（图3-8-12）。胰由外分泌部和内分泌部两部分组成。外分泌部分泌含有多种消化酶的胰液，经各级导管流入胰管。胰内分泌部即胰岛，为散在于胰腺腺泡之间的细胞团，主要分泌胰岛素和胰升血糖素，参与糖代谢的调节。

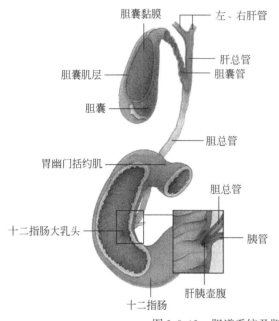

肝的胆汁通路：空腹时，肝胰壶腹括约肌保持收缩状态，胆囊舒张，肝细胞分泌的胆汁→左、右肝管→肝总管→胆囊管→胆囊储存、浓缩。进食后：在食物的刺激下，通过神经系统的调节，肝胰壶腹括约肌舒张，胆囊收缩，胆汁经胆囊管→胆总管→肝胰壶腹→十二指肠大乳头→十二指肠

图 3-8-12　胆道系统及胆汁通路

二、消化系统的功能

消化系统的基本生理功能是对食物进行消化和吸收，为人体提供营养物质，以保证新陈代谢的正常进行。食物中的营养物质包括蛋白质、脂肪、糖类、维生素、水和无机盐。除了水、无机盐和大部分维生素可以直接被机体吸收利用外，蛋白质、脂肪和糖类等物质需在消化管内被分解为结构简单的小分子物质，才能被吸收利用，这一过程称为消化。小分子物质透过消化管黏膜上皮细胞进入血液和淋巴液的过程就是吸收。

消化方式包括机械性消化和化学性消化。机械性消化是通过消化管壁肌肉的舒缩活动，将食物磨碎，使之与消化液充分混合，并将食物不断地向消化道的远端推送，最后把不能被消化和吸收的食物残渣以粪便形式排出体外；化学性消化是通过消化腺分泌的消化液对食物进行化学分解，使之成为可被吸收的小分子物质的过程。在正常情况下，机械性消化和化学性消化两种功能同时进行，共同完成消化过程。

（一）消化作用

食物的消化是从口腔开始的。当牙齿咀嚼食物时，唾液腺即分泌唾液。食物中的淀粉被唾液淀粉酶初步分解。

咽的主要功能是完成吞咽动作。食管通过蠕动运送食物入胃。所谓蠕动是管形器官把内容物向前推进的波形运动。

食物从食管进入胃后，即受到胃壁肌肉的机械性消化和胃液的化学性消化后，成为半流体状的食糜，然后由胃逐次地通过幽门向十二指肠输送（图3-8-13）。化学性消化是通过胃液作用实现的。进食时和进食后，胃液即大量分泌。胃液呈酸性，其成分除水分外，主要有盐酸、胃蛋白酶原、黏液和内因子等。其中盐酸不但可以激活胃蛋白酶原，促进胰液的释放，还可以杀灭随食物进入胃内的细菌；胃蛋白酶原活化成胃蛋白酶后，对食物中的蛋白质进行初步分解；黏液可以保护胃黏膜不受胃酸破坏；内因子能与食物中的维生素 B_{12} 结合，促进其吸收。一般食物经过 4～6 小时才能全部到达小肠。

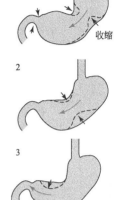

图 3-8-13　胃的蠕动

胃的机械性消化是通过胃运动实现的。借此运动，使食物与胃液充分混合成食糜，推送到小肠。胃运动除与胃肌本身的活动有密切关系外，还受神经和体液因素的调节。

食糜由胃进入十二指肠后，开始了小肠内的消化。小肠内消化是整个消化过程中最重要的阶段。食物在小肠内受到胰液、胆汁和小肠液的化学性消化及小肠的机械性消化，包括蠕动、分节运动（图3-8-14）等，各种营养成分逐渐被分解为简单的可吸收小分子物质（葡萄糖、氨基酸、甘油和脂肪酸）在小肠内吸收。

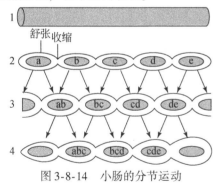

图 3-8-14　小肠的分节运动

食物在小肠内停留的时间一般是 3～8 小时，这提供了充分吸收时间。食物通过小肠后，消化、吸收过程已基本完成，只留下难于消化的食物残渣，从小肠进入大肠。大肠内无消化作用，仅吸收少量水、无机盐和部分维生素。

（二）吸收作用

消化道不同部位吸收能力、速度有很大差异。口腔黏膜仅吸收硝酸甘油等少数药物；食管基本没有吸收功能；胃可吸收少量水和乙醇等；大肠主要吸收水和无机盐；食物的大部分成分，包括糖类、蛋白质和脂肪的大部分消化产物都是在十二指肠和空肠吸收的，回肠是吸收的储备部位，还可吸收胆盐和维生素[（彩）图3-8-15]。

知识延伸

洗胃及洗胃机的原理

急性食物中毒或者有机磷、安眠药、重金属类、生物碱等非腐蚀性毒物中毒时，洗胃是一项重要的抢救措施。洗胃的原理是将一定成分的液体灌入胃腔内，混合胃内容物后再抽出，如此反复多次。其目的是为了清除胃内未被吸收的毒物。

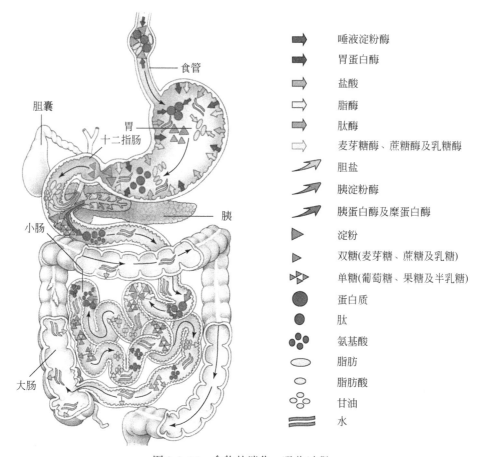

食管

胆囊

胃
十二指肠

胰

小肠

大肠

唾液淀粉酶

胃蛋白酶

盐酸

脂酶

肽酶

麦芽糖酶、蔗糖酶及乳糖酶

胆盐

胰淀粉酶

胰蛋白酶及糜蛋白酶

淀粉

双糖(麦芽糖、蔗糖及乳糖)

单糖(葡萄糖、果糖及半乳糖)

蛋白质

肽

氨基酸

脂肪

脂肪酸

甘油

水

图 3-8-15　食物的消化、吸收过程

三、消化系统常见疾病

（一）消化系统疾病有哪些常见的临床症状

1. 恶心、呕吐　是临床常见症状。可伴有迷走神经兴奋的症状，如皮肤苍白、出汗、流涎、血压降低及心动过缓等，常为呕吐的前奏。一般恶心后随之呕吐，但也可仅有恶心而无呕吐，或仅有呕吐而无恶心。呕吐是通过胃的强烈收缩迫使胃或部分小肠的内容物经食管、口腔而排出体外的现象。两者均为复杂的反射动作，可由多种原因引起。如咽部受到刺激，胃、十二指肠疾病，肝胆胰疾病，神经系统疾病，以及药物胃肠道反应、中毒及精神因素等。

2. 呕血　是上消化道疾病（包括食管、胃、十二指肠等疾病）或全身性疾病所致的上消化道出血，血液经口腔呕出。常伴有黑粪，严重时可有休克表现。呕血的原因甚多，但以消化性溃疡引起最为常见。亦可见于全身性疾病，如原发性血小板减少性紫癜等。

3. 便血　是指消化道出血，血液由肛门排出。便血颜色可呈鲜红、暗红或黑色。少量出血不造成粪便颜色改变，须经化验检查才能确定者，称为隐血。引起便血的原因很多，常见的有小肠疾病、结肠疾病、直肠肛管疾病等。上消化道出血可表现为便血或黑粪。

4. 腹痛　是临床极其常见的症状。腹痛的性质和程度，既受病变性质和刺激程度的影响，也受神经和心理因素的影响。临床有急性和慢性腹痛。急性腹痛可由腹腔器官急性炎症，空腔脏器阻塞、脏器扭转或破裂、腹膜炎等引起；亦可由全身性疾病所致，如腹型过敏性紫癜等。慢性腹痛可由腹腔脏器慢性炎症，消化道运动障碍，胃、十二指肠溃疡，腹腔脏器扭转或梗阻等引起。

5. 腹泻　指排便次数增多，粪质稀薄，或带有黏液、脓血或未消化食物。腹泻可分为急性腹泻与慢性两种，超过两个月者属慢性腹泻。急性腹泻常见于由病毒、细菌、原虫等感染所引起的肠道炎症，急性食物中毒也可引起。慢性腹泻常由消化系统疾病引起，如慢性细菌性痢疾、慢性胆囊炎与胆石症等。某些抗肿瘤药物和抗生素使用亦可导致腹泻。

6. 黄疸　是由于胆红素代谢障碍而引起血清内胆红素浓度升高所致。临床上表现为巩膜、黏膜、皮肤及其他组织被黄染［（彩）图3-8-16］。因巩膜含有较多的弹性硬蛋白，与胆红素有较强的亲和力，故巩膜黄染常先于黏膜、皮肤而首先被察觉。引起黄疸的原因很多，但最多见于肝脏疾病、胆道疾病。

7. 便秘　是指大便次数减少，一般每周少于3次，伴排便困难、粪便干结（图3-8-17）。便秘是临床上常见的症状，多长期持续存在，症状扰人，影响生活质量，病因多样，以肠道疾病最为常见。排便困难严重者可因痔加重及肛裂而有大便带血或便血，患者亦可因此而紧张、焦虑。长期便秘可引发多种疾病，尤其是结肠癌，故应积极防治。

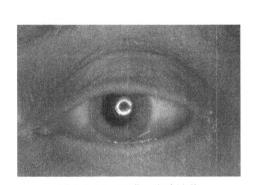

图 3-8-16　巩膜、皮肤被黄

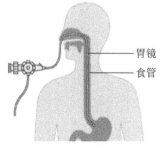

图 3-8-17　便秘的危害

（二）消化系统疾病有哪些常用的检查方法

1. 化验检查　血液常规检查可反映有无恶性贫血等。粪便常规检查是胃肠道疾病的一项重要常规检查，对肠道感染、某些寄生虫病有确诊价值，隐血试验阳性是消化道出血的重要证据。血胆红素、尿胆红素检查可初步鉴别黄疸的性质。血淀粉酶、尿淀粉酶测定对急性胰腺炎诊断有重要价值。肝功能检查可以判断是否有肝细胞的损害等。

2. 内镜检查　应用内镜可直接观察消化道腔内的各类病变，并可取活组织做病理学检查。根据检查部位不同，内镜分为胃镜、肠镜、腹腔镜、胆道镜等。其中，以胃镜和肠镜最为常用，可检出大部分常见胃肠道疾病（图3-8-18）。新近发明的胶囊内镜，不但使用方便，而且对以往不易发现的小肠病变诊断有特殊价值。人们称它为"行走在消化管内的机器人"。

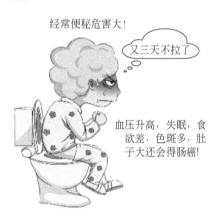

图 3-8-18　胃镜检查

3. 影像学检查

（1）超声波检查：B型实时超声普遍用于腹腔内实体脏器检查，因无创伤且检查费用较低，在我国被用作首选的初筛检查。B超可显示肝、脾、胆囊等，从而发现这些脏器的肿瘤、囊肿、结石等病变，并可了解有无腹水及腹水量。B超还能监视或引导各种经皮穿刺，进行诊断和治疗。彩色多普勒超声可观察肝静脉、门静脉、下腔静脉等，有助于门静脉高压的诊断与鉴别诊断。

（2）X线检查：普通X线检查是诊断胃肠道疾病的常用手段。腹部平片可判断腹腔内有无游离气体、结石等情况。通过胃肠钡剂造影、钡剂灌肠造影等X线检查，可观察全胃肠道。通过这些检查可发现胃肠道的溃疡、肿瘤、结构畸形及运动异常等。口服及静脉注射X线胆系造影剂可显示胆道结石和肿瘤等。

4. 活组织检查和脱落细胞检查　取活体组织做组织病理学检查对疾病具有确诊价值。消化系统的活体组织检查主要是内镜下直接取材，如胃镜或结肠镜下对食管、胃、结–直肠黏膜病变组织，或腹腔镜下对病灶取材。超声或CT引导下细针穿刺取材也是常用的方法，如对肝肿块的穿刺（图3-8-19）。

在内镜直视下冲洗或擦刷胃肠道，尤其是食管和胃的管腔黏膜，检查所收集的脱落细胞，有利于发现该处的肿瘤。收集腹水找癌细胞也属此范畴（图3-8-20）。

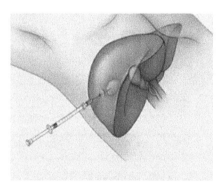

图3-8-19　肝穿刺活检

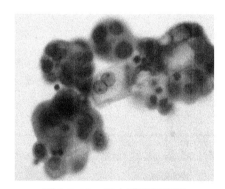

图3-8-20　腹水脱落细胞图

（三）消化系统有哪些常见疾病

1. 胃炎　是指各种原因引起的胃黏膜的炎性疾病，根据病程分为急性和慢性。

急性胃炎病因多明确，常急性发作，可有上腹部疼痛、胀闷不适、食欲减退等表现。病变取决于损伤程度和持续时间，严重者胃黏膜可广泛坏死乃至穿孔。治疗应针对原发疾病和病因采取措施。

慢性胃炎病因和发病机制尚未完全阐明。可能与幽门螺旋杆菌感染、十二指肠液反流，以及长期不良饮食或生活习惯如过度饮酒、吸烟等因素有关。患者多无明显临床症状，诊断主要靠内镜检查和胃黏膜组织学检查。慢性浅表性胃炎最常见，只累及黏膜的浅层；慢性萎缩性胃炎多发生于胃窦部，病变处黏膜逐渐变薄，分泌胃酸的腺体细胞可逐渐减少，故部分患者有消化不良的表现。该病发病缓慢，迁延难愈。除对症治疗外，还应戒烟、忌酒，避免使用损害胃黏膜的药物如阿司匹林等，饮食宜规律，避免过热、过咸和辛辣食物。

2. 消化性溃疡　主要指发生于胃和十二指肠的慢性溃疡，是一种常见病、多发病，十二指肠溃疡较胃溃疡多见。常见原因有幽门螺旋杆菌感染、胃酸分泌过多、胃排空延缓、胆汁反流、长期服用非甾醇类抗感染药、不良饮食习惯及遗传因素等。

正常情况下，胃、十二指肠黏膜具有一系列防御和修复机制，能够抵御有害因子的侵袭而维护黏膜的完整性。溃疡的形态特点如图3-8-21，图3-8-22所示。

临床表现有：慢性过程呈反复发作，病史可达几年或十几年；发作呈周期性，与缓解期相互交替。有季节性，冬、春季多发。常因精神刺激、过度疲劳、饮食不规律、气候骤变等诱发或加重。发作时上腹痛呈节律性，可呈钝痛、烧灼痛或饥饿样痛，剧痛常提示穿孔。十二指肠溃疡常表现空腹痛、饥饿痛和夜间痛，胃溃疡常表现为进食后痛。

消化性溃疡可有出血、穿孔、幽门梗阻和癌变（胃溃疡）等并发症。经X线钡餐和（或）胃镜检查多数可以确诊。治疗原则为消除病因，控制症状，促进溃疡愈合、防止复发和避免并发症。

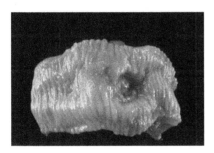

图3-8-21　十二指肠溃疡，溃疡圆形，
边缘整齐，底部平坦

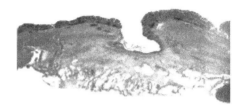

图3-8-22　溃疡深达肌层，呈潜掘状

3. 急性阑尾炎　是外科最常见的急腹症。多见于青壮年，临床以转移性右下腹痛和右下腹阑尾点有固定而明显的压痛为特征，伴恶心、呕吐和外周血中性粒细胞数量增多等。

发病的主要原因为细菌感染和阑尾腔阻塞。感染常以大肠杆菌为多，但常先有黏膜上皮的损伤。阻塞可因粪石、异物或寄生虫等引起，以粪石多见。

急性阑尾炎经过有效治疗后，效果良好。少数因治疗不及时或机体抵抗力低下而出现并发症。最常见的并发症为阑尾穿孔引起的腹膜炎和阑尾周围脓肿。

4. 病毒性肝炎　是由多种肝炎病毒引起的以肝细胞损伤为主要病变的常见传染病。具有传染性强、传播途径复杂、流行广泛、发病率较高等特点。目前已经发现的肝炎病毒有甲、乙、丙、丁、戊、庚6六种类型，各型之间无交叉免疫，目前只有甲型肝炎和乙型肝炎疫苗可供使用。

甲型和戊型肝炎以粪—口传播为主，呈急性经过；乙型肝炎多经输血或血制品、母婴之间、密切接触等途径传播；丙型肝炎多经血液传播。乙型和丙型肝炎易迁延发展成慢性，甚至发展为肝硬化或肝癌。

各型肝炎病毒引起的肝炎其临床表现基本相同。主要表现为乏力、食欲减退、恶心、肝大及肝功能损害，部分病人可有黄疸和发热。绝大多数肝炎病人经适当休息，辅以药物治疗，避免饮酒、过度劳累和使用对肝脏有损害的药物等综合疗法，都可恢复健康。

知识延伸

何为"大三阳"、"小三阳"

乙型肝炎三系统（乙型肝炎的3种抗原抗体系统）的检测为乙型肝炎的确诊和治疗，提供了很好的依据。由于其中的核心抗原（HBcAg）无法在血清中检测到，所以一般检查五项，即两种抗原三种抗体：表面抗原（HBsAg）、e 抗原（HBeAg）、表面抗体（HBsAb）、e 抗体（HBeAb）、核心抗体（HBcAb），通常称"两对半"。

HBsAb 是保护性抗体，阳性证明人体已产生了免疫力。自然感染后或注射乙型肝炎疫苗后，均可产生 HBsAb，但不是所有的人都能产生 HBsAb。

HBsAg 阳性即为病毒携带者。凡携带有乙型肝炎病毒的人，都有可能将其体内病毒传染给别人，因此都是传染源。所谓"大三阳"，是指慢性乙型肝炎患者或者乙型肝炎病毒携带者体内乙型肝炎病毒的免疫指标，即 HBsAg、HBeAg、HBcAb 三项阳性，提示体内病毒复制比较活跃，但是否引起了严重的肝细胞损害，还要看肝功能检测情况。也就是说，并非"大三阳"就表示疾病很严重，只是以上三项指标阳性体现病毒在机体内存在时的免疫状态。

"小三阳"则是指 HBsAg、HBeAb、HBcAb 三项阳性。"大、小三阳"的共同点在于两者都是现症病毒感染者，体内都携带有乙型肝炎病毒，区别则在于"大三阳"者病毒复制活跃，病毒数量多，传染性强；"小三阳"则是病毒复制低下，病毒数量少，传染性低。因此，无论"大、小三阳"都携带有乙型肝炎病毒，都有传染性，但传染性的大小不同。

5. 胆结石 胆道系统中，胆汁的某些成分（胆色素、胆固醇、黏液物质及钙等）可以在各种因素作用下析出、凝集而形成结石。发生于各级胆管内的结石称胆管结石，发生于胆囊内的结石称胆囊结石，两者统称胆石症（图 3-8-23），是最常见的胆道疾病。

典型临床表现为进油腻食物后或夜间，右上腹阵发性疼痛（胆绞痛），并向右肩胛区和背部放射性疼痛，常伴有恶心、呕吐。B 超检查、CT、X 线有助确诊。

由于胆囊结石的形成与胆汁中胆固醇浓度过饱和有关，因此，控制饮食中脂肪和胆固醇的过多摄入是预防胆囊结石的关键。另外，平时要进行适当的体育锻炼，以防止脂肪在体内过度积存。

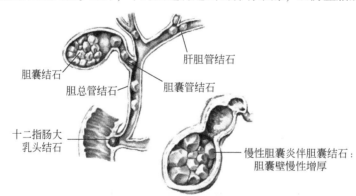

图 3-8-23 胆道结石

6. 肝硬化 是由一种或几种病因长期反复作用引起的以肝进行性纤维化为特征的慢性肝病，这种结构上的改变最终导致肝功能的严重损害和门静脉高压，晚期常因消化道大出血、肝昏迷而死亡。引起肝硬化的病因很多，主要有病毒性肝炎、慢性酒精中毒、药物和工业毒物中毒等。

早中期肝硬化肝体积正常或略增大，后期肝体积缩小，重量减轻，硬度增加，表面呈颗粒状或结节状。该病早期可无明显症状，后期则出现一系列不同程度的门静脉高压症和肝功能障碍的临床表现（图 3-8-24）。

肝硬化时肝组织结构已被增生的纤维组织所改建，不易完全恢复原来的结构和功能，但是肝组织有强大的代偿能力，只要及时治疗，常可使病变处于相对稳定状态并可维持相当长时期。如病变持续进展，最终可导致肝衰竭，患者可因肝昏迷而死亡。此外，食管下段静脉丛破裂引起的上消化道大出血也是常见的死亡原因。

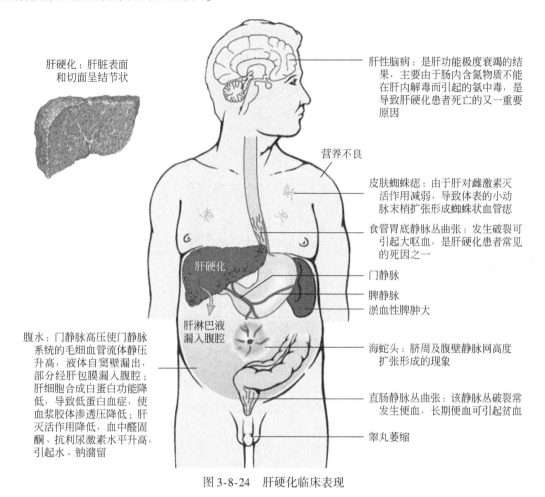

肝硬化：肝脏表面和切面呈结节状

肝性脑病：是肝功能极度衰竭的结果，主要由于肠内含氮物质不能在肝内解毒而引起的氨中毒，是导致肝硬化患者死亡的又一重要原因

营养不良

皮肤蜘蛛痣：由于肝对雌激素灭活作用减弱，导致体表的小动脉末梢扩张形成蜘蛛状血管痣

食管胃底静脉丛曲张：发生破裂可引起大呕血，是肝硬化患者常见的死因之一

门静脉

脾静脉

淤血性脾肿大

肝硬化

肝淋巴液漏入腹腔

腹水：门静脉高压使门静脉系统的毛细血管流体静压升高，液体自窦壁漏出，部分经肝包膜漏入腹腔；肝细胞合成白蛋白功能降低，导致低蛋白血症，使血浆胶体渗透压降低；肝灭活作用降低，血中醛固酮、抗利尿激素水平升高，引起水、钠潴留

海蛇头：脐周及腹壁静脉网高度扩张形成的现象

直肠静脉丛曲张：该静脉丛破裂常发生便血，长期便血可引起贫血

睾丸萎缩

图 3-8-24　肝硬化临床表现

7. 食管癌　是指发生于食管黏膜上皮组织的恶性肿瘤，是消化道常见的恶性肿瘤，死亡率仅次于胃癌而居第 2 位。发病年龄以 40 岁以上男性较多。发生病因与环境因素、某些致癌物如亚硝酸盐和病毒感染等因素有关，饮食过热、饮酒及吸烟所引起食管黏膜上皮的损伤亦与食管癌发生相关。

食管癌好发于食管中段，可分为早期癌和中晚期癌，早期常缺乏明显症状，随着肿瘤的长大，患者出现以进行性吞咽困难为主的临床表现（图 3-8-25）。食管癌如累及相邻组织、器官可出现相应表现，如压迫喉返神经出现声音嘶哑，侵及气管或支气管出现呛咳、呼吸困难等。晚期患者可转移至肝、肺，亦可转移至肾、骨等处。

8. 胃癌　是最常见的消化道恶性肿瘤。好发于 40 ~ 60 岁男性。发生原因可能与幽门螺旋杆菌感染、环境和饮食中含有较多亚硝酸盐（如腌制的酸菜、熏制的鱼肉食品等）等因素有关。亦可由某些胃的炎症性疾

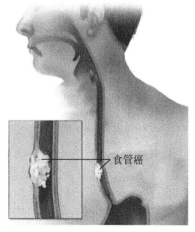

食管癌

图 3-8-25　食管癌

病如慢性萎缩性胃炎、慢性胃溃疡等恶变而来。

胃癌好发于胃窦部的胃小弯侧。依据癌组织浸润深度，将其分为早期胃癌和进展期胃癌。不论范围大小、是否有淋巴结转移，癌组织只限于黏膜层或黏膜下层均称为早期胃癌，其术后五年生存率>90%。癌组织侵达肌层或更深者，不论是否有淋巴结转移，均称为进展期胃癌，也称中晚期癌。侵犯越深，预后越差，转移的可能性越大。转移途径有直接扩散、淋巴道转移、血道转移和种植性转移。

临床病理类型有三种，息肉型或蕈伞型、溃疡型和浸润型。其中溃疡型需与慢性消化性溃疡鉴别（图3-8-26）。早期胃癌多无明显临床症状。进展期胃癌可出现食欲缺乏、消瘦、无力、贫血等。上腹部疼痛逐渐加重，且与进食无明确关系或进食后加重。侵及血管可出现呕血、便血。

早期诊断是根治胃癌的前提，手术治疗是目前唯一有可能根治的手段。

良性溃疡：呈圆或椭圆形；直径常<2cm；较深，常低于周围黏膜；边缘平整、少隆起；底部平坦、清洁；周围黏膜皱襞向溃疡集中

恶性溃疡：形态不规则，火山口状；直径常>2cm；较浅，常高于周围黏膜；边缘不规则、常隆起；底部不平，常有出血、坏死；周围黏膜皱襞中断、增粗呈结节状

图 3-8-26　胃癌与胃溃疡的形态鉴别

9. 大肠癌　又称结、直肠癌，是消化道常见肿瘤，发病率仅次于胃癌和食管癌。发生原因尚未完全清楚，目前认为饮食因素、遗传因素、慢性炎症刺激等与大肠癌的发生有密切关系。高脂肪、高蛋白和低纤维饮食致肠排空延缓，致癌物与黏膜上皮接触时间长易使细胞发生恶性转化；遗传性家族性腺瘤性息肉病发生癌变的危险性几乎达100%。

大肠癌早期多无明症状，随肿瘤增大和并发症的出现，表现为腹部疼痛、腹部肿块、黏液脓血便等（图3-8-27）。因此，发现便血症状，应及时就医。最好能做直肠指检和钡灌肠造影，以利进一步确诊。

大肠癌的治疗效果与早期诊断有密切关系，早期诊断应从两方面下手：一是要普及癌症防治知识，让患者有可疑症状及时就诊；二是医务工作者要对大肠癌早期征象提高警惕，避免漏诊及误诊。另外，饮食多样化，经常吃一些富含维生素和纤维素的新鲜蔬菜，保持大便通畅，防止便秘，积极防治慢性肠道炎症，均有助于预防大肠癌。

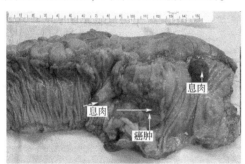
息肉
息肉
癌肿

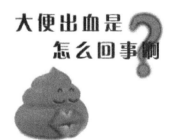
大便出血是怎么回事啊？

图 3-8-27　大肠癌

10. 原发性肝癌　是由肝细胞或肝内胆管上皮细胞发生的恶性肿瘤，简称肝癌，为我国常见肿瘤之一。该病可发生于任何年龄，以40~49岁为最多。肝癌发病隐匿，病因尚未完全肯定，可能与病毒性肝炎、肝硬化、黄曲霉菌等多种因素的综合作用有关。早期无临床症状，发现时多已届入晚期。广泛应用血中甲胎蛋白（肝癌患者甲胎蛋白阳性率占70%~98%）测定和影像学检查

可提高早期肝癌的检出率。

　　临床上多有肝硬化病史，可有进行性消瘦、肝迅速增大、肝区疼痛、黄疸及腹水等表现。有时由于肝表面癌结节自发性破裂或侵破大血管而引起腹腔内大出血。

　　肝癌首先在肝内蔓延和转移。肝外转移常通过淋巴道转移，晚期可通过肝静脉转移到肺、脑及骨等处。有时可直接种植转移到腹膜和卵巢表面。

　　我国肝癌绝大多数由慢性乙型肝炎发展而来，因此积极做好乙型肝炎的预防工作是关键（图3-8-28）。

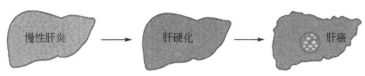

图 3-8-28　肝部病变三部曲

知识延伸

健康生活，远离癌症

　　消化系统恶性肿瘤的发生与不良饮食、生活习惯有着明显的关系。最新肿瘤流行病资料显示：胃癌、食管癌的发病呈逐年下降趋势，结直肠癌、肝癌及胰腺癌的发生呈上升趋势。结肠癌、直肠癌和胰腺癌的高发与人们生活西化、高脂肪食品的过多摄入和食物纤维摄入不足、体育运动的减少有着直接关系。因此，提倡良好饮食习惯很有必要，做到饮食规律，少盐、低脂，尽量少食腌制酸菜、咸鱼、熏肠、火腿等，不吃霉变、变质的食物，多吃五谷杂粮以维持机体的营养平衡。适当参加体育运动，对降低消化系统恶性肿瘤的发生率具有极其重要的意义。

（李能莲）

第九章　呼吸系统

氧为生命所必需，空气中的氧需要传送到全身所有的组织细胞，经过化学反应后被利用，这一过程主要是呼吸系统在起作用。想想看，这一过程具体有哪些环节？为什么现代社会环境的污染及吸烟会导致大量呼吸系统疾病的发生？

一、呼吸系统的结构与功能

呼吸系统由呼吸道和肺两部分组成 [（彩）图 3-9-1]。

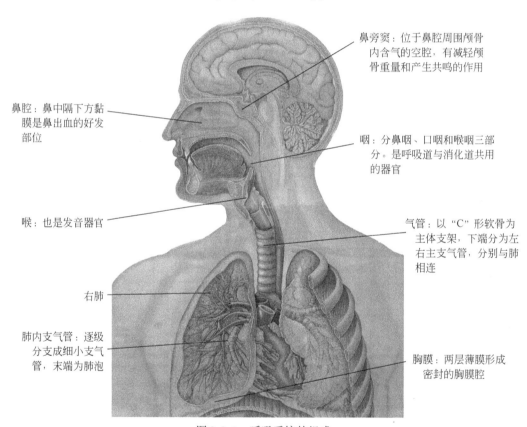

鼻旁窦：位于鼻腔周围颅骨内含气的空腔，有减轻颅骨重量和产生共鸣的作用

鼻腔：鼻中隔下方黏膜是鼻出血的好发部位

咽：分鼻咽、口咽和喉咽三部分。是呼吸道与消化道共用的器官

喉：也是发音器官

气管：以 "C" 形软骨为主体支架，下端分为左右主支气管，分别与肺相连

右肺

肺内支气管：逐级分支成细小支气管，末端为肺泡

胸膜：两层薄膜形成密封的胸膜腔

图 3-9-1　呼吸系统的组成

（一）呼吸道的结构

呼吸道包括上呼吸道和下呼吸道。

1. 上呼吸道 包括鼻、咽、喉（图 3-9-2）。

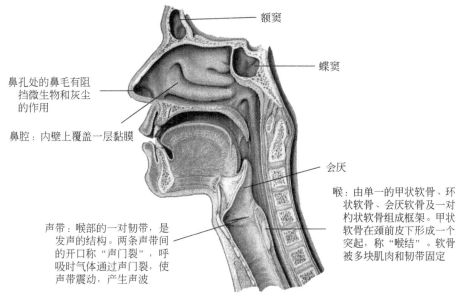

额窦

蝶窦

鼻孔处的鼻毛有阻
挡微生物和灰尘
的作用

鼻腔：内壁上覆盖一层黏膜

会厌

喉：由单一的甲状软骨、环
状软骨、会厌软骨及一对
杓状软骨组成框架。甲状
软骨在颈前皮下形成一个
突起，称"喉结"。软骨
被多块肌肉和韧带固定

声带：喉部的一对韧带，是
发声的结构。两条声带间
的开口称"声门裂"，呼
吸时气体通过声门裂，使
声带震动，产生声波

图 3-9-2 上呼吸道

鼻由外鼻、鼻腔和鼻旁窦三部分组成。鼻旁窦是围成鼻腔的颅骨内的空腔，包括上颌窦、筛窦、蝶窦和额窦四组，可湿润和温暖空气，并在发音时起共振作用。这四对鼻窦都开口于鼻腔。细菌感染引起鼻窦炎时，鼻窦内的炎性分泌物会通过开口从鼻腔中流出形成脓鼻涕，在相应鼻窦部位也会有压痛。

在鼻、咽、喉部的内壁上覆盖一层黏膜，能分泌许多黏液，与黏膜下丰富的毛细血管网一道对吸入的空气起到加温和湿润的作用。如果是某种原因如感冒、过敏等引起该处血管充血、黏膜肿胀，患者会感到鼻塞，妨碍通气。

空气由鼻腔经过咽而入喉。喉由软骨、肌肉和结缔组织所构成的。在喉的入口处，有一块叶片状结构称为会厌，下端与喉相连，上端游离。平时打开，空气可以自由进出喉腔。吞咽时，会厌则盖住喉腔的入口，防止食物或水进入气管。进食时不要说话尤其小孩不要哭，否则食物进入喉腔会发生咳呛。如果大的食团阻塞气管，抢救不及时会使人窒息。

2. 下呼吸道 包括气管和支气管（图 3-9-3）。

气管和支气管是从喉到肺的通道。气管位于颈部正中，向下入胸腔，分为左右主支气管，分别进入两肺。

气管由软骨、平滑肌、黏膜和结缔组织构成，气管软骨呈"C"形，各软骨间借环韧带相连接，其后方的缺口由平滑肌和结缔组织构成的膜所封闭。气管和支气管内覆盖有黏膜，能分泌黏液，具有进一步清洁空气的作用。所以当我们长时间停留在烟尘较多的环境里，往往咳出黑色的痰，就是为种黏液和它所粘连的烟尘和微生物。

（二）肺的结构

人体两肺类似于圆锥形位于胸腔，左肺分两叶，右肺分三叶。

在人体的新陈代谢过程中，需要经常不断地从环境中摄取氧气，并排出二氧化碳，而人与环境的这种气体交换离不开肺，肺组织里有一套结构巧妙的换气站。人们吸入空气经鼻、咽、喉、

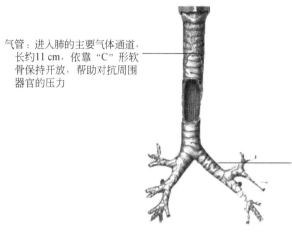

气管：进入肺的主要气体通道，长约11 cm，依靠 "C" 形软骨保持开放，帮助对抗周围器官的压力

支气管：每侧支气管又被分为更小的气道，这个倒看的分支网络称为 "支气管树"

图 3-9-3　气管和支气管

气管、支气管的清洁、湿润和加温后，主支气管从肺门处入肺，肺的血管也从肺门处进出肺。主支气管在肺内分为叶支气管（二级支气管），叶支气管再分出段支气管（三级支气管），相应经过小支气管、细支气管、终末细支气管、呼吸性细支气管、肺泡管、肺泡囊，最后到达呼吸结构的末端肺泡。肺动脉携带静脉血入肺后也随支气管的走行逐级发出分支，最终在肺泡表面移行为肺毛细血管。肺泡腔与毛细血管的血液之间有一道呼吸膜相隔，薄薄的呼吸膜允许氧气和二氧化碳自由通过，肺泡内的氧经过呼吸膜进入毛细血管将血液变为动脉血，进而汇集成肺静脉从肺门出肺回左心，再经体循环流至全身。肺毛细血管血液内的二氧化碳通过呼吸膜进入肺泡，经肺排出体外。如此反复呼吸，人体就能源源不断地从外界获取氧，排出二氧化碳。

　　人的两肺有超过 3 亿个肺泡，每个肺泡都由Ⅰ型和Ⅱ型两种肺泡上皮细胞组成，肺泡与肺泡之间的薄层结缔组织称肺泡隔，内含丰富的毛细血管。肺泡与毛细血管血液之间气体分子交换（即肺换气）所经过的结构称为气–血屏障，也叫呼吸膜（图 3-9-4）。

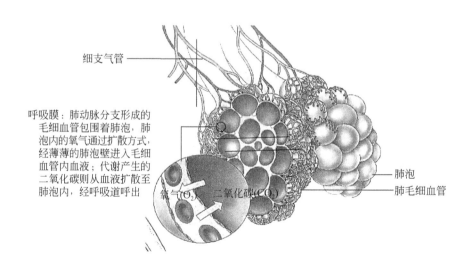

细支气管

呼吸膜：肺动脉分支形成的毛细血管包围着肺泡，肺泡内的氧气通过扩散方式，经薄薄的肺泡壁进入毛细血管内血液；代谢产生的二氧化碳则从血液扩散至肺泡内，经呼吸道呼出

氧气（O₂）　二氧化碳（CO₂）

肺泡
肺毛细血管

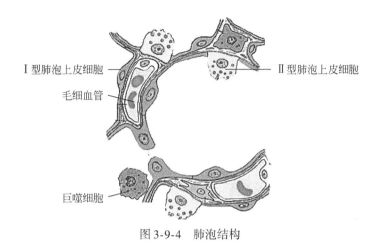

图 3-9-4　肺泡结构

知识延伸

人工呼吸及呼吸机的原理

　　窒息、煤气中毒、药物中毒、呼吸肌麻痹、溺水及触电等患者急救时，经常用到人工呼吸。人工呼吸是指用人为的方法，运用肺内压与大气压之间压力差的原理，使呼吸骤停者获得被动式呼吸，获得 O_2，排出 CO_2，维持最基础的生命。

　　在医院里，医生通常使用呼吸机来维持呼吸衰竭患者的呼吸。呼吸机通气是由体外机械驱动使呼吸道口和肺泡产生正压力差，而呼气是在撤去体外机械驱动压后胸廓及肺弹性回缩产生肺泡与呼吸道口被动性正压力差而呼气，即呼吸周期均存在"被动性正压力差"而完成呼吸（图 3-9-5）。

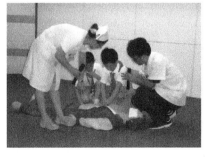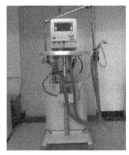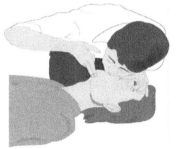

图 3-9-5　人工呼吸

（三）呼吸系统的呼吸功能

　　人的呼吸过程包括三个互相联系的环节：外呼吸，包括肺通气和肺换气；气体在血液中的运输；内呼吸，指组织细胞与血液间的气体交换 [（彩）图 3-9-6]。

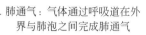

肺换气：肺毛细血管血液中的CO_2和肺泡中的O_2通过呼吸膜交换完成肺换气。CO_2经呼吸道呼出，O_2进入血液后与红细胞内的血红蛋白结合，形成含氧丰富的动脉血经肺静脉送至左心

肺通气：气体通过呼吸道在外界与肺泡之间完成肺通气

心脏：左心射血将动脉血泵入体循环动脉

体循环动脉：动脉血通过血液的流动运输到组织毛细血管

体循环静脉：将静脉血运输至右心，再经肺动脉运输至肺毛细血管

组织换气：在组织毛细血管，血液中的氧含量高于周围组织，氧与血红蛋白分离通过弥散作用出毛细血管进入组织细胞；反之，细胞新陈代谢产生的CO_2进入血液，形成含O_2少而CO_2多的静脉血

图 3-9-6　呼吸的过程

肺通气即肺与外界的气体交换过程。空气的吸入或呼出是由空气压力（大气压）和肺内气体压力之间的差来决定的。这种压力差由我们胸腔容积的变化而产生。胸腔容积的变化是怎样发生的呢？胸腔容积的改变主要由位于胸、腹部的膈肌和肋间肌的收缩和舒张引起。

吸气时，肋间外肌和膈肌同时收缩，肋间内肌舒张。肋间外肌收缩使肋骨向上提升并向外扩张，胸腔左右径加大；膈肌收缩使膈向下降，胸腔上下径加大，它们共同作用使胸腔容积加大，导致肺扩张，肺内压力下降至低于大气压，这时空气被吸入肺内，直到肺内压力等于大气压。所以我们把膈肌和肋间外肌称为吸气肌，而把肋间内肌称为呼气肌。

呼气时，肋间外肌和膈肌舒张，肋间内肌可收缩。此时肋骨向下向内移位，膈上升，胸腔容积减小，肺容积也随之减小。因此，肺内压上升，气体从肺经呼吸道排出，直至肺内压与大气压再次相等。

通常在安静状态下，呼吸运动比较平稳均匀，每分钟呼吸频率为 12～18 次。这时，吸气是主动，呼气是被动（吸气时，吸气肌收缩；呼气时，吸气肌被动舒张）。当呼吸运动增强时，不仅吸气肌收缩加强，呼气肌也参与，从而呼气也是主动的了。

肺换气是指肺泡内的 O_2 与肺毛细血管血液内的 CO_2 之间的交换。静脉血液流经肺毛细血管时，由于静脉血液里的氧分压为 40，比肺泡气中的氧分压 102 低，肺泡气中的氧便沿分压差通过呼吸膜向血液迅速扩散，血液中的氧分压迅速上升，最后接近肺泡中的氧分压达到 100。CO_2 则相反，静脉血液中的二氧化碳分压比肺泡中的大，所以 CO_2 沿反方向扩散，从血液到肺泡。O_2 和 CO_2 的扩散都极为迅速，仅需要 0.3s 即可完成。而通常血液流经肺毛细血管的时间约为 0.7s，故肺内换气的时间是十分充裕的。一些疾病导致呼吸膜的厚度和面积发生改变，都会影响到肺换气。

在组织部位，由于细胞代谢不断消耗氧，同时产生 CO_2，故组织内氧分压较动脉血氧分压低，而二氧化碳分压较动脉血的高，当动脉血流经组织毛细血管时，在分压差的推动下，氧由血液扩散到组织细胞，CO_2 则从组织细胞扩散入血，完成组织换气。

O_2 和 CO_2 在血液中的运输形式有两种：物理性溶解和化学性结合。血中溶解的 O_2 和 CO_2 都很少，它们在血液中主要以化学性结合的方式进行运输。血液中的 O_2 绝大部分（98.5%）进入红细胞与血红蛋白结合；CO_2 主要在血液中形成碳酸氢盐，部分可与血红蛋白结合形成氨基甲酸血红蛋白。

（四）呼吸系统的防御功能

呼吸系统暴露在空气中的许多浮尘和微生物的侵害之下具有强有力防御功能。

物理性的屏障：在上呼吸道，鼻腔中的鼻毛和黏膜表面的黏液已经挡住一部分灰尘和微生物。下呼吸道内表面黏膜中的细胞和管腔壁内其他的腺体共同分泌一层黏液，吸附气体中的灰尘、微生物，溶解气体中的有毒物质。黏膜中有的细胞表面有密集排列发细丝般的纤毛，可以摆动，如风吹麦浪一样，这样把被黏液吸附住的各种有害物质往咽部扫送，并以咳嗽的方式排出体外。

免疫防御：呼吸道和肺内广泛分布有淋巴细胞和巨噬细胞，在有害因子的刺激下可以通过免疫应答发挥防御作用。

二、呼吸系统常见疾病

（一）呼吸系统疾病的常见病因

1. 呼吸系统结构功能与疾病的关系　呼吸系统是人体对外开放的系统，在人体的各种系统中与外环境接触最频繁，接触面积大。每天的气体交换量在 10 000L 左右。尽管拥有相对完善的防御机制，也不能保证万无一失。尤其是当人体防御系统发育不完善或防御机制下降时，外界环境中的各种致病物质，包括各种微生物、异性蛋白过敏原、尘粒及有害气体等皆可吸入呼吸道和肺部引起各种损害。所以临床上儿童和老年人是呼吸系统疾病的好发年龄段。

2. 大气污染和吸烟　呼吸系统疾病的增加与空气污染、吸烟密切相关。空气中烟尘或二氧化硫可引起慢性支气管炎急性发作；二氧化碳、煤尘、棉尘等可刺激支气管黏膜、损害肺清除和自然防御功能，为微生物入侵创造条件。工业发达国家比工业落后国家的肺癌发病率高，说明与工业废气中致癌物质污染大气有关。吸烟与慢性支气管炎和肺癌关系密切。据世界卫生组织统计，如按目前吸烟情况继续下去，到 2025 年，世界每年因吸烟致死将达成 1000 万人，为目前死亡率的 3 倍，其中中国占 200 万人。现在中国烟草总消耗量占世界首位，青年人吸烟明显增多，未来的 20 年中，因吸烟而死亡者将会急剧增多 ［（彩）图 3-9-7］。

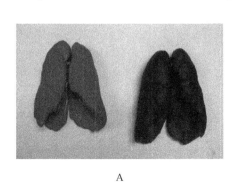
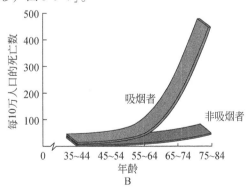

图 3-9-7　吸烟对健康的影响

A. 健康肺和吸烟的肺；B. 所示为吸烟者与非吸烟者中因慢性支气管炎和肺气肿引起的死亡率比较

3. 感染原 感染性疾病是呼吸系统主要疾病，细菌、病毒、支原体是最常见的病原体。比如我国结核病（主要是肺结核）患者人数居全球第二，有肺结核患者约 500 万，其中具有传染性的约 150 万人。

4. 变应原 随着中国工业化及经济的发展，特别在都市可引起变应性疾病（哮喘、鼻炎等）的变应原的种类及数量增多，如地毯、窗帘的广泛应用使室内尘螨数量增多，宠物饲养（鸟、狗、猫）导致动物毛变应原增多，还有空调机的真菌、都市绿化的某些花粉孢子、有机或无机化工原料、药物及食物添加剂等都是变应原的隐身之处。

（二）呼吸系统疾病有哪些常见的临床症状

1. 咳嗽、咳痰 由于一些病因引起呼吸系统的结构、功能改变从而产生的局部症状主要有咳嗽、咳痰、咯血、呼吸困难、胸痛等。

其是呼吸系统疾病临床最常见的症状之一。咳嗽是一种放射性防御动作，借以清除呼吸道分泌物及呼吸道异物。咳痰是指借助咳嗽将气管、支气管内由于炎症产生的分泌物和肺泡的渗出液排出，避免引起呼吸道的阻塞。虽然这是对我们身体的一种保护措施，但是剧烈的咳嗽也可导致呼吸道内的感染扩散、呼吸道出血等现象的发生。

虽然引起咳嗽的病因很多，但由不同病因引起的咳嗽，其特点有所不同。

2. 咯血 是指喉及喉部以下的呼吸道任何部位的出血经口咯出者。大咯血是血液从口鼻涌出，不及时处理容易导致窒息死亡。一般认为每日咯血量在 100ml 以内为少量，100～500ml 为中等量，500ml 以上或一次咯血 100～500ml 为大量。

咯血的常见病因：肺结核、支气管扩张、肺癌、肺炎、慢性支气管炎等。

3. 呼吸困难 是指病人主观感觉空气不足、呼吸费力，客观上出现呼吸频率、节律和幅度异常，严重者出现口唇发绀、鼻翼煽动、端坐呼吸、辅助呼吸肌参与呼吸运动。肺源性呼吸困难主要是呼吸系统疾病引起的通气、换气功能障碍导致缺氧和二氧化碳潴留引起。临床常分为三种类型：吸气性、呼气性和混合性呼吸困难。

吸气性呼吸困难：表现为呼吸深而慢，吸气时特别困难。多见于喉水肿、气管异物、肿瘤使气管机械性受阻。

呼气性呼吸困难：表现为呼气时间延长和特别费力，常伴有哮鸣音，多见于支气管哮喘、支气管炎、慢性阻塞性肺气肿。

混合性呼吸困难：是由于广泛的肺部病变使肺泡气体交换面积减少，影响气体交换所致。如重症肺炎、重症肺结核、大量胸腔积液、气胸等。

（三）呼吸系统疾病有哪些常用的检查方法

1. 肺活量检查 肺活量是指一次尽力吸气后，再尽力呼出的气体总量，是衡量肺通气能力的常见指标。肺活量＝潮气量+补吸气量+补呼气量。潮气量指平静呼吸时每次呼吸时吸入或呼出的气体量。补吸气量又叫吸气储备量，指平静吸气末，再尽力吸气所能吸入的气体量。补呼气量又叫呼气储备量，指平静呼气末，再尽力呼气所能呼出的气体量。肺组织损害如肺结核、肺纤维化、肺不张或肺叶切除达一定程度时都可能使肺活量减小；脊柱后凸，胸膜增厚，渗出性胸膜炎或气胸等，也可使肺扩张受限，肺活量减小。测定肺活量因不限呼气的速度，所以测不出呼吸道通气不畅的疾病，因此采用时间肺活量测定法。时间肺活量就是最大吸气后用力做最快速度呼气，直至呼完为止。同时分别记录第 1～3s 末呼出的气量。正常人应分别呼出其肺活量的 83%、96% 和 99%。患肺阻塞性肺部疾病者往往需要 5～6s 或更多时间才能呼出全部肺活量（图 3-9-8）。

成年男子肺活量约为 3500ml，女子约为 2500ml。

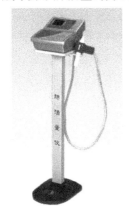
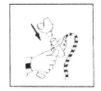
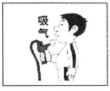
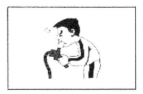

请将吹嘴装在进气口

手握把柄，保持测压导管在上方位置

受试者自然站立，头部略后仰，尽力深吸气，对准吹嘴尽力均匀深呼气；中途不得停顿，直到不能呼气为止

图 3-9-8　肺活量检测

2. 纤维支气管镜检查　是将细长的支气管镜经口或鼻置入患者的下呼吸道，即经过声门进入气管和支气管及更远端，直接观察气管和支气管的病变，并根据病变进行相应的检查和治疗。原因不明的咯血或痰中带血、原因不明的咳嗽难以用吸烟或支气管炎解释、临床检查疑为肺癌、痰液检查发现肿瘤细胞、原因不明的声音嘶哑等病人一般都需要通过经支气管镜检查来确定诊断（图 3-9-9）。

3. 血气分析　测定血气的仪器主要由专门的气敏电极分别测出 O_2、CO_2 和 pH 三个数据，并推算出一系列参数。常用于判断机体是否存在酸碱平衡失调及缺氧和缺氧程度等。

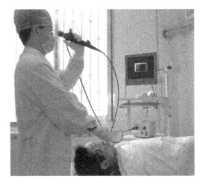

图 3-9-9　纤维支气管镜检查

4. 影像学检查　随着计算机技术的飞速发展，传统的放射科已发展成为当今的医学影像科，大体上包括 X 线、CT、磁共振、超声、核医学五项检查。简便易行，能立即得到检查结果，可同时观察器官的形态和功能。适宜于肺部、胸膜、纵隔及心脏、大血管病变的观察（图 3-9-10）。

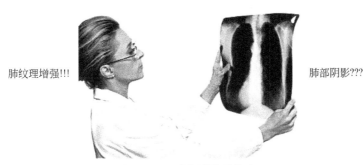

肺纹理增强!!!　　　　肺部阴影???

图 3-9-10　肺部影像学检查

引起肺纹理增多增粗的原因很多，既可以是病理性的，也可以是生理性或技术性的。一般说来，孤立地报告肺纹理增多增粗，其临床价值不大。只有认真分析肺纹理增多增粗的性质，并与其他 X 线表现和临床表现结合起来综合考虑，才能得出正确的结论。也就是说，没有任何临床症状的肺纹理增多增粗，完全可能是生理性的，即完全正常的。如果有呼吸道症状，则考虑支气管

炎等，需要抗感染治疗。肺部阴影通常是指在透视中发现肺实质内有高密度区，在胸部 X 线上或 CT 上常表现为肿块或结节，一般肿块的标准是直径在 4cm 以上，结节通常是指直径在 3cm 以下。无论是肺部肿块还是结节，最常见的主要是结核、感染、肿瘤。只要发现肺部有阴影，就需要进一步明确诊断，根据诊断决定相应有效的治疗方式。

5. 痰液检查　痰液是气管、支气管和肺泡所产生的分泌物。正常情况下，此种分泌物甚少，可咯出少量无色或灰白色黏液痰或泡沫样痰。当呼吸道有病变时，呼吸道黏膜受到刺激时，分泌物增多，痰也会增多。

痰液检查的主要目的有：辅助诊断某些呼吸系统疾病，如支气管炎、支气管扩张、肺炎等。确诊某些呼吸系统疾病，如肺结核、肺癌、卫氏并殖吸虫病等。指导治疗，观察疗效和预后，如在治疗过程中痰量逐渐减少，表示病情好转。

痰量增加时常提示肺内慢性炎症或空腔化脓性病变，如肺脓肿、支气管扩张等；红色或棕红色血性痰见于肺癌、肺结核、支气管扩张、急性肺水肿等；鲜红血丝痰见于初期肺结核；粉红浆液泡沫样痰为急性肺水肿；铁锈色痰常见于大叶性肺炎、肺栓塞等；痰为黄色时多示炎症存在，如支气管炎、肺结核等；黑色痰常由于吸入大量尘埃或长期吸烟所致，见于煤矿工人、锅炉工人或大量吸烟者。正常痰液无特殊气味，但患有肺结核、肺癌时血性痰液有血腥味；当患有肺脓肿、支气管扩张、晚期恶性肺肿瘤时的痰液有恶臭味。所以当痰出现异常时，医生在做其他检查的同时常常做痰的检查。

（四）呼吸系统有哪些常见疾病

1. 急性上呼吸道感染　是指鼻、咽、喉部的急性炎症，包括普通感冒、咽炎、喉炎、扁桃体炎等。多由病毒引起，细菌感染可直接或继发于病毒感染以后。成人每年发生 2~4 次，儿童发生率更高，每年 6~8 次。全年皆可发病，冬春季较多。

一般是在受寒、劳累、酗酒等情况下，由于机体抵抗力下降，原已存在或由外界入侵的病毒或细菌可迅速繁殖，引起感染。

病因不同可有不同的临床表现，具体如下所述。

普通感冒：多由病毒引起，主要症状有咽痒、喷嚏、鼻塞、流涕，一般不发热或低热，有轻度畏寒。

病毒性咽炎、喉炎、支气管炎：咽炎表现为痒或灼热感，咽痛不突出；喉炎表现为发热、喉痛、声音嘶哑；支气管炎主要表现为咳嗽、有痰或无痰伴胸骨后疼痛。

细菌性咽炎、扁桃体炎：起病急、畏寒、高热、咽痛、头痛、全身不适（图 3-9-11）。

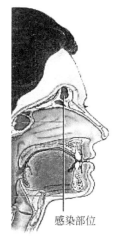

感染部位

图 3-9-11　急性上呼吸道感染

治疗上可采用抗病毒治疗、抗生素治疗及对症治疗。预后较好，经充分休息和适当治疗后 5~7 天即可治愈。

2. 流行性感冒　其简称流感，是流感病毒引起的急性呼吸道传染病，传染性强，传播速度快。主要通过空气中的飞沫、人与人之间的接触或与被污染的物品接触发病。秋冬两季为高发期。

典型的临床特征是起病急、高热、全身疼痛、显著乏力和轻度呼吸道症状。

可分为甲（A）、乙（B）、丙（C）三型，甲型病毒经常发生抗原变异，传染性大，传播迅速，极易发生大范围流行。甲型 H1N1 也就是甲型一种。婴幼儿、老年人和存在心肺基础疾病的患者容易并发肺炎等严重并发症而导致死亡。

治疗主要采取对症（卧床休息、多饮水、适当补充营养及维生素、盐水漱口）、抗病毒治疗。

3. 慢性支气管炎 是指气管、支气管黏膜及其周围组织的慢性非特异性炎症。虽然病毒和细菌引起的急性支气管炎的反复发作可能导致慢性支气管炎，但慢性支气管炎最常见的病因是吸烟、寒冷空气及污染时空气中的各种化学性物质的刺激。常在寒冷的季节发生，以后症状终年存在。

病变特点是支气管腺体增生、黏液分泌增多。临床出现有连续两年以上，每持续 3 个月以上的咳嗽、咳痰或气喘等症状（图 3-9-12）。

病情呈缓慢进行性进展，常并发阻塞性肺气肿，严重者常发生肺动脉高压，甚至肺源性心脏病。

治疗上以解痉、祛痰、镇咳、控制感染为主。

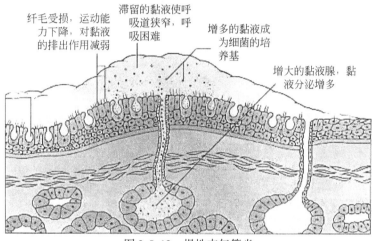

纤毛受损，运动能力下降，对黏液的排出作用减弱

滞留的黏液使呼吸道狭窄，呼吸困难

增多的黏液成为细菌的培养基

增大的黏液腺，黏液分泌增多

图 3-9-12 慢性支气管炎

4. 肺气肿 是指终末细支气管远端的呼吸道弹性减退，过度膨胀、充气和肺容积增大或同时伴有呼吸道壁破坏的病理状态。吸烟、感染和大气污染等引起细支气管炎症，管腔狭窄或阻塞。吸气时细支气管管腔扩张，空气进入肺泡；呼气时管腔缩小，空气滞留，肺泡内压不断增高，导致肺泡过度膨胀甚至破裂。在感染等情况下，体内蛋白酶活性增高。α_1 抗胰蛋白酶缺乏者对蛋白酶的抑制能力减弱，故更易发生肺气肿。

临床表现视肺气肿程度而定。早期可无症状或仅在劳动、运动时感到气短。随着肺气肿进展，呼吸困难程度随之加重，以至稍一活动甚或完全休息时仍感气短。患者感到乏力、体重下降、食欲减退、上腹胀满。伴有咳嗽、咳痰等症状，典型肺气肿者胸廓前后径增大，呈桶状胸（图 3-9-13）。

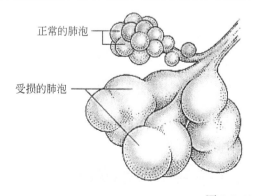

正常的肺泡

受损的肺泡

典型肺气肿者胸廓前后径增大，呈桶状胸

图 3-9-13 肺气肿

治疗上可采用支气管扩张药、抗生素、吸氧等。

5. 支气管哮喘　哮喘是一种肺部炎症性疾病，因呼吸道狭窄导致反复呼吸困难及喘息。

在某些地区，1/4儿童患有哮喘。有些人可能有偶尔轻微的发作，另一部分人可能引起严重的呼吸困难，甚至威胁生命，还有些人出现时轻时重、反复无常的发作。发作时呼吸道管壁平滑肌痉挛、呼吸道狭窄，继而导致困难。过量黏液的分泌会使呼吸道狭窄加剧（图3-9-14）。

大部分儿童发病的诱因是对异物或过敏原的过敏反应，这些物质常见的包括：可吸入的小颗粒如花粉、房屋灰尘中的真菌及动物毛发和羽毛中掉落的小颗粒。另外，食物过敏、药物过敏、焦虑、压抑、呼吸道感染及在寒冷天气剧烈运动也有可能引发哮喘。

有两种主要方法治疗哮喘，但这两种方法往往是联合应用的。一种是皮质类激素药物抑制炎症反应，通常作为预防药物使用。另一种是支气管扩张剂（气雾剂直接吸入到肺小呼吸道的病灶处），常用在快速治疗解除早期发作的症状，作用快，但只能维持几个小时。

减少对过敏原的接触可减少哮喘发病的频率和哮喘的严重发作。

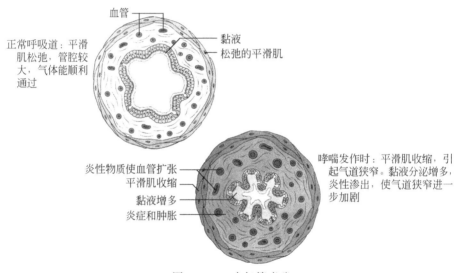

图3-9-14　支气管哮喘

6. 肺炎　是指终末呼吸道、肺泡和肺间质的感染，多由上呼吸道感染发展而来，各种病原微生物，如细菌、病毒、支原体、立克次体、真菌和寄生虫都可以引起肺炎，其中以细菌性肺炎最为常见。炎症累及整个大叶或大叶大部，称为大叶性肺炎；炎症从支气管蔓延到肺泡称为小叶性肺炎，也称支气管肺炎。病原的入侵造成肺泡和小支气管的炎症，出现组织水肿和细胞渗出，导致气体交换不能顺利进行，产生缺氧和二氧化碳潴留（图3-9-15）。

细菌性肺炎发病前常有上呼吸呼吸道感染症状，包括发热、咳嗽、咳痰、气促、胸痛等，常伴有恶心、呕吐，周身不适和肌肉酸痛。病毒性肺炎起病缓慢，头痛、乏力、肌肉酸痛、发热、咳嗽、干咳或少量痰液。支原体性肺炎最初症状类似于流感，有周身不适，咽喉疼痛和干咳，随病情加重可出现阵发性气促等症状。

典型肺炎的诊断并不困难。除了相应症状，感染部位经常会出现水泡音，用听诊器很容易听到。另外，影像学检查也不难发现肺炎的表现。肺炎治疗的关键是选择对病原的抗感染药物，所以对肺炎患者还需进行病原学检查，如痰液培养和下呼吸道分泌物培养。

7. 肺癌　近年来肺癌的发病率和死亡率正在迅速上升，病因尚未完全明确。长期大量吸烟是肺癌的一个重要致病因素，污染也是罪魁祸首之一。肺癌早期症状与其他呼吸系统疾病很相似，

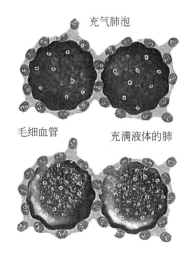

健康的肺泡：巨噬细胞广泛存在于肺间隔和肺泡内，能清除
　　尘粒和吸入的其他致病物质

肺炎时的肺泡：感染引起毛细血管扩张，大量血浆和细胞成
　　分进入肺泡，其中以中性粒细胞较多。大量液体和积聚可
　　影响肺泡换气

图 3-9-15　肺炎

因此肺癌在查出之前通常已经到晚期，所以肺癌的治疗效果还很不理想。诊断后只有少数病人能够存活2～3年，总治愈率为10%左右。

　　临床病理类型一般把肺癌分为中央型、周围型和弥散型。其中以中央型最多见，由主支气管或叶支气管黏膜上皮发生。癌组织常破坏支气管向周围浸润，以致在肺门或其附近逐渐形成形态不规则的灰白色巨大肿块。周围型起源于肺段及肺段以下支气管，肿块位于肺叶的周围部，呈境界不清楚的结节状或球状，直径一般多在2～8cm，可侵犯胸膜（图3-9-16）。

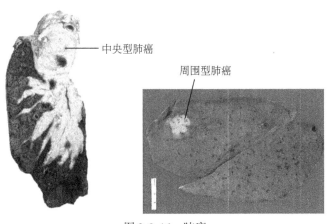

图 3-9-16　肺癌

　　肺癌临床表现复杂，主要有原发肿瘤可引起发热、体重下降、咳嗽、咯血、胸闷气急等；肺癌局部扩散可引起胸痛、吞咽困难声音嘶哑、顽固性胸腔积液等；肺癌转移可引起中枢神经系统（头痛、呕吐视物模糊）、骨骼（局部疼痛、病理性骨折）、肝（肝大、黄疸、腹水）、淋巴结（肿大）等处症状。

　　肺癌的治疗效果与肺癌的早期诊断有密切关系，早期诊断应从两方面下手：一是要普及肺癌防治知识，让患者有可疑症状及时就诊；二是医务工作者要对肺癌早期征象提高警惕，避免漏诊及误诊。如有可疑病人应进行影像学检查、痰脱落细胞检查、经胸壁穿刺活检及纤维支气管镜检查等予以确诊。

知识延伸

吸烟与肺癌

烟草烟气是由3000多种不同物质组成的复杂的混合物,包括刺激成瘾的尼古丁、苯、氨、氰化氢物、一氧化碳与焦油,在烟中燃烧的焦油成分被认为是强致癌物。肺癌增长的危险性与每天吸烟数成正比。而且与食油的含量、吸烟的年数及吸入肺的深度有关。另外一个危险因素是经常暴露于吸烟者烟雾下,即被动吸烟者(图3-9-17)。

  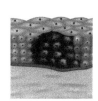 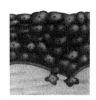

健康的支气管:柱状细胞的顶部有细小的纤毛。基底细胞不断分裂来替代自然损伤的柱状细胞

初始损害:多年后,被吸烟损伤的柱状细胞变成扁平上皮细胞,逐渐失去其纤毛,分泌黏液的杯状细胞死亡

肺癌初期:为了替代损伤的细胞,基底细胞开始快速增殖,某些新的基底细胞转变为癌细胞

肺癌扩散:癌细胞开始替代正常的细胞,如果这些细胞突破基膜,它们就可以进入血液到达人体其他部位

图3-9-17 吸烟引发肺癌

(熊 凡)

第十章 泌尿系统

🔍 **想想看**

人体正常的生理活动过程中会产生一些废物，如果在体内积聚过多，会妨碍人体的正常生理活动。因此，人体为了保持内环境的稳定，每天都要将产生的废物排出体外。尿液是人体排出的一种废物，想想看，尿液是如何形成的？它又是怎样被排出体外的？

一、泌尿系统的结构和功能

泌尿系统由肾、输尿管、膀胱和尿道组成［（彩）图3-10-1］。

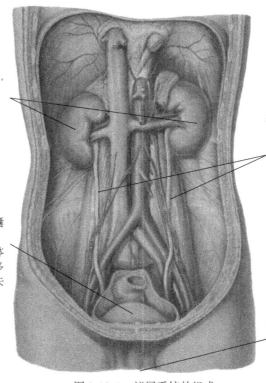

肾：左右各一，形如蚕豆，位于腹腔后壁的脊柱两旁。正常人每个肾脏约相当于本人握起的拳头大小，女性较男性稍小

输尿管：一对连接肾盂和膀胱的软管，管壁平滑肌层的节律性蠕动，使尿液不断流入膀胱。如因结石阻塞而过度扩张，可因痉挛性收缩而产生疼痛，即肾绞痛

膀胱：储存尿液的肌性囊状器官，伸缩性较大。空虚的膀胱呈三棱锥体形，内壁黏膜形成许多皱襞，充盈时皱襞消失

尿道：与膀胱的下端相连，尿道的形态、结构和功能，男性、女性完全不同

图 3-10-1 泌尿系统的组成

（一）肾脏的结构

如果把肾脏从纵轴切开，可看到肾实质分为两层，外层较薄，叫做肾皮质；内层较厚，叫做肾髓质（图3-10-2）。

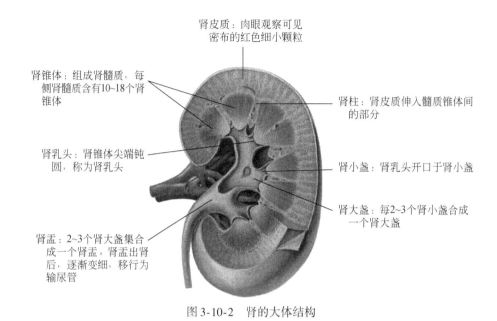

图 3-10-2 肾的大体结构

肾皮质：肉眼观察可见密布的红色细小颗粒

肾锥体：组成肾髓质，每侧肾髓质含有10~18个肾锥体

肾柱：肾皮质伸入髓质锥体间的部分

肾乳头：肾锥体尖端钝圆，称为肾乳头

肾小盏：肾乳头开口于肾小盏

肾大盏：每2~3个肾小盏合成一个肾大盏

肾盂：2~3个肾大盏集合成一个肾盂。肾盂出肾后，逐渐变细，移行为输尿管

（二）什么是肾单位

肾单位是肾的基本结构和功能单位，由肾小体和肾小管两部分组成，每个肾约有100万个以上的肾单位。肾小体又称肾小球，主要位于肾皮质内，即肉眼观察所见的红色细小颗粒，主要由血管球和肾小囊两部分组成（图3-10-3）。

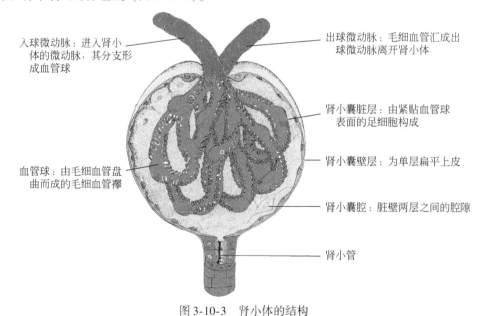

图 3-10-3 肾小体的结构

入球微动脉：进入肾小体的微动脉，其分支形成血管球

出球微动脉：毛细血管汇成出球微动脉离开肾小体

肾小囊脏层：由紧贴血管球表面的足细胞构成

肾小囊壁层：为单层扁平上皮

血管球：由毛细血管盘曲而成的毛细血管襻

肾小囊腔：脏壁两层之间的腔隙

肾小管

肾小管是细长迂回的上皮性管道，通常分为近端小管、细段、远端小管三段，远端小管又汇合入集合管，集合管开口于肾乳头。集合管不属于肾单位的组成部分，但功能上与肾小管有许多相同之处。肾小管和集合管在皮质和髓质均有分布（图3-10-4）。

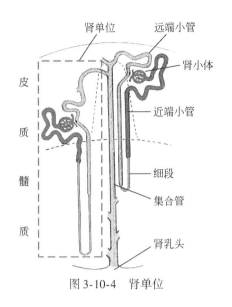

图 3-10-4 肾单位

近端小管依其走形的曲直，有曲部和直部之分；细段管径细，管壁薄；远端小管分直部和曲部，其曲部末端与集合管相连。近端小管的直部、细段与远端小管的直部连成"U"字形，称为髓襻。

（三）肾小球滤过膜的构造和功能

滤过膜是由毛细血管内皮细胞层、基膜、肾小囊脏层上皮细胞层三层组成，每层结构上都存在不同直径的微孔，这些微孔组成了滤过膜的机械屏障（图 3-10-5）。滤过膜的通透性就与滤过膜上的孔径有关，分子质量低于 70 000 的物质可滤过，而大分子蛋白质则不能滤过。除机械屏障外，在滤过膜的各层，均覆盖着一层带负电荷的物质（主要是糖蛋白），这些物质起着电学屏障的作用，使滤过膜对血浆中带负电的物质不易滤过，而中性和带正电的物质易被滤过。两种屏障使滤过膜对血浆中物质的通过具有高度的选择性。

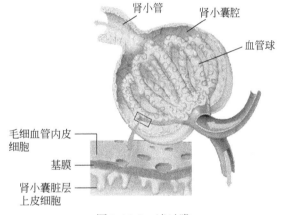

图 3-10-5 滤过膜

肾小囊的脏层上皮细胞为足细胞，胞体很大，结构特殊。足细胞从胞体伸出几个较大的初级突起，每个初级突起又分成许多指状次级突起，紧贴在毛细血管的基膜外面。足细胞突相互穿插镶嵌呈栅栏状。突起之间有宽约 25nm 的窄隙称为裂孔，覆以 4～6nm 厚的裂孔膜，裂孔膜能有效地防止一部分有用物质和蛋白质丢失。足突上也有带负电荷的颗粒，借助静电作用阻止阴离子漏出。因此，足细胞被认为能监测滤过的进行。

中医对肾的认识：中医认为"肾"是先天之本、生命之源，它远远超出了西医所说的肾的范围。中医的肾病除了包括肾实质病变和二便（大小便）异常外，还包括人体许多系统的病变，如骨、齿、髓、发、腰、耳、二阴（前阴、后阴）等病变。中医肾病多为虚证，因为肾是藏精之脏，精气充溢则无病，有病多属精气耗伤。

（四）肾脏有何功能

（1）生成尿液，维持水的平衡：当人体内水分过多或过少时，由肾脏对尿量进行调节，保持体内水的平衡。

（2）排出人体的代谢产物和有毒物质：人体进行新陈代谢的同时，会产生一些人体不需要，甚至对人体有害的物质，如尿素、尿酸、肌酐等含氮物质，这些多余物质及异物（如药物、毒物等），通过血液循环运至肾脏，最终通过尿液排出体外，从而维持正常的生理功能。

（3）维持人体的酸碱平衡：肾脏能够把代谢过程中产生的酸性物质，通过尿液排出体外，同时重吸收碳酸氢盐，并控制酸性和碱性物质排出量的比例，维持酸碱平衡。

（4）内分泌功能：肾脏合成分泌一些物质，起调节机体功能的作用。如促红细胞生成素，当肾脏合成后，刺激骨髓造血，产生红细胞；当肾脏有重病时不能合成，病人就会出现贫血。又如活性维生素 D_3，肾脏合成后就进入肠道，可使肠道吸收钙增多，人体骨骼会更加强壮；肾脏有重病时不能合成，小儿会产生佝偻病（图3-10-6），成人会产生软骨病，出现骨痛、骨折。

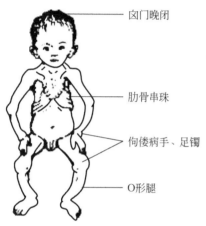

囟门晚闭

肋骨串珠

佝偻病手、足镯

O形腿

图 3-10-6　小儿佝偻病的特征

（五）尿液是如何生成的

尿液是在肾单位和集合管中生成的，包括三个环节：肾小球的滤过作用、肾小管和集合管的重吸收作用及肾小管和集合管的排泌作用。由于入球微动脉粗而直，出球微动脉细而弯曲，从而形成了明显的入球和出球微动脉之间的压力差，肾小球毛细血管压较其他部位的毛细血管压高，因此，当血液流过血管球时，血浆中的水和溶质（如钠、氯、尿素、葡萄糖等）可以透过滤过膜而进入肾小囊腔，此时滤出的液体叫做原尿（图3-10-7）。

成人原尿的生成量约为每日180L。正常情况下，相对分子质量大的物质（如血浆蛋白、血细胞）不能透过滤过膜而保留在血浆中，除此之外，原尿中的各种成分几乎和血浆完全相同。在病理情况下，滤过膜通透性增大，若血浆蛋白滤过则出现蛋白尿，若红细胞滤过，则出现血尿。

当原尿流过肾小管和集合管时，滤液中的物质将被管壁的上皮细胞选择性重吸收回血液，使终尿的量仅为每日1.5L左右，成分也和原尿大不相同。

如滤液中的葡萄糖、氨基酸等营养物质可全部重吸收，Na^+、Cl^-、H_2O 等重要物质大部分重吸收，尿素等有一定生理作用的物质部分重吸收，肌酐等废物则完全不吸收。终尿中还有相当一部分物质（如 H^+、K^+、NH_3）是由肾小管和集合管上皮细胞排泌出来的。其中包括肾小管细胞新陈代谢所产生而分泌于管腔中的，也有些是本来已经存在于血浆中，只是经过肾小管细胞转运而排泄于管腔中的（图 3-10-8）。肾产生的尿液，经输尿管流入膀胱储存。当储尿量达 400～500ml 时，膀胱内压迅速上升，引起排尿。

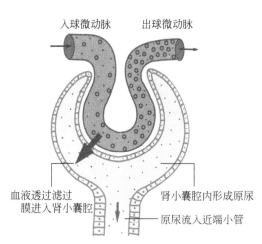

图 3-10-7 肾小体滤过形成原尿

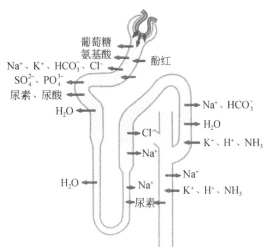

图 3-10-8 肾小管和集合管的重吸收和排泌

（六）肾脏如何调节尿量的多少

正常情况下，肾小球滤液通过肾小管和集合管时，约有 99% 的水分被重吸收，由于水分重吸收的比例如此之高，因而只要重吸收功能稍有改变，就会对排尿量产生显著的影响。肾小管和集合管对水的重吸收主要受脑垂体分泌的抗利尿激素影响，体内血浆晶体渗透压升高或循环血量减少均可调节抗利尿激素的释放（图 3-10-9）。

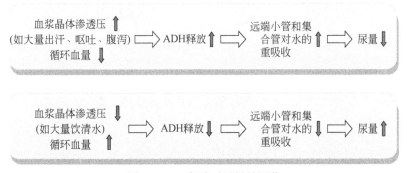

图 3-10-9 肾脏对尿量的调节

（七）膀胱的结构

膀胱空虚时，呈锥形，下端有一开口称尿道内口，通尿道。在两输尿管口与尿道内口三者连线间，有一个三角形区域，称膀胱三角，无论在膀胱膨胀或收缩时，该处黏膜都保持平滑状态而无黏膜皱襞，此区是膀胱肿瘤和结核的好发部位（图 3-10-10）。

（八）男性、女性尿道有何不同

男性尿道和女性尿道的不同如下（图 3-10-11）。

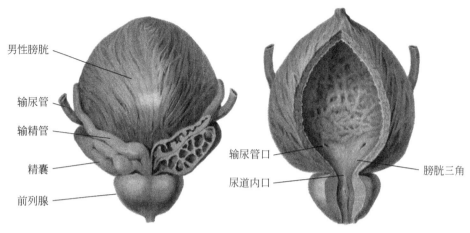

男性膀胱

输尿管

输精管

精囊

前列腺

输尿管口

尿道内口

膀胱三角

图 3-10-10　膀胱的结构

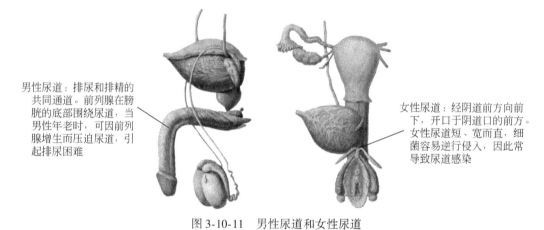

男性尿道：排尿和排精的共同通道。前列腺在膀胱的底部围绕尿道，当男性年老时，可因前列腺增生而压迫尿道，引起排尿困难

女性尿道：经阴道前方向前下，开口于阴道口的前方。女性尿道短、宽而直，细菌容易逆行侵入，因此常导致尿道感染

图 3-10-11　男性尿道和女性尿道

二、泌尿系统常见的疾病

（一）泌尿系统疾病有哪些常见的临床症状

1. 尿液改变　包括尿量，尿液外观颜色和透明度、气味、酸碱性的改变，还包括尿液成分的改变，如尿蛋白，尿糖，尿红细胞、白细胞、脓细胞、细菌等量的改变。

【知识延伸】

怎样确定多尿、少尿、无尿

正常人在一般情况下，24 小时尿量在 1500ml 左右，若经常超过 2500ml 为多尿。

如 24 小时尿量少于 400ml，或每小时尿量少于 17ml，称为少尿。

如24小时尿量少于100ml，或者12小时全无尿，则称为无尿。正常成人夜间排尿0～2次，尿量300～400ml，若夜尿尿量和次数明显增加，称为夜尿增多。

什么是血尿

血尿是指尿中红细胞异常增多，临床上有镜下血尿和肉眼血尿两种。

（1）镜下血尿：肉眼观察尿色正常，但在显微镜下可发现尿中红细胞增多，当尿沉渣镜检每高倍镜视野红细胞大于3个或12小时尿红细胞计数大于50万个，或1小时尿红细胞计数大于6万个，符合其中一条者即可诊断为镜下血尿。

（2）肉眼血尿：尿呈红色或洗肉水样，或完全血样或含有血块，一般每升尿液中含有1ml血液即肉眼可见。

2. 排尿异常

（1）膀胱刺激征：尿频、尿急、尿痛。尿频指排尿次数增加（正常人白天平均排尿4～6次，夜间0～2次）。尿急指一有尿意即要排尿或刚排完尿又急着要排，常常急而不能自控。尿痛指排尿时尿道产生疼痛或烧灼感。这三个症状并存是泌尿系统炎症的特征性表现。

（2）尿潴留：指排尿障碍导致尿液停留于膀胱内而无法排出，多与尿道的部分和完全性梗阻有关，尿道结石、膀胱肿瘤等均可引起。

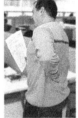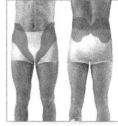

图3-10-12　肾绞痛的疼痛区域

3. 腰痛

（1）肾绞痛：疼痛突然发作，常向下腹、外阴及大腿内侧等部位放射，呈间歇性剧烈绞痛（图3-10-12），常由输尿管内结石所致。

（2）肾区钝痛及胀痛：在腰背部，竖脊肌外缘与第12肋的夹角处，称肾区。急性肾小球肾炎、肾结石等均可引起肾区的钝痛及胀痛。

4. 水肿　肾脏是身体排出水分的主要器官，当肾脏患病时，致使水分不能排出体外，潴留在体内时，称为肾性水肿。水肿的程度可轻可重，轻者无可见的水肿，仅有体重增加（隐性水肿）或在清晨眼睑稍许肿胀。重者可全身明显水肿，甚至有胸腔积液、腹水，致体重增加数十公斤（重度浮水）。

知识延伸

腰痛是否都是肾脏有病

腰部包括许多组织，自外向内包括皮肤、皮下组织、肌肉、韧带、脊椎、肋骨、脊髓、脊髓膜等，上述任何一种组织有病变，如腰肌劳损、腰椎间盘脱出等，均可引起腰痛，因此，腰痛不一定都是肾脏疾病，但有肾脏疾病的病人，腰部肾区常有疼痛感，这是因为肾脏发生炎症后，肾体积增大，使包在肾脏外面的被膜扩张，产生牵引痛。

是否水肿越重，肾脏病越重

有些慢性肾脏损害，尽管肾组织破坏很重，但肾小管重吸收水分的能力降低更明显，没有水钠潴留，所以病人可以没有水肿或水肿很轻。而在某些肾脏损害并不太重的肾病综合征病人，由于滤过膜受损，大量白蛋白丢失，病人血浆胶体渗透压下降，水分移向组织间隙，同时由于水钠潴留，患者常水肿严重。由此可见，水肿的程度与肾脏损害的程度之间没有直接关系。

（二）泌尿系统疾病有哪些常用的检查方法

1. 尿液检查　是通过检查尿液中是否含有许多不同的物质，如葡萄糖、蛋白质、白细胞或红细胞等，来反映泌尿系统是否有感染或患有疾病。

知识延伸

尿液与你的健康

尿液的外观和成分可以为身体健康状况提供重要线索。通常情况下，尿液是清澈和黄色的。

尿液混浊可能表明由于尿路感染，尿液中含有细菌及白细胞；尿液偏红色可能是由于感染或肾小球炎症而出血；尿检可以检测尿液中过量的葡萄糖，这可能意味着患有糖尿病；尿液中若含有蛋白质，表明可能患有某些肾脏疾病，也可能由于糖尿病或高血压造成的肾功能减退。

尿常规检查的意义

尿常规检查是临床上最为简单却必不可少的一项初步检查，一般包括尿的颜色、透明度、酸碱性，尿比重，尿蛋白定性，尿糖定性，以及尿离心后沉渣做红细胞、白细胞、上皮细胞和管型计数。有些病人没有明显的临床症状，但尿液却发生改变，尿常规检查有利于发现这些潜在的疾病。由于不仅泌尿系统的病变能引起尿的异常改变，心血管疾病、代谢障碍、内分泌及血液系统的疾病及某些肿瘤等都可以引起，因此，尿常规不仅是肾脏病人必不可少的检查，也是所有住院病人的常规检查之一。

如何正确收集尿液标本

做尿常规检查时，用清洁容器随时留取新鲜尿液100～200ml即可。清晨第一次尿是理想的标本，因为晨尿比白天的尿较为浓缩，尿中有形成分较多，更能充分反映尿液的改变。一般标本应留取中段尿，因为首先排出的一段尿中混有残留在尿道及尿道口的细菌、白细胞、脱落上皮细胞及阴道分泌物等，容易影响检查结果的准确性。

什么是管型

管型是肾小球滤过的蛋白质及细胞或碎片在远端小管、集合管中凝固而成的圆柱形蛋白聚体。

知识延伸

尿常规化验单各种符号的意义

SG：尿比重　　　　　　　pH：尿酸碱度

LEU：尿白细胞酯酶　　　NIT：尿亚硝酸盐

PRO：尿蛋白　　　　　　GLU：尿葡萄糖

KET：尿酮体　　　　　　URO：尿胆原

BIL：尿胆红素　　　　　BLD：尿潜血

内生肌酐清除率

内生肌酐清除率是指肾脏每分钟能将多少毫升血浆中的内在肌酐全部清除出去。肌酐是肌肉代谢的产物，由于肌酐相对分子质量小，绝大部分经肾小球滤过，不被肾小管重吸收，因此，在严格控制饮食摄入和肌肉活动相对稳定的情况下，通过测定血肌酐和尿肌酐的浓度计算出的内生肌酐清除率，基本上反映肾小球滤过率。

2. 肾功能检查　肾小球滤过率（GFR）指每分钟两肾生成的原尿量，正常成人约125ml/min。肾小球滤过率是衡量肾小球滤过功能的重要指标，目前临床上通常以内生肌酐清除率来反映。

通过检测血液中尿素氮和肌酐的水平也可以反映肾小球滤过功能的损害程度。当肾功能减退时，过滤进入尿液的尿素氮和肌酐的能力下降，就会在血液中测出高的含量。

3. 器械检查　包括导尿管、尿道探条、膀胱尿道镜（图3-10-13）、输尿管镜和肾镜等。

医生可以通过膀胱（尿道）镜检查直接观察病人的尿道和膀胱。通过将带有光源和摄像头的细管插入尿道进入膀胱，医生可以观察到所有的结构，以及尿路中的任何结石、肿瘤或其他疾病。

4. 影像学检查　包括超声检查、静脉尿路造影、CT、MRI、肾血管造影、放射性核素检查等。

5. 肾脏活检　是对肾脏组织样本的检查。当不清楚是什么原因造成肾脏疾病时，需要取肾脏

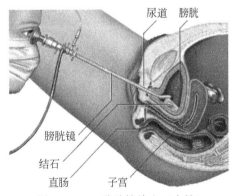

图3-10-13　膀胱镜检查（女性）

组织送到实验室由病理学家在显微镜下检查。肾脏活检可以是穿刺取样（经由皮肤），也可以是开放活检取样（外科手术）。

（三）泌尿系统有哪些常见疾病

1. 急性肾小球肾炎　简称"急性肾炎"，是以肾小球损害为主的变态反应性炎性疾病。其特点为急性起病，病人出现血尿、蛋白尿、水肿和高血压的表现，并可伴有一过性氮质血症（血中蛋白质代谢产物蓄积）。多见于A组 β-溶血性链球菌感染后，儿童（3~11岁）比成年人更常见，患儿常于前驱感染（图3-10-14）后1~3周

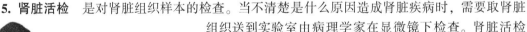

图3-10-14　链球菌感染的途径

起病。本病为自限性疾病，治疗以休息及对症治疗（利尿消肿、降血压）为主，大多预后良好，病人于发病 8 周内病情逐渐减轻至恢复正常。约 5% 的病人可迁延不愈，发展成为慢性肾小球肾炎（图 3-10-15）。

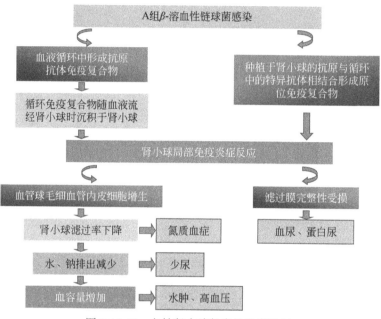

图 3-10-15　急性肾小球肾炎的发病机制

知识延伸

如何早期发现急性肾炎（图 3-10-16）

　　水肿是多数肾炎病人的首发症状，先自颜面开始，偶尔波及下肢，严重时睁眼、闭眼、握拳、走路均有眼睑、手掌和足部的肿胀感。

　　肾炎的另一特征是少尿。急性肾炎的少尿可与水肿同时出现，且尿色深，每日尿量可少于 400ml，个别病人甚至无尿。另有 1/3 的病人会出现血尿，肉眼可发现尿色呈浓茶色或洗肉水样，可伴有轻、中度蛋白尿，一般可持续数日甚至数周。

　　急性肾炎病人在病前 1～3 周常有呼吸道或皮肤感染史，如急性咽炎、扁桃体炎、齿龈脓肿、猩红热、水痘、麻疹、皮肤脓疮等。

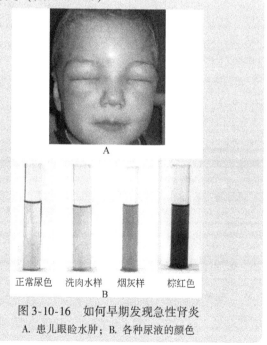

图 3-10-16　如何早期发现急性肾炎
A. 患儿眼睑水肿；B. 各种尿液的颜色

2. 尿路感染 是指各种病原微生物在尿路中生长、繁殖而引起的炎症反应。由于女性的尿道短而宽，且尿道口靠近细菌大量滋生的肛门，所以女性特别容易发生尿路感染。最常见的致病菌是寄生在消化道的大肠杆菌（图3-10-17）。

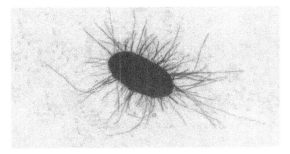

图 3-10-17　大肠杆菌

> **知识延伸**

哪些因素容易诱发尿路感染

尿路梗阻容易诱发尿路感染，如泌尿道结石或狭窄、肿瘤压迫、前列腺肥大等所致尿路完全或不完全梗阻，引起尿流不畅，使病菌不易被冲走和引起尿液潴留而有利于细菌繁殖，均可促进尿路感染的发生。

致病菌经尿道进入膀胱，还可沿输尿管腔上行播散至肾脏，因此，根据感染发生的部位分为上尿路感染和下尿路感染，前者主要指肾盂肾炎（图3-10-18），后者主要指膀胱炎（图3-10-19）。

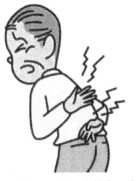

发热
腰痛
尿频
尿急
尿痛

图 3-10-18　急性肾盂肾炎

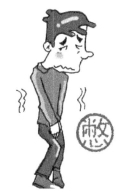

尿频
尿急
尿痛
下腹部疼痛

图 3-10-19　急性膀胱炎

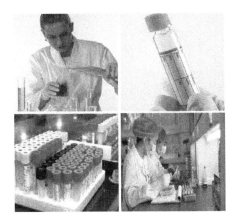

怀疑尿路感染的病人可做尿液常规检查和尿液细菌学检查。尿路感染的病人，急性期注意休息，多饮水，勤排尿，同时用抗生素进行抗感染治疗。要想防范尿路感染，一是多喝水不憋尿；二是保持良好的卫生习惯。

3. 泌尿系结石 包括肾结石、输尿管结石、膀胱结石和尿道结石，男性多于女性。结石是石头状结晶体，常见成分是草酸钙。泌尿系结石的形成机制尚未完全清楚，饮食的成分和结构对尿结石的形成有重要影响。有资料表明，饮食中大量摄入动物

知识延伸

急性肾盂肾炎与急性膀胱炎如何区别

根据临床表现,有发热(>38℃)、寒战,或腰痛、肾区叩击痛,或尿中有白细胞管型,多为肾盂肾炎,膀胱炎常以膀胱刺激征为突出表现,一般少有发热、腰痛等;

膀胱冲洗后尿液细菌学检查阳性者为肾盂肾炎,阴性者多为膀胱炎;

尿抗体包裹细胞检查阳性者多为肾盂肾炎,阴性者多为膀胱炎;

经治疗症状消失后,6周内复发者多为肾盂肾炎,抑或经单剂量抗菌药治疗无效或复发者多为肾盂肾炎。

蛋白、精制糖,可增加上尿路结石形成的危险性,容易形成肾结石;营养状况差,则容易形成膀胱结石。在我国,由于社会经济发展和生活水平提高,饮食结构发生变化,营养状况得到改善,目前上尿路结石的发病率远高于下尿路结石(图3-10-20)。

上尿路(肾和输尿管)结石的主要症状是疼痛和血尿,肾结石通常从肾脏中间开始形成,小的肾结石可以通过输尿管随尿液排出,如果结石超过0.5cm可能会阻挡尿液流出肾脏引起肾区胀痛,如果石头移动到输尿管引起堵塞,可引起剧烈疼痛(肾绞痛)。

下尿路结石包括膀胱和尿道的结石,其中膀胱结石较为常见。膀胱结石的典型症状为排尿突然中断,疼痛放射至远端尿道及阴茎头部,当膀胱结石太大无法通过尿道时,可能会导致排尿困难和膀胱刺激症状(图3-10-21)。

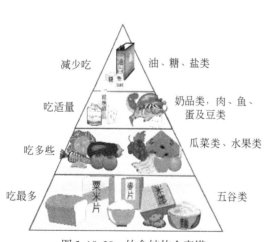

图3-10-20　饮食结构金字塔

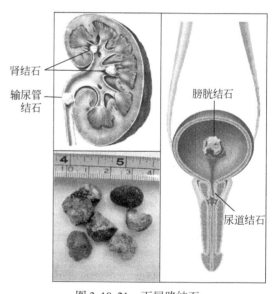

图3-10-21　下尿路结石
左上:肾和输尿管结石;左下:体内取出的结石;右:膀胱及尿道结石

由于泌尿系结石复杂多变,治疗方法的选择及疗效存在很大的不同。一般如肾结石<0.6 cm,光滑,无尿路梗阻,无感染,可先使用保守疗法,大量饮水,配合适当的口服药物,大部分病人能自行排出结石。不能进行保守疗法的病人,可选择表3-10-1中列举的方法进行对症治疗。膀胱

结石一般采用手术治疗，经尿道膀胱镜取石或碎石，或者耻骨上膀胱切开取石。

知识延伸

如何预防尿路结石

由于结石的发病率和复发率高，因而合适的预防措施有重要意义。

（1）多饮水：成人24小时尿量在2000ml以上，这对结石病人是一项很重要的预防措施，增加尿量可以稀释尿中形成结石物质的浓度，减少晶体沉积。

（2）适当调整饮食：可根据结石成分、代谢状态等调节食物构成，如高钙摄入者应减少含钙食物的摄入量，少用牛奶、奶制品、豆制品、巧克力、坚果类食品。

（3）增加体育运动：如跳跃等，使结石易排出。

表 3-10-1　肾结石的清除方法

治疗方法	治疗过程
体外冲击波碎石	在医院门诊或碎石中心进行，这个过程需要1小时左右，无需麻醉。病人躺在一个特殊的操作台上，冲击波通过放在结石附近体表的水囊传导，将结石粉碎成小颗粒，随尿液排出
膀胱输尿管镜治疗	如果结石在膀胱或中下段的输尿管，可能需要使用膀胱镜或输尿管镜进行治疗。使用区域或全身麻醉，将纤细的内镜插入尿道，并将其引导至膀胱，向上进入输尿管。使用多种可以插入膀胱镜或输尿管镜的器械能击碎或抓住结石并拖出
经皮（穿过皮肤）碎石	该手术主要是用来粉碎大小超过2.5cm的肾结石。在病人的腰部穿刺出一个小孔并插入内镜，通过气压弹道、激光或超声波将结石粉碎
开放手术	当结石很大或很难探及时，需要进行手术。病人在全身麻醉下，医生切开病人腹壁，然后在输尿管或肾脏再进行切口，以找到并取出结石，最后将切口缝合。只有当创伤小的方法都不起作用时才使用手术

4. 急性肾衰竭（ARF）　是由各种原因引起的肾功能在短时间内（几小时至几周）突然下降而出现的氮质废物滞留和尿量减少的综合征。肾功能下降可发生在原来无肾脏病的病人，也可发生在慢性肾脏病者。急性肾衰竭主要表现为氮质废物血肌酐和尿素氮升高，水、电解质和酸碱平衡紊乱，以及全身各系统并发症。常伴有少尿（<400ml/d），但也可以无少尿表现。急性肾衰竭常见的病因是肾缺血或肾毒性物质导致的肾实质损伤。典型临床病程可分为三期（表3-10-2）。

表 3-10-2　急性肾衰竭临床病程分期

分期	临床表现
起始期	此期病人常遭受一些已知的病因，如低血压、缺血、肾毒素等，但尚未发生明显的肾实质损伤，在此阶段急性肾衰竭是可预防的
维持期（又称少尿期）	典型的为7～14天，肾小球滤过率保持在低水平，许多病人可出现少尿，随着肾功能减退，临床上可出现尿毒症的一系列表现
恢复期	肾小球滤过率逐渐恢复正常或接近正常范围。少尿型病人开始出现利尿，可有多尿表现，在不使用利尿剂的情况下，每日尿量可达3000～5000ml或更多，通常持续1～3周，继而逐渐恢复

根据原发病因、肾功能急速进行性减退，结合相应的临床表现和实验室检查血肌酐值的变化，对急性肾衰竭一般不难做出诊断。早期干预治疗急性肾衰竭首先要纠正可逆的病因，如输血、等渗盐水扩容处理血容量不足、休克和感染等，停用影响肾灌注或肾素性的药物。感染是急性肾衰竭常见的并发症，也是死亡的主要原因之一，应尽早使用抗生素。明显的尿毒症病人需进行透析治疗。

5. 慢性肾衰竭（CRF）　是指慢性（超过 3 个月）肾脏病引起的肾小球滤过率下降，以及与此相关的代谢紊乱和临床症状组成的综合征，简称慢性肾衰。这种疾病会发生在几年内，在此时间内，肾脏逐渐失去从血液中过滤体内废物的能力，导致毒素和液体在血液中聚积，最终发展为尿毒症。在发达国家，糖尿病肾病、高血压肾小动脉硬化已成为慢性肾衰的主要病因；包括中国在内的发展中国家，这两种疾病仍位居原发性肾小球肾炎之后，但近年也有明显增高的趋势。在慢性肾衰竭的不同阶段，其临床表现也各不相同（表 3-10-3）。

表 3-10-3　慢性肾衰竭的临床分期

分期	临床表现
肾功能代偿期	肌酐清除率、血肌酐均正常，可以无任何症状，或仅有乏力、腰痛、夜尿增多等轻度不适；少数病人可有食欲减退、代谢性酸中毒及轻度贫血
肾功能失代偿期	肌酐清除率降为正常的 50%，以上临床症状更趋明显
肾衰竭期	肌酐清除率降为正常值的 50% 以下，血液中的电解质及水平衡失调可能引起身体各个系统的并发症，例如，水钠潴留可表现为不同程度的皮下水肿或（和）体腔积液；血液中钾离子浓度升高（因为肾脏无法排出额外的钾），可能会引起心脏骤停；尿内排出磷减少，血磷浓度逐渐升高，高浓度血磷会与血钙结合成磷酸钙沉积于软组织，使血钙降低，出现低钙血症。肾衰竭导致肾脏分泌的一些重要激素的缺乏，如促红细胞生成素的缺乏会引起贫血；肾脏也分泌影响血压和骨骼强度的激素，因此，慢性肾衰竭可能引起高血压和骨质疏松
尿毒症期	肾功能下降到正常水平的 10% 以下时，肾脏无法将废物和水排出体外以维持生命需要，可出现急性心衰竭、严重高钾血症、消化道出血、中枢神经系统障碍等，甚至有生命危险

加强早中期慢性肾衰竭的防治，延缓、停止或逆转慢性肾衰竭的进展，防止尿毒症的发生，是慢性肾衰竭治疗必须重视的问题，对已有的肾脏疾患（如肾小球肾炎、高血压、糖尿病肾病等）进行长期合理治疗；避免或消除慢性肾衰竭急剧恶化的危险因素；阻断或抑制肾单位损害的各种途径，保存健存肾单位，病人的血压、血糖、尿蛋白、血肌酐上升幅度等指标，都应当控制在理想范围内。如最终发展到尿毒症期，这时肾脏的功能必须采取透析治疗来替代（图 3-10-22）或通过移植一个新的肾脏。

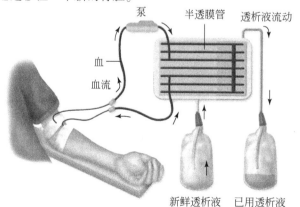

透析包括血液透析和腹膜透析两种。血液透析是通过手臂或腿部动脉将血液输出，通过透析机净化血液中的杂质（就像健康的肾脏功能），然后将净化后的血液送回到病人身体，每周几次

图 3-10-22　血液透析

6. 膀胱肿瘤 是泌尿系统最常见的肿瘤。约95%的膀胱肿瘤起源于上皮组织。吸烟是最常见的致癌因素，约1/3的膀胱肿瘤与吸烟有关，吸烟量越大，吸烟史越长，发生膀胱肿瘤的危险性越大。长期接触某些致癌物质的职业人员，如染料、纺织、皮革、橡胶、塑料、油漆、印刷等，发生膀胱肿瘤的危险性也显著增加。膀胱肿瘤的发病年龄大多数为 50～70 岁，男性发病率显著高于女性。

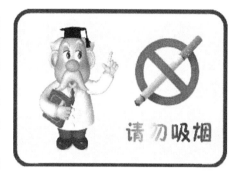

血尿是最常见和最早出现的症状，常表现为无痛性肉眼血尿，可自行减轻或停止，易给病人造成"好转"或"治愈"的错觉而贻误治疗。尿频、尿急、尿痛多为膀胱肿瘤的晚期表现，常因肿瘤坏死、溃疡或并发感染所致。肿块堵塞膀胱出口时，可发生排尿困难和尿潴留（图3-10-23）。

中老年出现无痛性肉眼血尿，应首先想到泌尿系肿瘤的可能，其中尤以膀胱肿瘤多见，可做相关检查确诊：在病人新鲜尿液中，易发现脱落的肿瘤细胞，故尿液细胞学检查可作为血尿的初步筛查；经腹壁 B 超能发现直径 0.5cm 以上的肿瘤，可作为病人的最初筛选；膀胱镜检查可以直接观察到肿瘤所在部位、大小、数目、形态、有蒂还是广基，初步估计基底部浸润程度等（图3-10-24）。

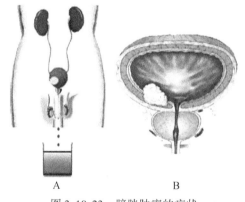
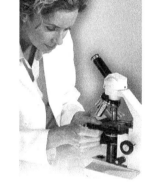

图 3-10-23 膀胱肿瘤的症状

A. 血尿；B. 排尿困难，尿潴留

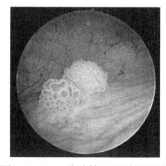

图 3-10-24 膀胱镜显示膀胱肿瘤

膀胱肿瘤以手术治疗为主，根据肿瘤的临床分期、病理并结合病人的全身状况，选择合适的手术方式：保留膀胱的手术或膀胱全切术。膀胱肿瘤切除后容易复发，保留膀胱的各种手术治疗，2 年以内超过半数肿瘤要复发，复发常不在原来部位，且 10%～15% 有恶性程度增加趋势。因此，任何保留膀胱手术后的病人都应有严密的随诊。对膀胱肿瘤目前尚缺乏有效的预防措施，但对密切接触致癌物质的职业人员应加强劳动保护，嗜烟者及早戒除，可能防止或减少肿瘤的发生。

（尹漾阳 贾 波）

第十一章　生　殖　系　统

🔍 **想想看**

最新研究提示，地球生命最早出现在 30.2 亿年前，而每个生命个体的寿命都是有限的，那么生命是如何繁衍至今的呢？

生殖是生命繁衍的关键因素。生殖可以分为有性生殖和无性生殖。人类的生殖属于有性生殖。生殖是通过生殖系统来完成的。

一、男性生殖系统

（一）男性生殖系统的结构

男性生殖系统包括内生殖器和外生殖器两部分。内生殖器由生殖腺（睾丸）、输精管道（附睾、输精管、射精管和尿道）和附属腺（精囊、前列腺、尿道球腺）组成。外生殖器包括阴囊和阴茎 [（彩）图 3-11-1]。

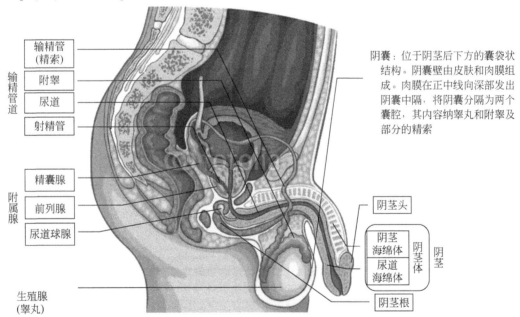

图 3-11-1　男性生殖系统的结构

1. 内生殖器的结构　见图 3-11-2。

（1）生殖腺（睾丸）：睾丸位于阴囊内，左右各一，其外形如略扁的椭圆体。前缘游离，后缘附有系膜，并与附睾和输精管下段相接触。青春期睾丸迅速生长，老年时睾丸萎缩。

（2）输精管道和精索

1）附睾：呈新月形，位于睾丸的上端和后缘，分头、体、尾。附睾头，由睾丸输出小管

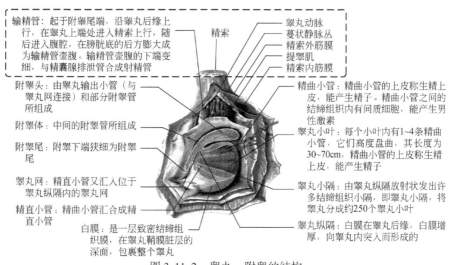

输精管：起于附睾尾端，沿睾丸后缘上行，在睾丸上端处进入精索上行，随后进入腹腔，在膀胱底的后方膨大成为输精管壶腹。输精管壶腹的下端变细，与精囊腺排泄管合成射精管

精索

睾丸动脉
蔓状静脉丛
精索外筋膜
提睾肌
精索内筋膜

附睾头：由睾丸输出小管（与睾丸网连接）和部分附睾管所组成

附睾体：中间的附睾管所组成

附睾尾：附睾下端狭细为附睾尾

睾丸网：精直小管又汇入位于睾丸纵隔内的睾丸网

精直小管：精曲小管汇合成精直小管

白膜：是一层致密结缔组织膜，在睾丸鞘膜脏层的深面，包裹整个睾丸

精曲小管：精曲小管的上皮称生精上皮，能产生精子。精曲小管之间的结缔组织内有间质细胞，能产生男性激素

睾丸小叶：每个小叶内有1~4条精曲小管；它们高度盘曲，其长度为30~70cm，精曲小管的上皮称生精上皮，能产生精子

睾丸小隔：由睾丸纵隔放射状发出许多结缔组织小隔，即睾丸小隔，将睾丸分成约250个睾丸小叶

睾丸纵隔：白膜在睾丸后缘，白膜增厚，向睾丸内突入而形成的

图 3-11-2　睾丸、附睾的结构

（与睾丸网连接）和部分附睾管所组成，中部为附睾体，下端狭细为附睾尾。体、尾两部分均由附睾管盘曲而成，附睾管是精子进一步成熟并获得活力的场所。

2）输精管：全长约50cm，起于附睾尾端，沿睾丸后缘上行，在睾丸上端处进入精索并沿精索上行，随后进入腹腔，在膀胱底的后方膨大成为输精管壶腹。输精管壶腹的下端变细，与精囊排泄管合成射精管。

3）射精管：长约2cm，穿过前列腺实质，开口于尿道的前列腺部。

4）精索：是从腹股沟管深环经腹股沟管延伸到睾丸上端的一条柔软的圆索状结构，由筋膜（三层被膜：精索外筋膜、提睾肌、精索内筋膜）包裹输精管、睾丸动脉、蔓状静脉丛、淋巴管、神经及鞘韧带等结构而成。

（3）附属腺

1）精囊：位于膀胱底的后方，是一对长椭圆形的囊状器官，其排泄管与输精管末端合成射精管。其分泌物是组成精液的重要成分，能为精子提供能量。

2）前列腺：为一实质性器官，位于膀胱下方。形如栗子，其分泌物为白色黏稠液，能使精液保持液态。前列腺一般分为5个叶：前叶、中叶、后叶和两个侧叶。

3）尿道球腺：左右各一，大小似豌豆，在尿生殖膈内。其分泌物清亮、黏稠，能滑润尿道。

2. 外生殖器的结构

（1）阴囊：位于阴茎后下方的囊袋状结构内。阴囊壁由皮肤和肉膜组成，表层为皮肤，薄而柔软，色素沉着明显，并有少量阴毛。阴囊的皮下组织疏松，易发生水肿。肉膜是含有平滑肌纤维的浅筋膜，无脂肪。其平滑肌纤维随外界温度的变化产生反射性的舒张或收缩，从而调节阴囊内的温度，有保护精子的作用。肉膜在正中线向深部发出阴囊中隔，将阴囊分隔为左、右两个囊腔，其内容纳两侧的睾丸、附睾及部分精索。

（2）阴茎：分头、体、根三部分。后部为阴茎根，附着于耻骨、坐骨及尿生殖膈；中部为阴茎体，呈圆柱状；前部膨大称阴茎头，尖端其有一矢状位裂口称尿道外口（图3-11-3）。

阴茎由两个阴茎海绵体和一个尿道海绵体组成。海绵体含许多血窦。窦腔内充血时，阴茎变硬而勃起。阴茎的皮肤柔薄，伸展性强，包被阴茎头的双层环形皮肤皱襞称为阴茎包皮。

（二）男性生殖系统的生理功能

男性生殖系统从功能上可以分为主性器官和副性器官，主性器官是睾丸，附性器官有附睾、

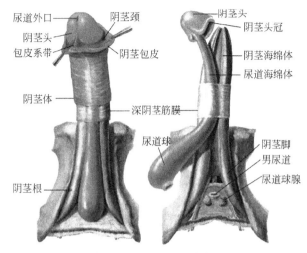

图 3-11-3　阴茎的解剖结构

输精管、前列腺、精囊、阴茎等。睾丸的主要作用是产生精子和雄性激素；副性器官主要功能是储藏、孕育、传输精子。

1. 睾丸的生精作用　精子是在睾丸的精曲小管内生成的。精曲小管的上皮有两种细胞：生殖细胞和支持细胞。

生殖细胞具有产生精子的作用，最原始的生殖细胞称为精原细胞，位于生精小管的基膜上，经多次分裂经历初级精母细胞、次级精母细胞、精子细胞，并脱离支持细胞移向管腔，发育成为成熟的精子。整个生精过程约两个半月。支持细胞起营养精细胞作用，故称营养细胞。

知识延伸

精子生成的影响因素如下。

（1）温度：过高会影响精子的生成，如果胎儿发育过程中，睾丸没有从腹腔降至阴囊内，即隐睾症。由于体内温度比阴囊内温度要高 1~2℃，往往导致精子发育障碍，而导致男性不育。

（2）年龄：从青年至老年，睾丸都有生精能力，40 岁以后，生精能力逐渐减弱。

（3）其他：射线、内分泌失调、药物等。

2. 睾丸的内分泌功能　由睾丸间质细胞分泌睾酮是睾丸分泌的主要活性物质，生理作用有：促进男性附性器官的发育，刺激精曲小管产生精子，维持正常的性欲，促进蛋白质的合成和骨骼、肌肉生长，增强骨髓造血功能，使红细胞增多，刺激男性副性征（青春期后，男性区别于女性的特征，如胡须、喉结突出、肌肉发达等）的出现。

3. 睾丸中精子的运输和射精　刚生成的精子在生精小管中，要借助管腔液的移动和小管外周类肌细胞的收缩而输送到附睾中进一步发育成熟，并获得运动能力和受精能力。成熟的精子大量储存于输精管及其壶腹部，少量存于附睾中。

在性高潮中，随着输精管的蠕动，精子被输送到后尿道，与附属腺体的分泌物混合成精液射出体外。

（三）男性生殖系统常见疾病

1. 男性生殖系统疾病常见的临床表现 生殖系统和泌尿系统的解剖关系极为密切，男性尿道具有排尿及排精的双重功能，因此，两系统的常见症状和体征往往相似或相关联。

（1）排尿异常：常有膀胱刺激征，包括排尿困难、尿潴留、尿失禁等（详见泌尿系统章节）。

（2）疼痛：①膀胱痛，常见炎症刺激：尿量增加，尿频；非炎症刺激：膀胱容量减少，精神神经性尿频（此时亦可伴有尿急、尿痛）等。②前列腺痛，多呈隐痛、胀痛。多发生于青年人，老年人较少见，急性炎症引起会阴、直肠、腰骶部疼痛，可牵涉耻骨上区、腹股沟区及睾丸的疼痛和不适。常见原因：前列腺充血、尿液刺激、病原微生物感染、免疫性因素、过敏等。③其他，阴茎痛、睾丸痛、附睾症等。

（3）尿道分泌物：其性状可分为黏液性、血性、脓性。①尿道脓性分泌物：常呈黄色黏稠状，多为炎症反应；②血性分泌物：多也由炎症引起；③白色黏液性分泌物：多见于慢性前列腺炎症，也可见于性兴奋。

（4）尿液异常：常见有脓尿、血尿等（详见泌尿系统章节）。

（5）性功能障碍：①性欲低下，成年人性欲减退，无主动的性要求，主要由于心理因素和年龄因素所致；②性欲亢进，表现为性兴奋出现过多、过快、过剧，少见；③早泄，过早射精，其病因多为心理性的；④性交不射精，指性交中不能达到高潮射精，或精液自尿流出而不是有力射出，多与心理精神、神经系统病变有关；⑤逆行射精，即精液逆流入膀胱内，主要是由于膀胱颈不能关闭或膜部尿道阻力过大所致；⑥勃起障碍，受内分泌功能等生物学因素与心理、社会等非生物学因素的影响；⑦阴茎异常勃起，无任何刺激性兴奋出现长时间阴茎异常勃起；⑧男性不育症，夫妇婚后同居 2 年以上，未采取避孕措施，由于男性生殖方面的原因造成女性不育者，称为男性不育症。

2. 男性生殖系统疾病的常用检查方法

（1）尿液检查：尿常规、尿液细菌学检查、尿液细胞学检查、24 小时分泌物测定（详见泌尿系统章节）。

（2）前列腺液检查：用前列腺按摩法采取前列腺液。正常前列腺液呈乳白色，每日分泌量为 0.5～2ml，是精液的组成成分。常规检查项目有：前列腺液的 pH、卵磷脂小体、前列腺结石检查、精子、滴虫、霉菌、细菌、血细胞、前列腺颗粒细胞、肿瘤细胞等。

知识延伸

前列腺按摩法

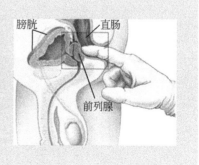

先排尿后，病人取侧卧位、胸膝位或弯腰的位置，医生示指在距肛门缘 4～5cm 处，隔着直肠壁先按摩左右两侧，由外上方朝内下方的顺序进行，每侧按摩 2～3 次；再沿前列腺中线自上而下进行挤压 2～3 次。前列腺液便顺着尿道向外滴出。

注意：若怀疑生殖系统结核，不宜进行按摩，以防结核扩散。

（3）精液检查：用于了解男性生育能力或输精管结扎术后的效果。一周内没有排精，采取精液标本，立即送检或保存在体温下半小时内送检。正常精液量 3～6ml/次，乳白色黏稠液体，5～30min 后开始液化，含 2×10^7～4×10^8 个精子。一般如果少于 2×10^7 个/ml，就可视为少精子症，正常形态和运动能力的精子< 50%，可造成不育。

3. 男性生殖系统常见疾病

（1）前列腺炎：美国国立卫生研究院（NIH）提出将前列腺炎分为：Ⅰ型，急性细菌性前列腺炎；Ⅱ型，慢性细菌性前列腺炎；Ⅲ型，慢性前列腺炎/慢性盆腔疼痛综合征；Ⅳ型，无症状性前列腺炎。其中，非细菌性前列腺炎远较细菌性前列腺炎多见。

慢性前列腺炎都可表现为相似的临床症状，出现前列腺炎综合征：包括尿频、尿急、尿痛、排尿不尽、排尿困难等排尿异常症状，会阴部、下腹部、阴囊、腰骶部等部位不适或疼痛等。

前列腺炎的治疗方法主要有：药物治疗（抗生素、消炎镇痛药、受体拮抗剂等）、物理治疗（前列腺按摩、热疗、微波、射频等）、手术治疗、中医中药治疗等。

（2）前列腺增生（BPH）：是中老年男性的常见多发病，也称前列腺肥大，以前列腺中叶增生为实质改变而引起的一组综合征，为前列腺的一种良性病变。

前列腺增生常常与睾丸功能异常、泌尿道梗阻、缺乏锻炼、不良的生活、饮食习惯等因素有关。病人常常感到排尿费力、排尿缓慢、排尿不通畅、排出的尿线细、排尿的射程近、分段排尿、排尿不尽及尿后滴沥等，中晚期可出现充盈性尿失禁。

根据症状、体征，可采用不同的治疗方法，如药物治疗、手术治疗等。

（3）前列腺癌：据统计，美国 2010 年前列腺癌（PCa）新发病例数和死亡病例数，超过肺癌，居男性肿瘤之首。在我国，前列腺癌的发病数和死亡病例数也逐年攀升，最常发生于 50 岁以上的人。前列腺癌的病因仍不明了，常见危险因素有：遗传、性活动、饮食习惯等。

其临床表现与前列腺增生有相似之处，如出现进行性排尿困难、尿失禁等症状、体征，另外会出现肿瘤浸润（如血尿、疼痛等）及肿瘤转移（前列腺癌易出现骨转移，表现为疼痛、病理性骨折等）的表现。

早期前列腺癌应尽量采用根治性治疗，如手术等；中期采用综合治疗，如手术联合放疗、内分泌治疗等；晚期，可以内分泌治疗为主。

二、女性生殖系统

女性生殖系统的结构如下 [（彩）图 3-11-4]。

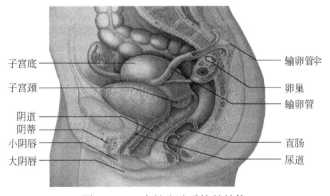

图 3-11-4　女性生殖系统的结构

（一）女性生殖系统的结构

女性生殖系统包括内生殖器和外生殖器两部分。内生殖器由生殖腺（卵巢）、输卵管道（输卵管、子宫、阴道）和附属腺（前庭大腺）组成；外生殖器即女阴。女性乳腺与女性的生殖关系密切，也在这一章节讲解。

1. 内生殖器

（1）生殖腺（卵巢）：是女性的生殖腺，为左右成对的实质性器官，内部结构变化复杂，有产生卵子和分泌女性激素（雌、孕激素）的功能。新生儿两侧卵巢有 $7×10^5 ～ 2×10^6$ 个原始卵泡，女性育龄期在激素的调节下，每隔28天左右一个卵泡发育成熟并排出一个卵细胞，双侧卵巢交替排卵，未成熟的卵泡逐渐退化。

（2）输卵管道

1）输卵管：是一对弯曲的肌性管道，连于子宫两侧，为输送卵细胞的管道。其内侧与子宫腔相通，向外侧经漏斗末端的输卵管腹腔口通连腹膜腔。输卵管由内侧向外侧可分为四部：子宫部、输卵管峡、输卵管壶腹、输卵管漏斗、输卵管伞。临床上，把卵巢和输卵管统称为子宫附件。

2）子宫：是孕育胚胎和形成月经的肌性器官，位于小骨盆腔中部，前邻膀胱，后靠直肠。成人子宫前后略扁，呈倒置梨形，分为底、体、颈三部。子宫的内腔分为子宫腔和子宫颈管两部分。子宫壁分三层，由外向内：浆膜、肌层、黏膜（也称子宫内膜）。子宫口的黏膜是单层柱状上皮与复层扁平上皮互相移行之处，为子宫癌的好发部位（图 3-11-5）。

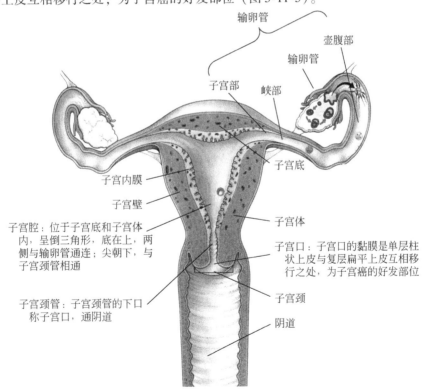

图 3-11-5　子宫、输卵管解剖图

3）阴道：由黏膜、肌层和外膜构成的肌性管道，连接子宫和外生殖器，是交配器官及排月经和娩出胎儿的通道。阴道口开口于阴道前庭。阴道的上端较宽，包绕子宫颈下部，形成环状凹陷，称阴道穹，分为前部、后部及两侧部。

2. 外生殖器　女性外生殖器主要包括阴阜、大阴唇、小阴唇、阴蒂、阴道前庭等结构。阴道前庭为两侧小阴唇之间的裂隙，内有两个开口，前方为尿道外口，后方为阴道口。在阴道前庭还有前庭大腺导管的开口（图3-11-6）。

3. 乳腺　乳腺组织（图3-11-7）男女都有，男性的乳腺组织不发达；成年未产女性的乳房由皮肤、乳腺组织、纤维组织和脂肪组织构成，多呈半球形，中央为乳头，乳头顶端有输乳管开口。乳头周围是乳晕，为色素沉着的环形皮肤区。纤维组织将乳腺组织分割成15～20个乳腺叶，以乳头为中心呈放射状排列。每个乳腺叶有一个输乳管开口于乳头。乳腺周围的纤维组织还发出乳房悬韧带（Cooper 韧带）连接皮肤、乳头和胸筋膜。成年女性在妊娠期和哺乳期乳房会增大，乳腺组织增生，停止哺乳后，乳腺组织会萎缩。

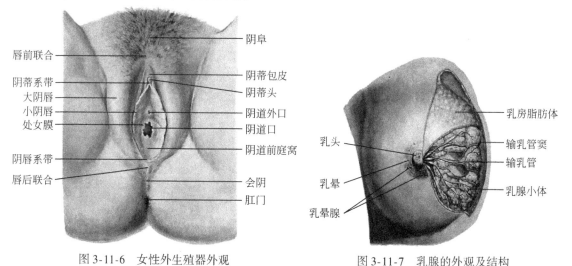

图 3-11-6　女性外生殖器外观　　　　　图 3-11-7　乳腺的外观及结构

（二）卵巢的生理功能

女性在 13～15 岁进入青春期，卵巢开始成熟进入生育期。生育期持续 30～35 年后，卵巢开始萎缩，功能衰退进入更年期。卵巢完全萎缩就进入绝经期。

成熟的卵巢活动有周期，即性周期，约每月一次。其生理功能主要受促卵泡激素（FSH）和黄体生成素（LH）的调节。卵巢的主要功能是产生卵子。同时还分泌雌激素和孕激素等激素。人类卵泡需 12～14 天发育成熟。一般 10～20 个卵泡同时发育，但通常只有一个成熟，其余的蜕变成闭锁卵泡。排卵后的卵泡，由于血管破裂而充满血液为血体，后转变为月经黄体，如受精，黄体继续生长，到怀孕 4 个月逐渐萎缩；如未受精，则黄体仅维持 2 周开始萎缩，黄体萎缩为结缔组织的瘢痕，称为白体（图3-11-8）。

卵巢分泌的主要是雌激素，由卵巢的卵泡颗粒细胞、黄体及胎盘分泌。雌激素的主要生理作用是促进女性附性器官的生长发育和激发副性征的出现。

孕激素主要由黄体细胞和胎盘分泌，多在雌激素的基础上发挥作用，以保证受精卵着床和维持妊娠。

（三）月经周期

女性从青春期起至经绝期，除妊娠期外，每月一次子宫内膜脱落出血，经阴道流出的现象称

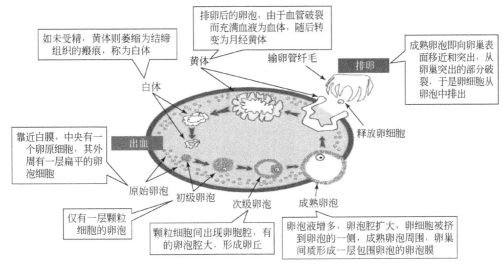

图 3-11-8　卵泡发育

为月经。月经形成的周期性过程，称月经周期。

月经周期是下丘脑-腺垂体-卵巢轴活动控制下出现卵巢和子宫内膜的周期性变化，分为三期。

1. 卵泡期（排卵前期）　以月经停止到排卵为止，即月经周期第 5 ~ 14 天（月经开始算第 1 天）。这一期中，在 FSH 的刺激下，卵巢中卵泡生长发育成熟，并不断分泌雌激素。子宫内膜在雌激素的作用下，增殖变厚，其中的血管、腺体增生但不分泌。卵泡要在此期末才发育成熟。成熟的卵泡在 LH 及 FSH 的作用下，尤其是 LH 急剧升高的作用促进排卵。

2. 分泌期（黄体期、排卵后期）　从排卵后到下次月经前，即月经周期的第 15 ~ 28 天。在 LH 的作用下，残存卵泡形成黄体，黄体分泌雌激素和大量孕激素。子宫内膜在雌激素和孕激素的作用下，进步增厚，其中血管扩张充血，腺体迂曲并分泌，为胚泡的着床和发育准备了条件。

此期若受孕，在胎盘分泌的人绒毛膜促性腺激素（HCG）的作用下，使黄体发育成妊娠黄体。进而形成蜕膜。如未受孕，黄体萎缩，于是进入月经期。

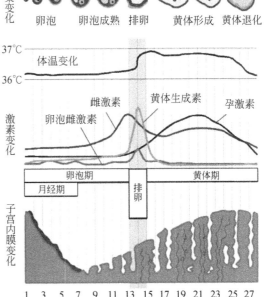

图 3-11-9　月经周期及卵巢和子宫内膜的变化

3. 月经期　以月经开始至出血停止。即月经周期的第 1 ~ 4 天。若未受精，血中 LH 水平降低，使黄体于排卵后 8 ~ 10 天开始萎缩而分泌减少，血液中的雌激素和孕激素急剧减少处于低水平，子宫内膜失去了这两种激素的维持而崩溃出血，即进入月经期。月经血量为 50 ~ 100ml（图 3-11-9）。

（四）女性生殖系统疾病

1. 女性生殖系统疾病的常见临床表现

（1）月经失调：有闭经、月经不规则、月经过多或过少、痛经等。主要为神经内分泌失调所致，其他生殖器肿瘤亦可致月经过多。

（2）白带异常：白带呈黄色、脓性、泡沫状、有臭味伴外阴瘙痒及烧灼痛，多见于炎症，如滴虫性阴道炎等。

（3）盆腔肿块：常见肿瘤，如子宫肌瘤、卵巢囊肿、卵巢癌等，也可见于炎性肿块等。

（4）阴道出血：常为子宫、阴道出血，以子宫多见。表现为月经过多，不规则出血或持续性出血。妊娠相关疾病、肿瘤、炎症、外伤等为常见原因。

（5）下腹痛

1）急性：多由卵巢囊肿蒂扭转、宫外孕、急性盆腔炎、痛经等疾病引起。

2）慢性：常因慢性盆腔炎或肿瘤压迫所致。

（6）不孕：一年未采取任何避孕措施，性生活正常而没有成功妊娠，主要分为原发不孕及继发不孕。

（7）腰疼、下坠感：盆腔炎、肿瘤、子宫脱垂常见。

2. 常用检查方法

（1）白带检查：将阴道分泌物涂片，在显微镜下观察，按阴道杆菌、白细胞（WBC）及杂菌的多少来判定阴道的清洁度。

（2）超声检查：为妇产科重要的检查方式，适用于妇科、产科各个方面，如了解胚胎发育、探查盆腔肿块等。

（3）宫颈刮片：常见肿瘤，如子宫肌瘤、卵巢囊肿、卵巢癌等，也可见于炎性肿块等。

（4）妊娠试验：胚胎滋养层分泌 HCG 进入母血液后由尿中排出，测定尿中 HCG 含量，借以诊断妊娠及妊娠有关疾病如流产、宫外孕、滋养叶疾病等。

（5）后穹隆穿刺：可从阴道后穹窿直接穿刺，吸出积于盆腔的液体以供检查。本法方便易行，为异位妊娠常用的急诊辅助诊断方法。

3. 女性生殖系统常见的疾病

（1）妊娠高血压综合征（PIH，简称妊高征）：是妊娠期常见的疾病，常发生于妊娠 20 周后，临床表现：高血压、水肿、蛋白尿，严重时出现抽搐，昏迷，心、肾衰竭，甚至母婴死亡。现在仍是孕产妇及围生儿的重要死因。分级标准如下（表 3-11-1）。

表 3-11-1　妊高综合征分级

分级	临床表现
轻度妊高征	血压≥140/90mmHg，<150/100mmHg，或较基础血压升高 30/15mmHg，可伴有轻微蛋白尿（<0.5g/24h）和（或）伴有水肿
中度妊高征	血压≥150/100mmHg，<160/110mmHg，蛋白尿（≥0.5g/24h）和（或）伴水肿，无自觉症状或有轻微头痛
重度妊高征	（1）先兆子痫：血压≥160/110mmHg，尿蛋白＋＋～＋＋＋＋（≥5g/24h）和（或）伴有水肿，有头痛、眼花、胸闷等自觉症状 （2）子痫：在子痫前期的基础上有抽搐或昏迷 　　产前子痫：子痫多发生于妊娠晚期或临产前 　　产时子痫：少数在产时发生 　　产后子痫：个别发生于产后 24 小时内

注：血压如不符合以上标准时，以其收缩压或舒张压高者为准。

常用检查方法有眼底检查、血液检查、肾功能检查、心电图、超声心动图、胎盘功能、胎儿成熟度检查、脑血流图检查等，可视病情而定。

妊高征，特别是重度妊高征，可发生妊高征心脏病并发心衰、胎盘早剥、肺水肿、凝血功能障碍、脑出血等。而脑出血、妊高征并发心衰及凝血功能障碍为妊高征病人的主要死因。另外，妊高征时还可引起胎盘供血不足、胎盘功能减退，可致胎儿窘迫、胎儿宫内发育迟缓、死胎、死产、早产、新生儿窒息和死亡。

轻度的妊高征可门诊处理，密切随访，以防止病情发展。中、重度妊高征需住院治疗，治疗原则是保证充分的休息、解痉、降压、镇静、合理扩容及利尿、适时终止妊娠、积极防止并发症。

（2）子宫肌瘤：又称子宫平滑肌瘤，主要由子宫平滑肌细胞增生而成，是最常见的女性生殖系统良性肿瘤（图3-11-10），多见于30～50岁妇女，20岁以下少见。确切病因尚不清楚，可能与女性激素有关。典型症状为月经过多和继发性贫血。肌瘤妨碍受精卵着床致不孕，受孕后流产的机会也增加。治疗根据病人年龄、生育要求、症状、肌瘤大小等情况全面考虑。手术治疗是该病的主要治疗方法，也可考虑激素治疗。

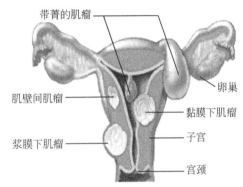

图 3-11-10 子宫肌瘤

（3）滴虫性阴道炎：由阴道毛滴虫引起，经性交直接传播，也可经公共浴池、浴盆、浴巾、游泳池、坐便器、衣物、器械及敷料等间接传播。

潜伏期4～28天，典型症状是稀薄的泡沫状白带增多及外阴瘙痒，间或有疼痛、灼热、性交痛等。若有其他细菌混合感染则分泌物呈脓性，可有腥臭味。合并尿道口感染时，可有尿频、尿痛，有时可见血尿。少数病人阴道内有滴虫而无炎症反应，称为带虫者。对滴虫检查阳性的病人不论有无症状均应进行治疗，分局部用药和全身用药。应同时治疗病人的配偶和家庭成员。

（4）乳腺癌：是女性最常见的恶性肿瘤之一，并逐年上升。乳腺癌因生长部位表浅、检查方法简单，故易早期发现，及时治疗，可得到较满意的效果，但发展至晚期，治疗效果欠佳，对女性危害较大，因此，定期进行乳房的普查十分必要。

乳腺癌的病因尚不清楚。可能与下列因素有关：月经初潮年龄、绝经年龄、不孕、初次足月产的年龄、家族史、乳腺小叶有上皮高度增生或不典型增生、营养过剩、肥胖、脂肪饮食、雌激素、环境因素、生活方式、年龄因素。

早期多无症状，约30%的病人可有不同程度的疼痛，多呈隐痛或刺痛。其常见临床表现常有：包块（为乳腺癌的首诊现象，约80%）、皮肤改变（特征性改变有"酒窝征"、"橘皮样"改变）、乳头改变（乳头扁平、回缩、凹陷）、乳头溢液（多呈血性）、水肿、淋巴结肿大等（图3-11-11）。

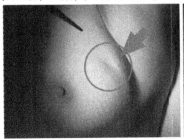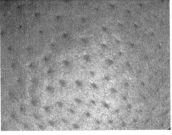

图 3-11-11 酒窝征和橘皮征

早期乳腺癌的治疗以手术为主，辅以化学药物、内分泌、放射、免疫治疗，以至最近的生物治疗，后者还被誉为乳腺癌治疗的曙光。

三、生育与避孕

（一）妊娠与分娩

妊娠是新个体产生的过程，包括受精、着床、妊娠的维持、胎儿成长及分娩等过程。

1. 受精　一次射精排出数以亿计的精子，但最后能到达受精部位的只有 15～50 个精子。精子在雌性生殖管道内停留通过获能才使卵子受精。精子与卵子在输卵管壶腹部相遇而受精，卵子与精子融合后称受精卵。

受精卵在输卵管的蠕动和纤毛作用下，逐渐向下运行至子宫腔，同时进行细胞分裂形成胚泡。

2. 着床　是胚泡植入子宫内膜的过程。着床成功的关键在于胚泡与子宫内膜的同步发育与相互配合。在着床过程中，胚泡不断发出信息，使母体能相应地变化，以适应胚泡的着床。胚泡还产生多种激素，如 HCG，它能刺激卵巢黄体继续分泌孕激素（图 3-11-12）。

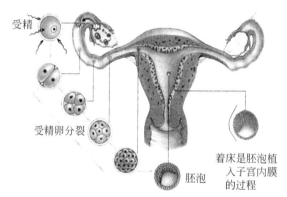

图 3-11-12　受精及着床的过程

3. 妊娠的维持及胚胎的发育　妊娠的维持要靠垂体、卵巢与胎盘分泌的各种激素相互配合。在胎盘形成以前，垂体和卵巢分泌的激素及胚泡滋养细胞所分泌的 HCG 至关重要。

（1）胚胎的发育：胚胎发育前 8 周成为胚，称胚胎期，以后成为胎儿，称胎儿期（表 3-11-2）。

表 3-11-2　胎儿发育过程

	孕周	胚胎
孕早期	孕 1～12 周	排卵受精着床，原始心血管出现，可辨别出头、体、手、足；脐带、胎盘开始发育
孕中期	孕 13～27 周	所有重要脏器都开始发育，孕 16～20 周出现胎动，神经系统充分发育，已有听力。胎盘已形成
孕晚期	孕 28～40 周	各个器官系统逐步成熟，肺脏成熟最晚，胎动 30 次左右/12 小时为正常，<20 次预示胎儿可能缺氧，<10 次胎儿有生命危险

（2）胎儿附属物的形成

1）胎膜：由绒毛膜和羊膜组成。胎膜的外层为平滑绒毛膜，内层为羊膜。胎膜可防止细菌进入宫腔，故早期破膜易引起宫腔感染。胎膜在分娩发动上可能有一定作用。

2）胎盘：是一个特殊器官，是母体与胎儿进行物质交换的器官。在胚胎着床时，胎盘即开始发育。它分为三层：羊膜、丛密绒毛膜、底蜕膜 [（彩）图 3-11-13]。

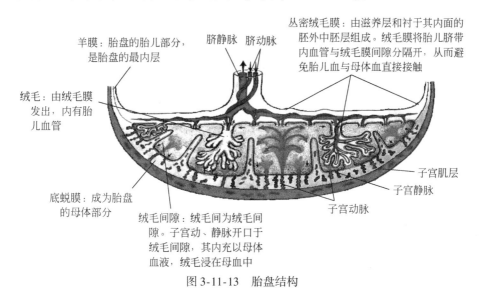

图 3-11-13 胎盘结构

胎盘从母血中获得营养和 O_2，排出代谢产物和 CO_2。因此，胎盘具有相当于出生后小肠、肺和肾的功能。

同样，药物、病毒和激素可以透过胎盘膜影响胎儿，故孕妇应注意避免病毒感染，同时用药需慎重。

胎盘还能分泌激素 [HCG、人绒毛膜生长素（HCS）、孕激素、雌激素]，维持妊娠，同时促进孕妇乳腺发育，为哺乳做准备。

3）脐带：是连于胎儿脐部与胎盘间的条索状结构，外覆羊膜，内含一条脐静脉和两条脐动脉。妊娠足月胎儿的脐带长 30～100cm，直径 1～1.5cm。胎儿通过脐带血循环与母体进行营养和代谢物质的交换。

4）羊水：随着妊娠月份增长羊水量也增加，足月妊娠时羊水量为 500～1000ml。妊娠早期，羊水主要来源于母体；妊娠中期，主要来源于胎儿尿液；妊娠晚期，胎儿肺也参与羊水的生成。羊水的功能主要是保护胎儿和保护母体。

4. 分娩 特指胎儿脱离母体成为独立存在的个体的这段时期和过程。分娩的全过程共分为三期，也称为三个产程：第一产程，即宫口扩张期；第二产程，即胎儿娩出期；第三产程，胎盘娩出期。

知识延伸

前置胎盘（图 3-11-14A）：胎盘植入在宫颈或其附近，如覆盖整个宫颈，则分娩开始会造成胎盘早剥。

胎盘剥脱（图3-11-14B）：正常位置胎盘部分从子宫上过早剥离，致胎盘功能下降，可引起流产、出血、疼痛等。

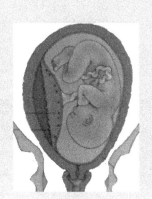 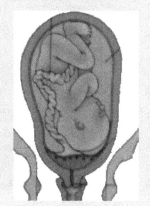

A. 前置胎盘　　　　　　　　　　　　　　　B. 胎盘剥脱

图 3-11-14　前置胎盘、胎盘剥脱

（二）妊娠诊断

为了掌握妊娠不同时期的特点，临床将妊娠全过程共40周分为三个时期：妊娠12周末以前称早期妊娠；第13～27周末称中期妊娠；第28周以上称为晚期妊娠。

1. 早期妊娠的诊断　月经规律已婚育龄妇女，若月经过期10日以上，应疑为妊娠。

约半数妇女于停经6周左右出现头晕、嗜睡、畏寒、流涎、食欲缺乏、喜食酸物或厌恶油腻、恶心、晨起呕吐及乏力等症状，称早孕反应。12周左右多自行消失。

如妊娠早期出现尿频，系妊娠子宫压迫膀胱所致。约在妊娠12周以后，增大的子宫体越出盆腔时，症状自然消失。

自妊娠8周起，乳房逐渐增大。孕妇自觉乳房轻度胀痛及乳头疼痛，初孕妇较明显。乳头及乳晕着色加深。哺乳期妇女一旦受孕，乳汁分泌明显减少。

阴道壁及子宫颈充血变软，呈紫蓝色。有些孕妇子宫峡部极软，子宫颈和子宫体似不相连，称黑格征。妊娠6周后，子宫体呈球形，12周后子宫底越出盆腔时，可在耻骨联合上方触及。

如果怀疑怀孕，可借助超声波、超声多普勒、妊娠试验、孕酮试验、基础体温测定等方法协助诊断。

2. 中、晚期妊娠的诊断　妊娠中期以后，临床表现逐渐明显，根据病史、体征、检查及辅助检查，子宫明显增大，能扪到胎体，感到胎动，听到胎心音，即可确诊。常用辅助检查：超声检查、胎儿心电图，有利于诊断，并可对胚胎发育状况进行检测（表3-11-3）。

3. 预产期计算　常用方法为根据末次月经计算。

按末次月经的第1天计算，月份减3，日数加7，月份小于3的加9，日数仍加7，即为预产期。例如，末次月经为2015年10月5日，预产期将为2016年7月12日。

其他测算预产期的方法还有早孕反应开始时间、胎动始觉时间、子宫底的高度、B超、基础体温等。

表 3-11-3　妊娠各周子宫底高度及子宫长度

妊娠周数	手测子宫底高度（横指）	尺测耻骨上子宫长度/cm
12 周末	耻骨联合上 2～3	
16 周末	脐耻之间	
20 周末	脐下 1	18（15.3～21.4）
24 周末	脐上 1	24（22.0～25.1）
28 周末	脐上 3	26（22.4～29.0）
32 周末	脐与剑突之中点	29（25.3～32.0）
36 周末	剑突下 2	32（29.8～34.5）
40 周末	脐与剑突中点或略高	33（30.0～35.3）

孕妇在妊娠 38～42 周内分娩，均为足月。由于每位女性月经周期长短不一，所以推测的预产期与实际预产期有 1～2 周的出入都是正常的。凡妊娠满 28 孕周（196 天）至 37 孕周（259 天）间分娩的定为早产。在此期间出生体重为 1000～2499g，身体各器官未成熟的新生儿为早产儿。妊娠达到或超过 42 周，称为过期妊娠。过期妊娠的胎儿围产病率和死亡率增高，并随妊娠延长而加剧，初产妇过期妊娠胎儿较经产妇者危险性增加。

（三）避孕

避孕是应用医学的原理暂时阻止精子与卵子生成、成熟、结合或着床，阻止女方受孕的方法。

1. 工具避孕法　利用工具防止精子进入阴道，阻止进入阴道内的精子进入宫腔内或通过改变宫腔内环境达到避孕的目的。目前常用的避孕工具有男用阴茎套、女用宫内节育器。

（1）宫内节育器（IUD）：是一种相对安全、有效、经济、长效、可逆的节育方法，深受广大妇女欢迎。IUD 可分为惰性和活性宫内节育器。

（2）阴茎套（condom）：也称避孕套，为筒状优质薄型乳胶制品，顶端呈小囊状。排精时精液储留于小囊内，使精子不能进入宫腔而达到避孕的目的。阴茎套还具有防止性传播疾病传染的作用，故应用广泛。

2. 药物避孕　对心脏病、肝炎、肾炎、生殖器官肿瘤等疾病者，禁用避孕药；勿与利福平、苯巴比妥等同服。

避孕药的种类有：短效口服避孕药、长效口服避孕药、长效避孕针、探亲避孕药、紧急避孕药、缓释避孕药。

3. 其他避孕法

（1）安全期避孕：精子在女性生殖道内存活 48～72h，而卵子自卵巢排出 24～48h 后即失去受精能力。多数妇女排卵是在下次月经前 14 天左右，因此，排卵前后 4～5 天内易受孕，其余的时间不易受孕，视为安全期。但妇女的排卵日期受许多因素影响，使用不当，易造成避孕失败（图 3-11-15）。

（2）紧急避孕：指无避孕措施的性生活后或避孕失败后几小时或几日内，妇女为防止妊娠而采用的避孕方法。

常用方法有放置宫内节育器、紧急避孕药（激素类和非激素两类）、黄体生成素释放激素类似物避孕、免疫避孕法等。

（3）输卵管绝育术：通过切断、结扎、钳夹、电凝、药物黏堵、栓堵输卵管管腔，使精子与

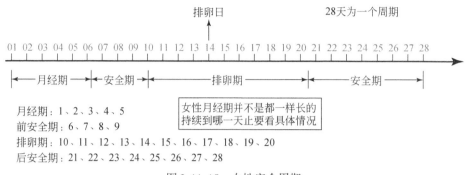

月经期：1、2、3、4、5
前安全期：6、7、8、9
排卵期：10、11、12、13、14、15、16、17、18、19、20
后安全期：21、22、23、24、25、26、27、28

图 3-11-15　女性安全周期

卵子不能相遇而达到绝育的目的，是一种安全、永久性节育措施。对要求复孕的妇女可行输卵管吻合术。

4. 避孕失败后的补救措施　当避孕失败而致意外妊娠时，在妊娠早期可用抗早孕药或人工流产中断妊娠。术后较快恢复健康，但不能多次采用，更不能以此为节育方法，它只是避孕失败的补救措施。

（1）人工流产术：指在妊娠早期用人工方法终止妊娠的手术。妊娠 10 周内适用吸宫术，妊娠 10~14 周可用钳刮术。人工流产术的禁忌证有：①各种疾病的急性期或严重的全身性疾病；②急性生殖器官炎症；③妊娠剧吐酸中毒尚未纠正者；④术前两次体温≥37.5℃；⑤3 天内有性生活者。

（2）药物流产：目前常用的药物是米非司酮，使用方便，不需宫内操作，与前列腺素配伍完全流产率在 90% 以上。适用于停经 49 天内的妊娠妇女。副反应有恶心、呕吐、下腹胀痛及流产后流血时间长和出血量多。异位妊娠禁用药物流产。

（袁　艇）

第十二章 循环系统

🔍 **想想看**

循环系统是由心脏、动脉、毛细血管及静脉组成的一个封闭的运输系统。由心脏不停地跳动提供动力推动血液在其中循环流动为机体的各种细胞提供赖以生存的物质，想想看，这一过程具体有哪些环节？每年我国约有350万人死于心血管疾病，占总死亡原因的41%，居各种疾病之首，日常的生活中一定要注意预防心血管疾病，那么心血管疾病病人在饮食上需要注意什么呢？

一、循环系统的结构和功能

循环系统包括心血管系统和淋巴系统。心血管由心脏和血管组成 [（彩）图3-12-1]。

动脉：将心脏射出的血液运送到全身各器官。动脉管壁较厚，能承受较大的压力。动脉多分布在身体较深处，但在颈部可以摸到颈动脉的搏动，在腕部可以摸到桡动脉的搏动

心：人类的心脏位于胸腔中部偏左，体积约相当于一个拳头大小，重量约350g。大约2/3居正中线的左侧，1/3居右侧。呈圆锥形，分心尖部与心底部，心尖向左前，下方，心底朝右后上方

毛细血管：位于小动脉与小静脉间的微细管道，是体内分布最广、管壁最薄、口径最小的血管。一个成人的毛细血管总数在3×10^{10}根以上，长约1.1×10^5 km，足可绕地球2.7圈

静脉：把全身各器官的血液带回心脏。静脉有深、浅静脉之分。深静脉常与同名动脉伴行；浅静脉位于皮下，是注射、输液或抽血的常用静脉

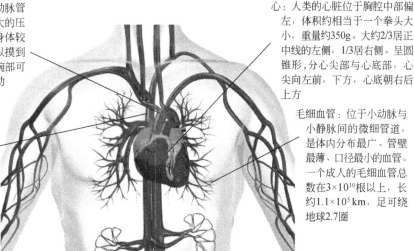

图3-12-1 循环系统的组成

淋巴系统是循环系统的一个组成部分，由输送淋巴液的淋巴管道和产生淋巴细胞和生成抗体的淋巴器官所组。淋巴器官包括淋巴结、扁桃体、脾和胸腺等。

（一）心脏的结构

1. 心脏 是循环系统的动力部分，位于左锁骨中线，胸骨后方由第2肋间到第5肋间。两侧与肺相邻，下方为膈。心的外表可被描述为：一尖，一底，两面，三缘，表面四条沟（图3-12-2）。

心是由纤维性骨架、心壁和心间隔构成的。纤维性骨架包括左右纤维三角、四个瓣纤维环、圆锥韧带、室间隔膜部和瓣膜间隔等。由致密结缔组织组成，提供心肌和心瓣的附着处。心壁由心内膜、心肌层和心外膜组成。心间隔由房间隔、房室隔和室间隔组成。心由中隔分为互不相通

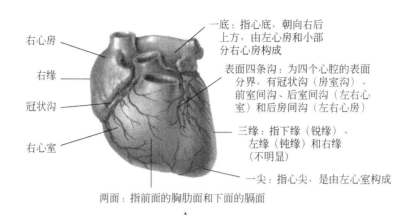

右心房

右缘

冠状沟

右心室

一底：指心底，朝向右后
上方，由左心房和小部
分右心房构成

表面四条沟：为四个心腔的表面
分界，有冠状沟（房室沟）、
前室间沟、后室间沟（左右心
室）和后房间沟（左右心房）

三缘：指下缘（锐缘）、
左缘（钝缘）和右缘
（不明显）

一尖：指心尖，是由左心室构成

两面：指前面的胸肋面和下面的膈面

A

左心房

左心室

右心房

冠状沟

后室间沟

右心室

两面：指前面的胸肋面和下面的膈面

B

图 3-12-2　心的外表

A. 胸肋面；B. 膈面

的左右两半，每半各分为心房和心室。心共有四个腔，即右心房与右心室、左心房与左心室。血液首先从心外器官流入心房，再流入心室。经心脏收缩后，血液会自心室被推到动脉中去。左心室要求相应的力比右心室大，故左心室的室壁比右心室厚，是右心室壁的 3 倍。

　　两个心室都可分为流入道和流出道。流入道壁上有纵横交错的肌性突起，被称为肉柱。而自心室壁发出，向心腔内突出的锥体性隆起则被称为乳头肌，心瓣正是通过乳头肌的收缩和腱索的牵拉，才不会反折向心房。哺乳类动物有瓣膜防止血液倒流。二尖瓣复合体和三尖瓣复合体指瓣尖（瓣叶）、瓣环、腱索和乳头肌共同组成的复合体。相对比流入道，流出道壁光滑平整，没有肉柱。每侧心房和心室借房室口相通。右心房与上、下腔静脉相连，左心房与肺静脉相连，右心室与肺动脉相连，左心室与主动脉相连 [（彩）图 3-12-3]。

　　在心房与心室交界处的房室口有房室瓣。右房室瓣共有三个瓣膜称三尖瓣，而左房室瓣有两个瓣膜称二尖瓣。房室瓣通过腱索附着于心室内壁的乳头肌上。在右心室与肺动脉之间，左心室与主动脉之间各有三个半月形的瓣膜，分别称为肺动脉瓣和主动脉瓣。它们的正常运作是血液不倒流的前提之一（图 3-12-4）。

　　心有节律地跳动，是由于心本身有一种特殊的心肌纤维，它没有收缩能力，而具有自动节律性兴奋的能力。心的传导系统包括窦房结、房室结、房室束和浦肯野纤维，最后连于心壁肌内（图 3-12-5）。

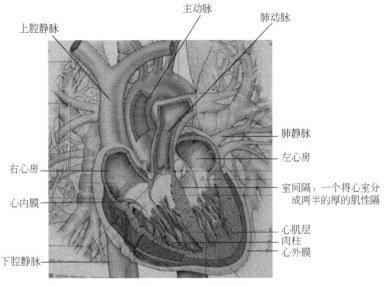

图 3-12-3　心的正面

主动脉

上腔静脉

肺动脉

肺静脉

左心房

右心房

室间隔：一个将心室分成两半的厚的肌性隔

心内膜

心肌层
肉柱
心外膜

下腔静脉

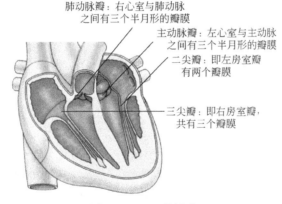

图 3-12-4　心的瓣膜

肺动脉瓣：右心室与肺动脉之间有三个半月形的瓣膜

主动脉瓣：左心室与主动脉之间有三个半月形的瓣膜

二尖瓣：即左房室瓣有两个瓣膜

三尖瓣：即右房室瓣，共有三个瓣膜

知识延伸

心脏起搏器

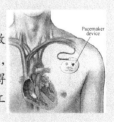

　　心脏起搏器是一种植入于体内的电子治疗仪器，通过脉冲发生器发放由电池提供能量的电脉冲，通过导线电极的传导，刺激电极所接触的心肌，使心脏激动和收缩，从而达到治疗由于某些心律失常所致的心脏功能障碍的目的。自1958年第一台心脏起搏器植入人体以来，起搏器制造技术和工艺快速发展，功能日趋完善。

　　2. 血管　是生物运送血液的管道，依运输方向可分为动脉、静脉与微血管。动脉从心脏将血液带至身体组织，静脉将血液自组织间带回心脏，微血管则连接动脉与静脉，是血液与组织间物

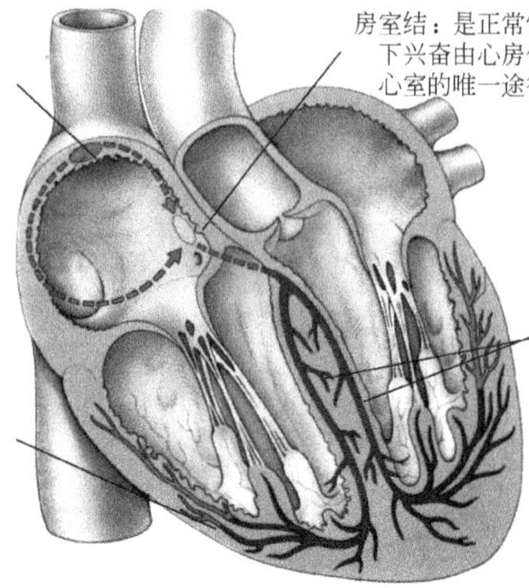

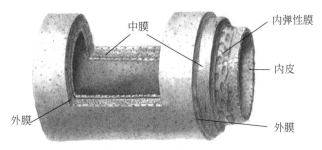

窦房结：是正常心脏的起搏点，其形成的心脏节律被称为窦性节律

房室结：是正常情况下兴奋由心房传至心室的唯一途径

浦肯野纤维：是左右两束支的最后分支，从心内膜向心外膜延伸，并与心室肌细胞接触

房室束：含浦肯野细胞，分为左右两束支

图 3-12-5　心的传导系统

质交换的主要场所。血管的横截面由内而外可分为内膜、中膜和外膜三层（图 3-12-6）。

中膜

内弹性膜

内皮

外膜

外膜

图 3-12-6　血管的组织

不同功能的血管，其三层构造之组成也略有不同。大致可分类如下（表 3-12-1）。

表 3-12-1　血管的分类

种类	结构	特点
动脉	动脉管壁较厚，可分为内、中、外膜三层 内膜的里层为内皮，内皮下是一薄层结缔组织，接近中膜处往往有一层由弹性纤维组成的弹性膜 中膜较厚，主要由平滑肌及弹性膜等组织所组成，使动脉具有弹性与收缩性 外膜由结缔组织组成，内有营养血管和神经等	分大、中、小三级 大动脉的中膜主要由弹性膜组成，称弹性动脉 中动脉中膜主要由平滑肌组成，称肌性动脉 小动脉口径小，管壁平滑肌丰富，其口径的改变对外周阻力影响很大，称阻力血管
静脉	静脉较动脉壁薄而口径大，数量多。管壁也可分外膜、中膜与内膜三层。中层弹性纤维及平滑肌均少，故弹性与收缩性较小。静脉内有瓣膜，有防止血液倒流的作用，尤其下肢静脉，易受重力影响，静脉瓣最多	亦可分大、中、小三种；静脉有深、浅静脉之分，互相连通。深静脉常与同名动脉伴行；浅静脉位于皮下，是注射、输液或抽血的常用静脉
毛细血管	毛细血管内膜由内皮细胞组成，彼此间有紧密连结，构成通透障壁，防止微血管中的物质从细胞间隙通过，其管径约只有一个红细胞大小，分布在各组织器官，是体内分布最广、管壁最薄、口径最小的血管	毛细血管有较高通透性，使血液中的 O_2 和营养物质能通过管壁进入组织，组织中的 CO_2 和代谢产物也能通过管壁进入血液，完成血液与组织间的气体交换和物质交换

人类血液循环是封闭式的，是由体循环和肺循环两条途径构成的双循环。血液由左心室泵入主动脉，通过全身的各级动脉到达身体各部分的毛细血管网，再经过各级静脉汇集到上、下腔静

脉，最后流回右心房，这一循环路线就是体循环。血液由右心室泵入肺动脉，流经肺部毛细血管，再通过肺静脉流回左心房，这一循环路线就是肺循环（表3-12-2）。

表 3-12-2 体循环和肺循环

方式	次序
体循环	（左心室）→ 主动脉 → 动脉 → 小动脉 → 毛细血管/微血管 → 微静脉 → 静脉 → 腔静脉 →（右心房）
肺循环	（右心室）→ 肺动脉 →（肺）→ 肺静脉 →（左心房）

肺循环的血管包括肺动脉和肺静脉。肺动脉短而粗，从右心室发出，在主动脉弓下方分左、右肺动脉，分别经左、右肺门进入左、右肺。肺静脉左、右各两条，分别由左、右肺门出肺，注入左心房［（彩）图3-12-7］。

体循环的动脉由主动脉从左心室发出后，先向上行，然后向后弯成弓形，再沿脊柱下行，到第4腰椎处分为左、右髂总动脉，左、右髂总动脉在骶髂关节前方又各分为髂内、髂外动脉。主动脉全长分为升主动脉、主动脉弓和降主动脉三段。降主动脉又分为胸主动脉（膈以上）和腹主动脉（膈以下）（图3-12-8）。

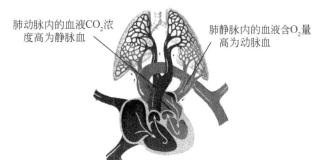

肺动脉内的血液CO_2浓度高为静脉血　　肺静脉内的血液含O_2量高为动脉血

图 3-12-7 肺循环的血管

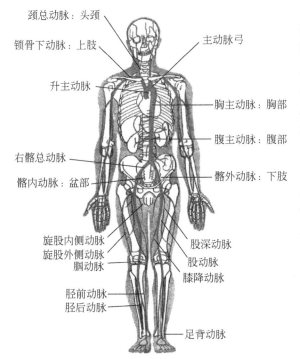

颈总动脉：头颈
锁骨下动脉：上肢
升主动脉
主动脉弓
胸主动脉：胸部
腹主动脉：腹部
右髂总动脉
髂外动脉：下肢
髂内动脉：盆部
旋股内侧动脉
旋股外侧动脉
腘动脉
股深动脉
股动脉
膝降动脉
胫前动脉
胫后动脉
足背动脉

图 3-12-8 体循环的动脉

体循环的静脉从各部的毛细血管网开始，逐渐汇合成较大静脉，最后汇合成上腔静脉、下腔静脉和冠状静脉窦，注入右心房。上腔静脉系收集头颈、上肢和胸部等处的静脉血回到心脏的管道；下腔静脉系收集腹部、盆部、下肢静脉血回心的一系列管道；心静脉系收集心脏的静脉血液管道。肝门静脉主要是收集腹腔内消化管道，胰和脾的静脉血入肝的静脉管道，肝门静脉进入肝，在肝内又分成毛细血管网（与肝动脉血一起注入肝内血窦），然后再由肝静脉经下腔静脉回流入心。

（二）心血管系统有何功能

1. 血液循环　心血管系统是一个"密闭"的管道系统。心脏是一个中空的肌性器官，它不停地有规律地收缩和舒张，不断地吸入和压出血液，保证血液沿着血管朝一个方向不断地向前流动。血管是运输血液的管道，动脉自心脏发出，经反复分支，数目逐渐增多，最后分布到全身各部组织内，成为毛细血管。毛细血管呈网状，血液与组织间的物质交换就在此进行。毛细血管逐渐汇合成为静脉，小静脉汇合成大静脉，最后返回心脏完成血液循环。

血液循环根据其循环的部位和功能不同，分体循环和肺循环两条途径构成的双循环。血液由左心室射出经主动脉及其各级分支流到全身的毛细血管，在此与组织液进行物质交换，供给组织细胞 O_2 和营养物质，运走 CO_2 和代谢产物，动脉血变为静脉血；再经各级表肪汇合成上、下腔静脉流回右心房，这一循环为体循环。血液由右心室射出经肺动脉流到肺毛细血管，在此与肺泡气进行气体交换，吸收 O_2 并排出 CO_2，静脉血变为动脉血；然后经肺静脉流回左心房，这一循环为肺循环 ［（彩）图 3-12-9］。

肺换气：肺毛细血管血液中的 CO_2 和肺泡中的 O_2 通过呼吸膜交换完成肺换气。CO_2 经呼吸道呼出，O_2 进入血液后与红细胞内的血红蛋白结合，形成含氧丰富的动脉血经肺静脉送至左心

心脏：左心射血将动脉血泵入体循环动脉

体循环动脉：动脉血通过血液的流动运输到组织毛细血管

体循环静脉：将静脉血运输至右心，再经肺动脉运输至肺毛细血管

组织换气：在组织毛细血管，血液中的 O_2 含量高于周围组织，O_2 与血红蛋白分离通过弥散作用出毛细血管进入组织细胞；反之，细胞新陈代谢产生的 CO_2 进入血液，形成含 O_2 少而 CO_2 多的静脉血

图 3-12-9　体循环和肺循环过程

血液循环路线：左心室→（此时为动脉血）→主动脉→各级动脉→毛细血管（物质交换）→（物质交换后变成静脉血）→各级静脉→上下腔静脉→右心房→右心室→肺动脉→肺部毛细血管（物质交换）→（物质交换后变成动脉血）→肺静脉→左心房→最后回到左心室，开始新一轮循环。

知识延伸

心 肺 复 苏

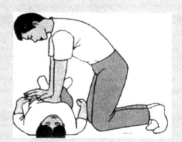

血液循环一旦停止，机体各器官组织将因失去正常的物质转运而发生新陈代谢的障碍。大脑中血液循环停止3～10min，人就丧失意识，血液循环停止4～5min，半数以上的人发生永久性的脑损害，停止10min，即使不是全部智力毁掉，也会毁掉绝大部分。临床上的体外循环方法就是在进行心脏外科手术时，保持病人周身血液不停地流动。对各种原因造成的心跳骤停病人，紧急采用的心脏按压等方法也是为了代替心脏自动节律性活动以达到维持循环和促使心脏恢复节律性跳动的目的。

血液循环的发现

早在 1800 多年前，盖伦（Galen，129～199）就提出：血液在血管内的流动如潮水一样一阵一阵的向四周涌去，到了身体的四周后自然消失。一直到 16 世纪中叶，才有人对此产生了质疑。17 世纪初，英国医生哈维（W. Harvey，1578～1657）做了这样的实验：他把一条蛇解剖后，用镊子夹住大动脉，发现镊子以下的血管很快瘪了，而镊子与心脏之间的血管和心脏本身却越来越胀，几乎要破了。哈维赶紧去掉镊子，心脏和动脉又恢复正常了。接着，哈维又夹住大静脉，发现镊子与心脏之间的静脉马上瘪了，同时，心脏体积变小，颜色变浅。哈维又去掉镊子，心脏和静脉也恢复正常了。哈维对实验结果进行了周密的思考，最终得出结论：心脏里的血液被推出后，一定进入了动脉；而静脉里的血液，一定流回了心脏。动脉与静脉之间的血液是相通的，血液在体内是循环不息的。

动物在进化过程中，血液循环的形式是多样的。循环系统的组成有开放式和封闭式；循环的途径有单循环和双循环。人类血液循环是封闭式的，由体循环和肺循环两条途径构成的双循环。

2. 泵血功能　心房或心室每收缩和舒张一次，称为一个心动周期。因为心室在心脏泵血中起主要作用，所以心动周期会被看成是心室的活动周期。心房和心室在一个心动周期中各有一舒张期和收缩期。心房、心室的活动有先后之分，但左、右心房和心室的活动则是同步的。以一个正常的心动周期为 0.8s 为例，一个心动周期以两心房的收缩开始，这个过程持续 0.1s，接着是 0.7s 的舒张。在心房开始舒张不久，心室开始收缩，持续 0.3s。当心率加快时，收缩期和舒张期均缩短，但舒张期缩短更显著。在一个心动周期中，心房、心室共同舒张的时间约为 0.4s，这一时期称为全心舒张期，有利于血液流回心室及心脏的持久活动（图 3-12-10）。

血液在心脏中按一定方向流动，经心房流向心室，由心室射入动脉。在心脏的泵血过程中，心室舒缩活动所引起的心室内压的变化是促进血液流动的主动力，而瓣膜的开放和关闭则决定着血液的流动方向。现以左心为例来说明心脏的泵血过程。

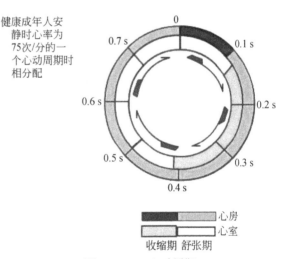

图 3-12-10　心动周期

（1）心室收缩期

1）等容收缩期：这期间，心室不断收缩，但造成的压力一方面仍不足以冲开心瓣膜，射到肺动脉或主动脉中；另一方面，压力会造成三尖瓣和二尖瓣的关闭，因为舒张的心房提供的压力比正开始收缩的心室的压力要低（图 3-12-11A）。瓣的关闭防止血液从心室倒流到心房。心室容积在此期间恒定。这也是其名字的由来。可以作如此联想：用手抓压一水球（灌水的气球），但水球并未破裂（球内水压力不足以撑破水球）。过程中水球的容积不变。

2）射血期：当心脏收缩到一定程度时，即心室压大于肺动脉或主动脉压时，心瓣会打开。血液会迅速被射入动脉中。这个过程分为快速和减慢射血期。在减慢射血期后期，血液靠的是其动能，而不是心室内压，进入动脉的。续前面提到的联想，当手提供的压力足够大时，水球内的水会撑破水球，迅速流向压力低的外界空气中。

（2）心室舒张期：舒张在完成收缩后，心室会舒张，可分为：等容舒张期、心室充盈期和心房收缩期三期。

1）等容舒张期：此时室内压迅速下降，动脉血的倒流导致了心瓣的关闭。室内压仍比房内压高，房室瓣仍关闭（图3-12-11B）。心脏成为一个封闭的腔，容积不变。

2）心室充盈期：当室内压下降到低于房内压时，血液会从心房流入心室。心室容积增大。充盈期也分为快速和减慢充盈期两期。

3）心房收缩期：心室舒张的最后0.1s正是心房收缩的开始。心房的收缩主动泵血进入心室。但前面提到，心室的充盈靠的主要是心室负压。心房收缩的主动泵血只提供了心室10%～30%的充盈血量。

若心动周期缩短，舒张期会比收缩期缩短明显，心脏的功率借此加强。但是休息时间的缩短，不利于其持久工作。

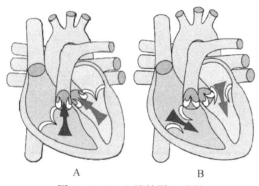

图3-12-11　心脏的泵血过程

A. 收缩；B. 舒张

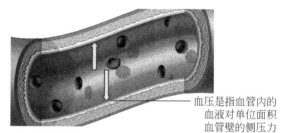

血压是指血管内的血液对单位面积血管壁的侧压力

图3-12-12　动脉血压

3. 血压　动脉血压一般也常简称为血压，是指血管内的血液对单位面积血管壁的侧压力（图3-12-12）。它在循环中能促使血液克服阻力，向前流动。如动脉血压过低（低血压），则不能维持血液有效循环，某些器官得不到足够的血液供应就要影响其正常功能。血压过高（高血压）则增加心脏和血管的负荷，严重时可引起心室扩大，心排血量减少，使循环功能发生障碍；血压过高还可导致血管破裂，严重时影响生命。因此，动脉血压应维持在相对稳定的水平。

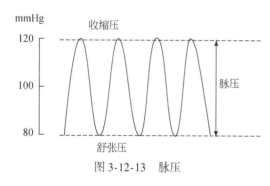

图3-12-13　脉压

心动周期中，心室收缩时，动脉血压升高，其最高值称为心缩压或收缩压；心室舒张时血压下降，其最低值称为心舒压或舒张压。收缩压与舒张压之差称为脉压（图3-12-13）。通常临床多以肱动脉血压代表动脉血压。正常人的血压随性别和年龄而异，一般男性高于女性、老年高于幼年。其正常值，收缩压为100～120mmHg（1mmHg＝0.133kPa），舒张压为60～80mmHg，脉压为30～40mmHg。

知识延伸

动脉血压的影响因素

心排血量：如心排血量增多，则血压升高；反之，心排血量减少，则血压下降。心排血量取决于心率和搏出量，搏出量增大，若心率和外周阻力不变，收缩压明显升高，而舒张压升高较小，脉压增大；如心率加快，而其他因素不变，则舒张压明显升高，脉压减小。

外周阻力：主要指小动脉和微动脉处所形成的阻力。如果心排血量不变而外周阻力增加，舒张压升高较收缩压的升高明显，脉压变小。反之，当外周阻力减小时，舒张压的降低比收缩压明显，故脉压加大。可见，在一般情况下，舒张压的高低，主要反映外周阻力的大小。

大动脉弹性：老年人动脉壁中的弹性纤维发生变性，弹性减弱。因此老年人动脉血压与青年人相比较，收缩压较高，舒张压较低，脉压增大。循环血量：失血时，循环血量减少血压下降。

4. 物质交换　微循环是指微动脉和微静脉之间的血液循环。微循环由微动脉、后微动脉、毛细血管前括约肌、真毛细血管、通血毛细血管、动静脉吻合支和微静脉等部分组成（图3-12-14）。微循环的基本功能是实现血液和组织之间的物质交换（图3-12-15）。

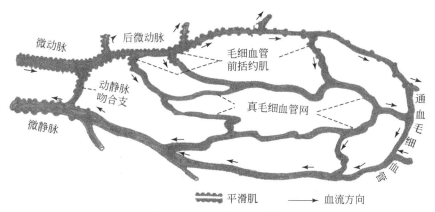

图 3-12-14　微循环的结构

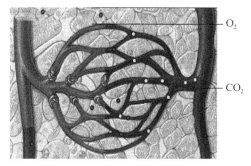

图 3-12-15　微循环的基本功能

二、心血管系统的常见疾病

(一) 心血管系统疾病的常见临床症状

1. 心悸 是主观感觉及客观征象的综合症状。主观上病人感觉心脏跳动快速、不整或搏动有力。客观检查可见心跳频率过快、过缓或不齐,即有心率和心律的变化。

2. 呼吸困难 也是主观感觉和客观征象的综合表现。主观上感觉呼吸费力,客观上呼吸次数增多,动作快而幅度加大。心脏病的呼吸困难多为渐进性的,逐步加重。运动性呼吸困难:心脏病病人在常人不会发生呼吸困难的活动量时出现症状,而且恢复慢甚至不恢复。端坐呼吸:病人表现为不能平卧或不能长时间地平卧,呈斜靠位甚至端坐,下肢垂于床边。不能平卧的机制是:①平卧时下肢和腹腔的血液失去地心引力作用,返回心脏增多,加重了心脏的工作负荷;②平卧时肺活量降低。正常人平卧位的肺活量有轻度降低 (-5%),病人因肺淤血等因素,肺活量下降更多 (可达-25%)。阵发性夜间呼吸困难:又称"心源性哮喘",以区别于肺脏疾病引起的哮喘。发生机制除上述两点外,入睡后呼吸中枢敏感性降低,肺脏淤血到一定程度造成明显的缺氧,使病人从睡梦中惊醒已感到呼吸极度困难。病人立即从卧位改变为坐位,甚至站立位,症状才能逐渐缓解。急性肺水肿:是最严重的呼吸困难,可以影响病人生命,需要急症处理。病人表现为极度呼吸困难,端坐呼吸,明显的缺氧,不断咳粉红色泡沫样痰。

3. 发绀 指黏膜和皮肤呈青紫色。体内还原血红蛋白 (未经氧饱和的血红蛋白) 绝对值超过5g%。发绀有中心型及周边型两种。中心型发绀:指发生于心脏及肺脏器官水平的发绀。动脉血因氧饱和不足或混有过多的未经氧合的血液,见于有右到左分流的先天性心脏病,如法洛四联症、艾森曼格氏综合征等,以及因肺动脉压升高致间隔缺损晚发右至左分流。肺脏病变致血液氧合障碍也是中心型发绀的重要原因。在重度心力衰竭时,肺脏淤血影响氧合产生中心型发绀。周边型发绀:见于周围血流速度过于缓慢,单位时间内组织摄取过多的血氧。周边型发绀在活动时并无明显加重。

4. 眩晕 是临床上常见的症状,是人体对于空间关系的定向感觉障碍或平衡感觉障碍,使病人自觉周围景物或自身旋转及摇晃,眩晕发作时常伴有平衡失调、站立不稳,以及恶心、呕吐、面色苍白、出汗、心动过缓、血压下降等自主神经功能紊乱症状。

5. 晕厥 是由于一时性广泛的脑缺血、缺氧,导致大脑皮质一过性功能障碍,引起突然的、可逆的、短暂的意识丧失的一种临床病征。在发生意识丧失前常伴有面色苍白、恶心、呕吐、头晕、出汗等自主神经功能紊乱现象。

6. 疲劳 是各种心脏病常有的症状。当心脏病使血液循环不畅,新陈代谢废物 (主要是乳酸) 即可积聚在组织内,刺激神经末梢,令人产生疲劳感。疲劳可轻可重,轻的可不在意,重的可妨碍工作。但心脏病疲劳没有特殊性,它与其他疾病所致的疲劳难以区分。

7. 胸痛 冠心病是常见的心血管疾病,造成的心肌缺血引起心绞痛或心肌梗死,重要表现为胸痛。心绞痛:胸痛部位较固定,以左侧胸为主,可以放射到左肩、左胸壁内侧、后背、颈两侧及下颌部。胸痛呈压迫或绞窄感,多是钝痛性质,很少是尖锐性的痛。疼痛多在劳力时诱发,持续时间短,为3~5min,停止劳力或含服药物后缓解。心肌梗死:症状与上述相同,但程度严重且持续时间长,往往还伴有其他症状,如血压下降、出大汗、四肢厥冷等,不做特殊处理多不能缓解,并有致命危险。

（二）心血管系统疾病有哪些常用的检查方法

1. 心电图检查　心电图是记录人体心脏电活动的一种检查方法。心脏在激动过程中能产生电势变化，这种电的变化可通过人体这个容积导体传到体表，如通过导联线把电势变化用心电图机放大并记录出波形，就是心电图（图3-12-16）。它可记录心脏节律和频率及电压的高低，用于诊断各种心律失常、心肌病变、心肌梗死及心肌缺血等，是心血管疾病最常用的检查手段（图3-12-17）。

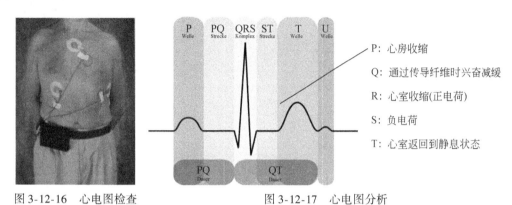

图3-12-16　心电图检查　　　　　　　　　　　图3-12-17　心电图分析

2. 动态血压监测技术　是近10年应用于临床诊断和监测高血压的技术，有助于了解病人接近真实生活状态下的血压水平、血压昼夜节律变化规律及病人血压对药物治疗的反应。

3. 运动负荷试验　是目前对已知或可疑冠心病进行临床评价的敏感性和特异性较高的无创检查手段。该试验与一些具体的检查方法结合，如运动负荷超声心动图、运动核素心肌显像等检查技术的发展，进一步提高了无创检查手段诊断冠心病的敏感性和特异性。

4. 心血管超声技术　是体表Doppler技术在检测心脏各房室大小、室壁运动、血流速度和心脏功能方面可以提供很有价值的信息。二维超声心动图是诊断先天性心脏病和心瓣膜病的最方便、最安全和比较可靠的检查手段。近10年来，药物负荷超声心动图和心肌造影超声心动图技术在冠心病的诊断领域发挥越来越重要的作用。

5. CT　CT冠状动脉成像和心脏三维重建技术的应用，是1998年以来无创影像学检查手段进展最大、最快的一个方面。对于冠状动脉中、高度狭窄的阴性预测价值较高，在冠状动脉中、高度狭窄的筛查方面可部分取代有创的冠状动脉造影检查。

6. 动态心电图监测技术　因为可以连续24小时甚至72小时记录日常生活状态下的体表心电图，是近年来临床广泛应用的诊断心律失常、筛查心律失常事件高危病人、评价药物或起搏器治疗的重要手段之一。另外，还可以记录到常规心动图不易记录到的心肌缺血改变，对冠心病的诊断有参考价值。

7. MRI　是近年来心血管影像学研究的热点之一。主要用来评价心肌梗死的部位和范围、存活心肌和心功能改变的情况。

（三）心血管系统有哪些常见疾病

1. 动脉粥样硬化　是严重危害人类健康的常见病，近年来的发病率逐年上升，发达国家的发病率高于落后国家。本病的发病原因不完全明确，但通过广泛而深入的病因学调查发现，本病为多病因疾病，其危险因素包括血脂异常、高血压、吸烟、糖尿病和糖耐量异常、年龄因素、性别因素、遗传因素等。主要累及大中型动脉，临床表现主要以受累器官的病象为主（图3-12-18）。其病变特点是动脉管壁增厚变硬、失去弹性和管腔缩小，由于在动脉内膜上积聚的脂质外观呈黄色粥样，因此称为动脉粥样硬化（图3-12-19）。

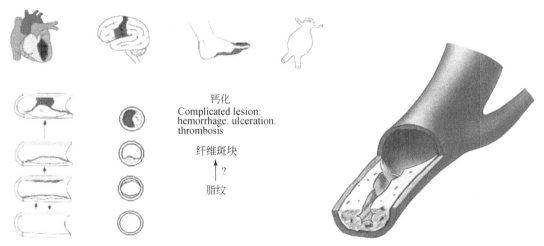

图3-12-18 动脉粥样硬化受累器官　　　　　图3-12-19 动脉粥样硬化血管病变模式

2. 冠心病 冠状动脉粥样硬化等原因导致冠状动脉狭窄引起的缺血性心脏病，简称冠心病，也称为"缺血性心脏病"（图3-12-20）。常在情绪激动、寒冷刺激、过度劳累、血压骤升、心动过速、心肌肥大等心肌耗氧量增加时诱发，临床上有心绞痛、心肌梗死、心肌纤维化及心源性猝死四种病理类型。

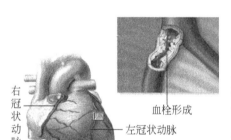

图3-12-20 冠心病病变模式

3. 风湿病 是与A组乙型溶血性链球菌感染有关的变态反应性疾病（图3-12-21）。病变主要累及全身结缔组织，属结缔组织病；心脏、关节，或血管最常累及，以心脏病变最为严重；急性期称为风湿热，临床除有心脏和关节症状外，常伴有发热、毒血症、皮疹、皮下结节等；血液检查：抗"O"抗体升高、红细胞沉降率加快等；急性期多见于5~14岁少儿，以6~9岁最多见，常反复发作。本病多发生于寒冷地带，与链球菌盛行地区一致；发病季节多见于春、冬季，与链球菌盛行季节一致；抗生素的应用可减少发病及有预防作用。

风湿病主要累及全身结缔组织，以心脏最常见，若累及心脏各层称为风湿性全心炎；若累及心瓣膜称为风湿型心内膜炎，以二尖瓣最常见，其次为二尖瓣和主动脉瓣同时受累。心瓣膜上出现典型改变疣状赘生物，这些疣状赘生物呈灰白色半透明，附着牢固，不易脱落，实为由血小板和纤维素构成的白色血栓（图3-12-22）。病变后期，心内膜下病变和赘生物机化形成瘢痕，长期反复发作可形成慢性心瓣膜病。

风湿病若累及心肌层称为风湿性心肌炎，影响心肌收缩力。若累及心包脏层称为风湿性心包炎，心包腔内大量浆液渗出，形成心包积液，或大量纤维蛋白渗出时可形成绒毛心。恢复期，多数渗出吸收，少数纤维机化粘连，形成缩窄性心包炎。

风湿病还可累及四肢大关节、皮肤、动脉、中枢神经系统等结缔组织。

4. 心瓣膜病 心瓣膜病是指心瓣膜受各种致病因素损伤，或先天性发育异常所引起的器质性病变，表现为瓣膜狭窄或关闭不全最终导致心功能不全，引起全身血液循环障碍。病变可累及一个或多个瓣膜，狭窄和关闭不全可单独或合并发生。心瓣膜关闭时不能完全闭合，使一部分血液反流，而瓣膜口狭窄使瓣膜口在开放时不能充分张开造成血液通过障碍（图3-12-23）。

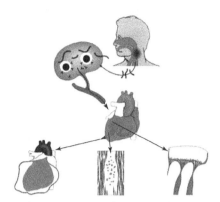

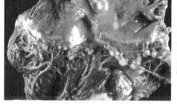

白色血栓

图 3-12-21　风湿病发病机制模式图　　　图 3-12-22　风湿病心内膜炎

心瓣膜病早期，由于心肌代偿肥大，收缩力增强，可克服瓣膜病带来的血流异常，一般不出现血液循环障碍，此期称为代偿期。随着瓣膜病逐渐加重，最终出现心功能不全，称为失代偿期。临床表现：①听诊，心尖区可闻及隆样舒张期杂音；②X线检查，左心房扩大；③严重左心房扩张，可引起左心房纤颤；④左心房附壁血栓可脱落形成栓塞；⑤肺淤血、水肿、漏出性出血引起呼吸困难、发绀、泡沫痰；⑥右心衰竭，颈静脉怒张、肝肿大、下肢浮肿、积液等。

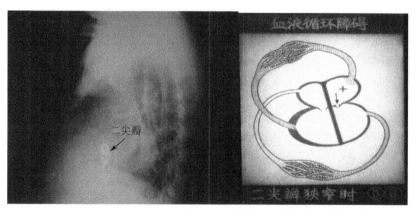

图 3-12-23　风湿性心脏病伴二尖瓣狭窄血流动力学改变模式图

5. 感染性心内膜炎　由病原微生物直接侵袭心内膜而引起的炎症性疾病。急性感染性心内膜炎，起病急，由毒力较强的化脓菌引起（如金黄色葡萄球菌），通常机体有化脓病灶，当抵抗力降低时，病原菌入血。此型心内膜炎多发生于本来正常的心瓣膜上。形成的瓣膜赘生物一般较大、质松、灰黄、易脱落。严重者可发生瓣膜破裂、穿孔或腱索断裂。过去，此型心内膜炎病程较短，多在数周至数月死亡。近年来，由于抗生素的广泛应用，死亡率已大大下降。

亚急性细菌性心内膜炎，病程经过在6周以上，多由毒力较弱的细菌引起（草绿色链球菌最多见），体内常有感染灶，或为医源性感染，多发生在病变的瓣膜或并发先天性心脏病。其病理变化：原有病变的瓣膜上有赘生物，赘生物较大、质脆、易脱落、数量较少，瓣膜增厚、变形、可有溃疡，钙化，僵硬。本病治愈率较高，但瘢痕形成易导致瓣膜狭窄或关闭不全。

6. 高血压　是指安静休息状态下体循环血压持续增高，收缩压 ≥140mmHg 和（或）舒张压≥90mmHg为主的独立性全身性疾病。我国有1.6×10⁸个高血压病人，高血压对人体脏器的损害和引起的病变是一个漫长的过程（图3-12-24）。基本病变为全身细动脉硬化，造成心、脑、肾、眼等脏器损害而引起一系列并发症。高血压可分为原发性高血压和继发性高血压。原发性高血压的病因和发病机制尚不清楚，目前认为高血压是多种因素相互作用的结果（图3-12-25）。

缓进型高血压，发病年龄为30～40岁，病程经过缓慢，可达10～20年以上。按其发展过程分为功能障碍期、动脉病变期及内脏病变期三期。其中，脑出血是高血压最重要的并发症，也是最常见的死因。出血多见于内囊、基底节，其次为大脑白质、脑桥和小脑（图3-12-26、图3-12-27）。

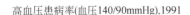
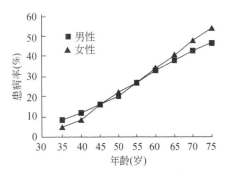

图3-12-24　高血压患病率

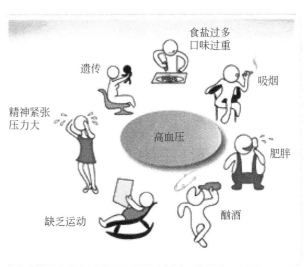

图3-12-25　原发性高血压的危险因素

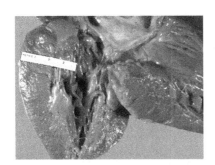

图3-12-26　高血压心脏肥大

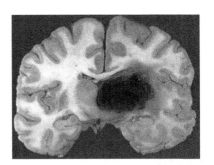

图3-12-27　高血压脑出血

病案讨论　张某，男，62岁，突然昏迷2小时入院。10年前发现高血压，近来常感心悸，以体力活动为甚，近半个月来觉头晕、眼花、乏力、四肢麻木，今晨上厕所时突然跌倒，不省人事，左侧上下肢不能活动并有小便失禁。给予吸氧、降压等治疗，疗效不显，昏迷加深，呼吸不规则，呼吸心跳停止死亡。想想看：张某死亡的原因是什么？

（姜　霞）

第十三章　内分泌系统

想想看

在生活中，我们发现有些人长得很矮小，但他（她）们的智力发育正常；而有些人既矮小，智力又低下；有人长得很高大，身高超过2.30m。为什么会有这些差别呢？这跟人体内的内分泌系统分泌激素的多少是密不可分的。想想看，激素是如何调节代谢，促进发育与生长，维持内环境稳态调节的？为什么现代生活方式易导致内分泌系统疾病的发生？

一、内分泌系统的结构与功能

内分泌系统由内分泌腺和分散存在于某些组织器官的内分泌细胞两部分组成［（彩）图3-13-1］。

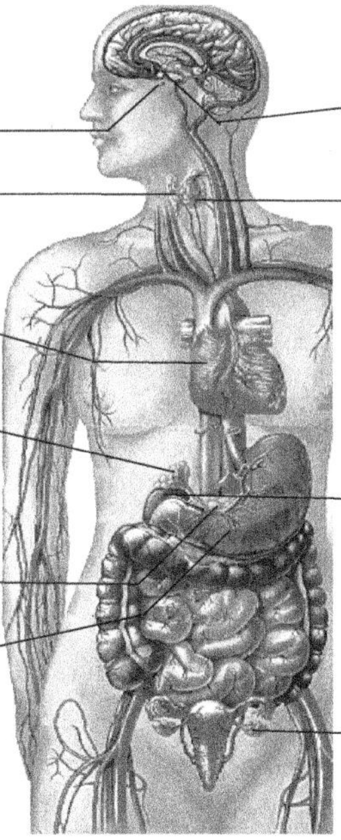

垂体：分泌促激素释放激素
甲状腺：分泌甲状腺素，调节生长与发育
心脏内分泌细胞：分泌心房肽，调节水盐平衡
肾上腺：分泌多种激素，参与物质代谢和调节水盐平衡
胰岛B细胞：分泌胰岛素，体内唯一减低血糖的激素
胃G细胞：分泌胃泌素，能刺激盐酸的分泌
下丘脑：分泌神经激素和调节垂体激素分泌功能
甲状旁腺：上下、左右四个腺体，分泌甲状旁腺素，调节钙磷代谢
肾旁细胞：分泌促红细胞生成素，促进红细胞生成
卵巢：分泌雌激素和孕激素

图3-13-1　内分泌系统的组成

人体内主要的内分泌腺有垂体、甲状腺、甲状旁腺、肾上腺、胰岛、性腺等。内分泌细胞广泛分布于各组织器官中，如胃肠道、心、脑、肝、肾、胎盘及中枢神经系统的下丘脑等。

内分泌组织和细胞将其分泌的微量具有特殊生理作用的物质（激素）直接分泌到循环系统或相邻细胞中，对远处或局部激素敏感的器官或组织发挥生理调节作用，主要调节机体的新陈代谢、生长发育等各种功能活动。

（一）内分泌腺的结构

1. 下丘脑和垂体　下丘脑位于丘脑的下方，第三脑室的两侧。下丘脑底部神经核团的细胞具有神经元和内分泌细胞的双重功能。它们接受脑内其他部位神经纤维传递的神经信息加以整合，并将其转化为内分泌信号，因此又被称为神经内分泌细胞。其中，视上核和室旁核（产生神经激素）通过轴突与神经垂体联系，形成下丘脑–神经垂体系统。弓状核（释放下丘脑调节肽）通过门脉系统与腺垂体联系，形成下丘脑–腺垂体系统（图3-13-2）。

与下丘脑相连的垂体分为腺垂体和神经垂体两部分。下丘脑的视上核和室旁核内的神经内分泌细胞产生抗利尿激素和催产素，经轴突运输到神经垂体储存和释放。抗利尿激素能调节水盐代谢，催产素能刺激分娩时的子宫收缩和促进哺乳期乳汁分泌；腺垂体是人体最重要的内分泌腺，腺垂体主要分泌7种激素：促甲状腺激素（TSH）、促肾上腺皮质激素（ACTH）、卵泡刺激素（FSH）、黄体生成素（LH）、生长激素（GH）、催乳素（PRL）和促黑（素细胞）激素。其中，TSH、ACTH、FSH与LH均有各自的靶腺，可直接特异性作用于靶腺发挥调节作用，故统称为促激素。促激素促进靶腺分泌激素以满足机体的需要。当某种激素在血中达到一定浓度后，能反馈性地抑制腺垂体或下丘脑的分泌，这样就构成了下丘脑–腺垂体–靶腺功能轴。

2. 甲状腺 位于气管上端两侧，甲状软骨的下方，分为左右两叶，中间由较窄的峡部相联，呈"H"形。当甲状腺过度肿大时，可压迫喉和气管而发生呼

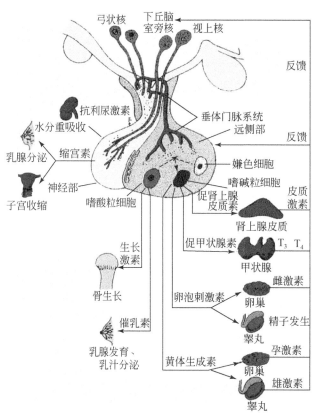

图3-13-2 下丘脑–腺垂体–靶腺组成和反馈调节

吸和吞咽困难（图3-13-3）。

甲状腺素由甲状腺腺泡上皮细胞合成，原料是甲状腺球蛋白和碘。而碘主要来源于食物，甲状腺有很强的摄碘和浓缩碘的能力，合成的甲状腺素即四碘甲腺原氨酸（T_4）和三碘甲腺原氨酸（T_3）。进入血液的甲状腺素，99%与甲状腺结合球蛋白结合，而未结合的游离甲状腺素极微量，但只有未结合的游离甲状腺激素才能发挥生理作用。T_3含量少，但它的活性比T_4的活性大约强5倍。

甲状腺素可提高组织的耗氧量和产热量，使基础代谢率升高，因此甲状腺功能亢进（简称甲亢）的病人有怕热喜凉、多汗、基础代谢率显著增高等临床特点。生理剂量的甲状腺素能促进蛋白质的合成。但甲状腺素分泌过多时，可加速蛋白质分解，特别是加速骨骼肌蛋白质分解。因此，甲亢的

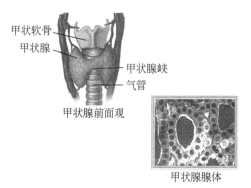

图3-13-3 甲状腺的大体组成和组织结构

病人会出现肌肉消瘦无力。甲状腺素促进消化系统对糖的吸收、肝糖原分解和组织对糖的利用，其总效应使血糖升高。同时还能促进脂肪和胆固醇的合成和转化成胆酸，总的效应是分解大于合成。甲状腺还能促进生长与发育过程，幼年时缺乏会引起呆小症。

3. 肾上腺　左、右各一，呈黄色，位于肾的上端，与肾一起被包在肾筋膜内。右肾上腺为三角形，前面与肝相邻；左肾上腺为半月形，前方与胃相邻。肾上腺由皮质和髓质两部分组成。

肾上腺皮质按其细胞排列方式自外向内分为球状带、束状带和网状带三层。球状带分泌盐皮质激素，如醛固酮；束状带分泌糖皮质激素，如皮质醇；网状带分泌少量的雄性激素和微量的雌二醇（图 3-13-4）。

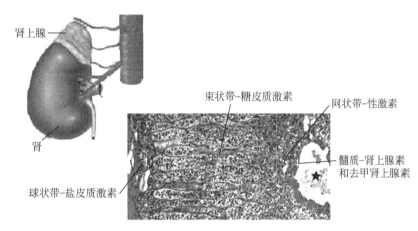

图 3-13-4　肾上腺的大体形态和组织结构

束状带分泌的糖皮质激素的生理作用广泛而复杂，能促进蛋白和脂肪分解；促进糖异生、抑制糖利用，升高血糖水平。当糖皮质激素浓度过高时，出现肌肉消瘦、骨质疏松、皮肤变薄、淋巴萎缩等体征；而且也促进脂肪分解，体内脂肪重分布，所以长期大量使用糖皮质激素会形成向心性肥胖。

4. 胰岛　是散在胰腺的外分泌腺之间的内分泌细胞团。人体胰腺中约有数万到一百多万个胰岛，占胰腺总体积的 1%～2%。胰岛细胞按其形态和染色特点主要可分为 A、B、D 及 PP 细胞等几种 [（彩）图 3-13-5]。

胰岛素是由胰岛 B 细胞分泌的一种小分子蛋白质，主要生物学作用是调节糖、脂肪和蛋白质的代谢。胰岛素是体内唯一降低血糖的激素，能加速肝细胞和肌细胞摄取葡萄糖，促进它们对葡萄糖的储存和利用。胰岛素缺乏时，血中葡萄糖不能被细胞储存和利用，因而血糖浓度升高。如超过肾糖阈时，从尿中排出葡萄糖并伴有尿量增加，引发胰岛素依赖性糖尿病。胰岛素缺乏造成脂代谢紊乱，血脂升高，引起动脉硬化，进而导致心脑血管疾病；与此同时，由于脂肪酸分解增多，生成大量酮体，导致酮症酸中毒，甚至昏迷。胰岛素缺乏引起蛋白质合成减少，分解增加，引起消瘦，使伤口不易愈合，机体抵抗力低，易引发感染等。

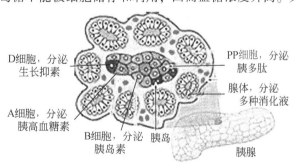

图 3-13-5　胰岛细胞的组成

（二）内分泌系统传递信息功能

内分泌系统分泌的多数激素经血液循环，运送至远距离的靶细胞发挥作用，起着传递信息的作用。这种在细胞与细胞之间传递信息的物质称为第一信使。一些含氮激素（如胰岛素）不能直接进入细胞内，必须与靶细胞上的特异受体结合。改变膜内的某些酶（如腺苷酸环化酶、磷脂酶 C 等）的活性，产生第二信使物质（如 cAMP 等）激活细胞内的蛋白激酶系统，影响蛋白质磷酸化过程，引起特定的生理反应。如胰岛素调节血糖的过程中，把胰岛素受体比作是一把锁，那胰岛素就是一把钥匙，胰岛素发挥降血糖的过程就好像是用钥匙打开锁，使细胞的大门打开，血液中的葡萄糖迅速进入细胞内并被利用，从而使血液中的血糖量降低。

一些类固醇激素相对分子质量小，脂溶性高，能够直接跨过细胞膜进入细胞内，直接与胞浆受体结合，形成激素–胞浆受体复合物，然后进入细胞核与核内受体结合形成复合物，调节基因的表达，从而影响细胞功能。

（三）内分泌调节功能

内环境的稳态是所有机体生命活动的基础，内分泌与神经系统共同参与机体各种生理过程的调节。两者在维持机体内环境稳定方面相互影响和协调。例如，保持血糖稳定的机制中，有内分泌方面的激素如胰岛素、胰高血糖素、生长激素、生长抑素、肾上腺皮质激素等的作用，也有神经系统如交感神经和副交感神经的参与。所以只有在神经系统和内分泌系统均正常时，才能使机体内环境维持最佳状态（图3-13-6）。

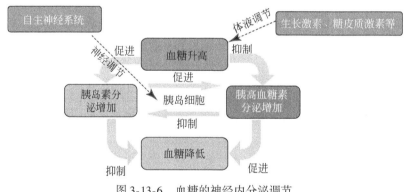

图 3-13-6　血糖的神经内分泌调节

二、内分泌系统的常见疾病

（一）内分泌系统疾病的常见病因

内分泌系统疾病相当常见，可因多种原因引起病理与病理生理改变，表现为功能亢进、功能减退或者功能正常，其病变在下丘脑、垂体或周围靶器官而有原发或继发之分。

1. 基因异常　在遗传和环境综合作用下所致的基因异常，常导致激素合成、释放、调节异常，激素分泌过量或过少。如糖皮质激素可抑制醛固酮增多症是由于染色体互换异常导致的；甲状旁腺细胞钙敏受体突变造成的甲状旁腺功能减退症。

2. 异位性产生激素的肿瘤　由于肿瘤细胞能自主性分泌激素或有激素活性的类似化合物，引起相应的临床表现。如垂体各种肿瘤（ACTH 瘤、GH 瘤）、甲状腺瘤、甲状旁腺瘤、嗜铬细胞瘤。

3. 医源性　超过生理剂量的激素或其衍生物治疗疾病时可以导致医源性激素过多综合征，如应用糖皮质激素治疗结缔组织病而出现的库欣综合征。手术切除、放射损伤等所致的内分泌腺破坏，如甲状腺肿瘤切除术后造成甲状腺功能减退症（简称甲低）。

4. 自身免疫性疾病（1 型糖尿病、桥本甲状腺炎、Addison 病）　引起自身免疫性抗体与受体结合，产生有类似激素的作用。最常见的如 Graves 病有刺激性抗体生成，而引起甲亢。

5. 继发于全身性疾病　如严重肝病病人因雌激素灭活减少，引起血中雌激素水平升高。伴腹水的肝硬化、充血性心力衰竭及肾病综合征时醛固酮水平增高。尿毒症时伴有甲状旁腺激素水平增高等。

6. 靶组织抵抗　激素抵抗一般是指激素受体突变或者细胞内信号转导系统障碍，导致激素在靶组织不能正常实现生物学作用。临床上大多表现为血中激素水平异常增高，但功能减退或正常。例如，生长激素受体的突变造成的侏儒症；外周靶细胞信号通路异常引起 2 型糖尿病的胰岛素抵抗。

（二）内分泌系统疾病常见的临床症状

内分泌系统疾病常见的临床症状如下（表 3-13-1）。

表 3-13-1　内分泌系统疾病常见的临床症状

症状	具体表现
特殊外形	体形异常：巨人症、肢端肥大症、侏儒症和呆小症；甲状腺肿大、眼部突起等异常体形 毛发异常：毛发增多或减少 面容异常：肢端肥大面容、黏液性水肿面容、甲亢面容、满月面容等 色素沉着：皮肤色素加深，如原发性肾上腺皮质功能减退症
消瘦	消瘦是摄入的营养低于机体需要，且低于标准体重 10% 以上。表现为皮下脂肪减少，肌肉和骨骼逐渐萎缩，皮下静脉显露，严重消瘦时呈恶病质状态。可伴随多食多饮、神经兴奋或抑制等症状。甲状腺激素分泌过多时，可加速蛋白质分解，特别是加速骨骼肌蛋白质分解，因此，甲亢的病人出现肌肉消瘦无力，负氮平衡。而甲状腺功能低下的病人，因厌食或食欲减退造成摄入不足而引起消瘦。糖尿病时蛋白质合成减少，分解增加，形成多食但消瘦状态

（三）内分泌系统疾病常用的检查方法

1. 激素水平检查　血液激素浓度是内分泌腺功能的直接证据，可采用放射免疫法、免疫化学发光法等测定激素水平。临床上一般采病人空腹静脉血测定激素含量。因少数激素呈脉冲性分泌，需要限定特殊的采集时间，如测定血浆皮质醇浓度需要早晨 8 时和下午 4 时采集的标本。尿液中的激素代谢产物也可以反映激素的水平，如尿 17-羟皮质类固醇含量反映肾上腺分泌皮质醇的情况，通常收集 24 小时尿标本，优点是间接反映全天的激素产生量，避免单点采集带来的误差（图 3-13-7）。

2. 放射性核素检查　碘是甲状腺合成甲状腺激素的原料之一，放射性的 ^{131}I 也能被机体摄取并参与甲状腺激素的合成，其被摄取的量和速度与甲状腺的功能密切相关。所以将 ^{131}I 引入受检者体内，利用体外探测仪器测定甲状腺部位放射性计数的变化，可以了解 ^{131}I 被甲状腺摄取的情况，从而判断甲状腺的功能（图 3-13-8）。

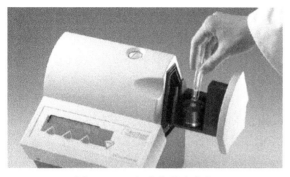

图 3-13-7 免疫化学发光仪

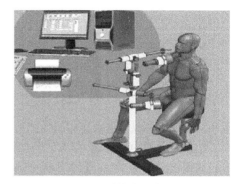

图 3-13-8 甲状腺功能测定仪

3. 血生化分析 内分泌疾病常造成机体的代谢紊乱。各种激素可影响不同的物质代谢，包括糖、脂质、蛋白质、电解质的代谢和酸碱平衡，临床上通过动态监测病人的血糖、血脂谱，血 Na^+、K^+、Ca^{2+}、P、HCO_3^- 等的浓度和酸碱平衡的情况来了解病人的病情变化。

4. 影像学检查 蝶鞍 X 线平片、分层摄影、CT、MRI、PET、B 超属非侵袭性内分泌腺检查。CT 和 MRI 可发现下丘脑、垂体、甲状腺、肾上腺等占位性病变（如肿瘤）等（图 3-13-9）。

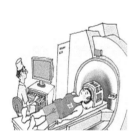
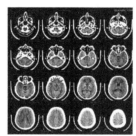

图 3-13-9 磁共振检测仪

5. 动态功能测定 兴奋试验：多适用于分泌功能减退的情况，可了解激素的储备功能。应用促激素试验检查靶腺的反应，如 ACTH、TSH、HCG、TRH、GnRH、CRH 刺激试验；胰岛素低血糖兴奋试验和胰高血糖素兴奋试验等。

抑制试验：多适用于分泌功能亢进的情况。抑制试验可判断反馈调节是否消失，有无自主性激素分泌过多，是否有功能性肿瘤存在，如地塞米松抑制试验。

葡萄糖耐量试验即可作为胰岛素兴奋试验，又可作为生长素抑制试验。

（四）内分泌系统的常见疾病

1. 巨人症和肢端肥大症 生长激素分泌过多98%是由垂体腺瘤引起的。在骨髓闭合之前引起巨人症，在骨髓闭合之后导致肢端肥大症。

巨人症：常始于幼年，生长较同龄儿童明显高大，持续长高直至性腺发育完全，骨骺闭合后，身高可达2m 或以上。若缺乏促性腺激素，性腺不发育，骨髓不闭合，但身高也持续加速升高，同时也出现面部粗糙、手脚增厚增大等特征（图 3-13-10）。

肢端肥大症：多见于 31～50 岁。既有 GH 分泌过多，又可有促性腺激素、TSH、ACTH 分泌不足，出现功能亢进与减退相混杂。病人表现为唇肥厚、鼻宽舌大、眉弓和颧骨高突、下颌增大前突、手脚粗大肥厚、皮肤粗厚、皮脂腺和汗腺分泌亢进（油质感和多汗）、皮肤色素沉着、黑棘皮病和多毛症。也常引起骨关节病和关节痛，造成关节活动障碍和僵硬（图 3-13-11）。

根据身高、典型面貌、肢端肥大、内脏增大、内分泌代谢紊乱和影像学检查异常可诊断为肢端肥大症。主要治疗措施包括手术、药物和放疗。

2. 库欣综合征 是各种病因造成肾上腺分泌过多糖皮质激素所致病症的总称，其中最多见者为垂体促肾上腺皮质激素（ACTH）分泌亢进所引起的临床类型。

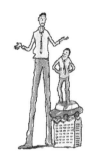

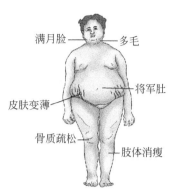

满月脸————多毛

皮肤变薄————将军肚

骨质疏松————肢体消瘦

图 3-13-10　巨人症　　　图 3-13-11　肢端肥大症　　　图 3-13-12　向心性肥伴体征

临床上表现为特征面圆、呈暗红色的满月脸；胸、腹、颈、背部脂肪甚厚的向心性肥胖（图3-13-12）；皮肤薄，微血管脆性增加，轻微损伤即可引起瘀斑等。下腹两侧、大腿外侧等处常出现紫纹（紫红色条纹，是由于肥胖、皮肤薄、蛋白分解亢进、皮肤弹性纤维断裂所致），手、脚、指（趾）甲、肛周常出现真菌感染。

检查可见皮质醇分泌增多，失去昼夜分泌节律，且不能被小剂量地塞米松抑制。经蝶窦切除垂体微腺瘤为治疗本病的首选方法。

3. 甲状腺功能亢进　是指血液循环中甲状腺激素过多，引起以神经、循环、消化等系统兴奋性增高和代谢亢进为主要表现的一组临床综合征，其中 80% 以上由毒性弥漫性甲状腺肿引起。该病是自身免疫性疾病，多数起病缓慢，少数在精神创伤或感染等应激后急性起病。

临床表现主要由甲状腺激素过多引起，表现为易激动、烦躁失眠、心悸、乏力、怕热、多汗、消瘦、食欲亢进、大便次数增多或腹泻、女性月经稀少等。毒性弥漫性甲状腺肿大多数病人有程度不等的甲状腺肿大，浸润型突眼是较为特异的体征之一。临床上有高代谢症状和体征（发热、多汗、心悸、易激动、手颤）；甲状腺弥漫性肿大；突眼；血清 TT_4 和 FT_4 增高，TSH 减低即可诊断为甲亢。

年龄在 40 岁以下，首次发病，病情不严重，妊娠病人用抗甲状腺药物治疗。甲状腺次全切除术适应于中、重度甲亢，长期服药无效者，不宜于药物或手术治疗的中年以上病人采用放射性[131]I治疗。

4. 甲状腺功能减退　是由多种原因引起的甲状腺激素合成、分泌减少或生物效应不足所致的一组内分泌疾病。病理特征是黏多糖在组织和皮肤堆积形成黏液性水肿，多因甲状腺大部或全部手术切除后或放射碘治疗后、甲状腺癌晚期引起甲状腺组织破坏，还有应用抗甲状腺药物治疗过量等造成的甲状腺素功能减退。

如果胎儿或婴幼儿时发生甲减，大脑和骨骼的生长发育受阻，对出生后 4 个月的婴儿影响最大，致身材矮小和智力低下，造成呆小症（又称克汀病）（图 3-13-13），且多属不可逆性。成年型甲减则主要影响代谢及脏器功能，如及时诊治，多属可逆性。甲减病人表情淡漠，面色苍白、易疲劳，怕冷，少言懒动，动作迟缓。食欲减退而摄入蛋白量减少而常出现黏液性水肿。临床检查中有血清 TSH 增高，FT_4 降低。本病一般不能治愈，需要终身服用甲状腺激素的替代治疗。

5. 糖尿病　是遗传和环境因素共同作用下引起的以高血糖为特征的内分泌–代谢疾病，也是常见病、多发病，是严重威胁人类健康的世界性公共卫生问题。主要是因胰岛素分泌绝对或相对

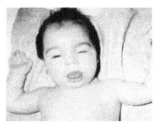

图 3-13-13　呆小症

不足及靶组织细胞对胰岛素敏感性降低，引起糖、蛋白质、脂肪代谢紊乱。糖尿病主要分为 1 型糖尿病和 2 型糖尿病。

1 型糖尿病多为原发性疾病，病因不清；2 型糖尿病是异质性疾病，是遗传因素与现代化生活方式、营养过剩、缺乏运动、吸烟、应激和化学毒物、肥胖特别是中心肥胖等共同作用而形成的多基因遗传性复杂病。临床上 1 型病人大多起病较快，病情较重；2 型病人多数起病缓慢，病情相对较轻，病程长，并发症多。

糖尿病时血糖升高，超过肾小球重吸收能力而形成渗透性利尿，引起多尿，继而因口渴而多饮水。病人外周组织对葡萄糖利用障碍，脂肪分解增多，蛋白质代谢负平衡，肌肉逐渐消瘦，疲乏无力，体重减轻。为了补偿损失的糖分，维持机体功能活动，病人常易饥、多食，故糖尿病的表现常被描述为"三多一少"，即多尿、多饮、多食和体重减轻。

长期糖尿病常易引起多种并发症。动脉粥样硬化率高，且病情严重、发展快，冠心病和脑血管疾病是目前 2 型糖尿病病人的主要死因；下肢闭塞性动脉硬化会引起下肢发麻、疼痛和间歇性跛行，严重供血不足可导致坏疽；病史超过 10 年者糖尿病肾病的出现率高；大部分合并程度不等的视网膜病变（如视网膜微血管瘤、出血斑、白内障）致失明；对称性下肢肢端常出现感觉异常，分布如袜子或手套状，伴肢体麻木、针刺、灼热，或如踏棉垫感等周围神经病变；踝关节或者其以下部位经常因感染、溃疡和（或）深层组织破坏形成糖尿病足，这是糖尿病病人截肢、致残的主要原因（图 3-13-14）。

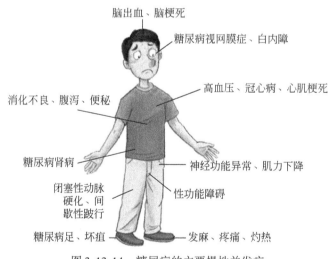

脑出血、脑梗死

糖尿病视网膜症、白内障

高血压、冠心病、心肌梗死

消化不良、腹泻、便秘

糖尿病肾病

神经功能异常、肌力下降

闭塞性动脉硬化、间歇性跛行

性功能障碍

糖尿病足、坏疽

发麻、疼痛、灼热

图 3-13-14　糖尿病的主要慢性并发症

如有糖尿病症状，任何时候的血糖 ≥ 11.1mmol/L，空腹血糖 ≥ 7.0mmol/L 可确诊为糖尿病；或者如无糖尿病症状但葡萄糖耐量试验中 1 小时和 2 小时血糖均 ≥ 11.1mmol/L 也可诊断为糖尿病。需要重复一次确认，诊断才能成立。

因对糖尿病的病因和发病机制尚未充分了解，故缺乏针对病因的有效治疗。目前强调早期治疗、长期治疗、综合治疗、治疗措施个体化的原则。治疗目标是控制高血糖，纠正代谢紊乱，消除糖尿病症状，延长寿命，降低病死率（图 3-13-15）。

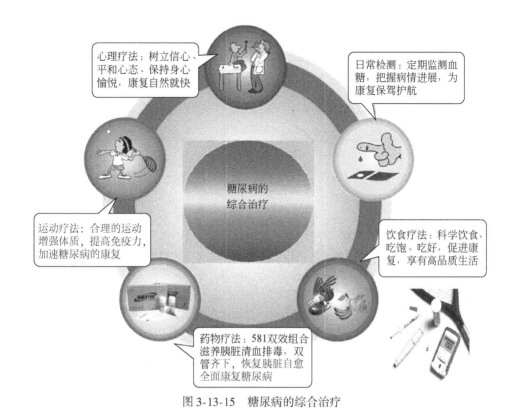

心理疗法：树立信心、平和心态、保持身心愉悦，康复自然就快

日常检测：定期监测血糖，把握病情进展，为康复保驾护航

运动疗法：合理的运动增强体质，提高免疫力，加速糖尿病的康复

饮食疗法：科学饮食，吃饱、吃好，促进康复，享有高品质生活

糖尿病的综合治疗

药物疗法：581双效组合滋养胰脏清血排毒，双管齐下，恢复胰脏自愈全面康复糖尿病

图 3-13-15　糖尿病的综合治疗

知识延伸

现代生活方式与 2 型糖尿病

动物性食物或油煎食物过度摄入：当过度摄入会产生大量自由基、内毒素等有害物质损坏我们身体组织和器官；且高脂血症可导致胰岛素敏感性下降，胰岛素抵抗增强，以致 2 型糖尿病产生、加重和加速糖尿病的并发症出现。

熬夜生活方式：熬夜会引起肾上腺皮质激素分泌异常，干扰胰岛素的正常分泌和分布，阻碍人体重要器官如心、肝、脾、肺、肾、脑等对血液中糖的利用，进而产生 2 型糖尿病。

运动太少，尤其是有氧运动太少：现代人运动太少，老是坐着或躺着，肌肉失于锻炼，气血都不流通。机体长期处于静止状态更是增加了全身微血管的负担，运动太少也会加重糖尿病并发症的出现。

情绪波动太大，尤其思虑太过：易造成神经内分泌免疫系统紊乱，激活如糖皮质激素等异常分泌，引发血糖持续升高。而高血糖造成胰岛 B 细胞的损伤，甚至衰竭，最终形成 2 型糖尿病。

（王晓敏）

第十四章　特殊感觉器官

🔍 **想想看**

感觉是客观物质世界在人主观上的反映。人体内、外环境变化的刺激作用于感受器，经感受器的换能作用，以动作电位的形式由传入神经传向中枢，经中枢的分析而产生主观感觉。想想看，这一过程具体有哪些环节？为什么现代社会环境的污染及噪音导致感觉器官疾病的发生？

感受器是指分布于体表或组织内部的一些感受机体内、外环境变化的结构和装置。其结构是多种多样的：有些感受器就是感觉神经末梢，如与痛觉有关的神经末梢，有些感受器在裸露的神经末梢周围包绕一些细胞共同形成一个特殊结构，如与触觉、压觉有关的触觉小体和环层小体等。另外，还有一些在结构上和功能上都高度分化了的感受细胞，它们以类似突触形式与神经末梢相联系，如视网膜中的视杆和视锥细胞是光感受细胞，耳蜗中的毛细胞是声波感受细胞等，构成了各种复杂的感觉器官，如眼、耳等。

一、视觉器官——眼

（一）眼的结构

眼包括眼球及眼副器。

1. 眼球　位于眼眶内前部，形似球形，前部稍凸，后部略扁，正常成人眼球前后径约为 24mm，眼球由眼球壁与内容物所组成［（彩）图 3-14-1］。

（1）眼球壁：分为外层的纤维膜、中层的血管膜及内层的视网膜。其中，纤维膜由角膜和巩膜所组成，有保护眼内组织，维持眼球形状的作用。

角膜主要由透明无血管的结缔组织组成，有丰富的神经末梢，感觉灵敏；巩膜为瓷白色坚韧不透明的纤维组织；血管膜位于巩膜内面，含有丰富的血管和色素，又称为葡萄膜，可分为脉络膜、睫状体和虹膜三部分。睫状体前方连接虹膜根，后方与脉络膜相连，睫状体内有平滑肌称为睫状肌，睫状肌的收缩与舒张能调节晶状体的曲度。虹膜位于睫状体前方，是圆盘状的薄膜。中央有瞳孔，为光线进入眼球的通道。虹膜内环绕瞳孔周围的瞳孔括约肌收缩时使瞳孔缩小；虹膜内呈放射形排列的瞳孔散大肌收缩时使瞳孔扩大。

（2）眼球内容物：包括房水、晶状体和玻璃体。三者都是透明的，具有折光作用。

房水为无色透明液体，由睫状体产生，对晶状体、玻璃体及角膜有营养和运走代谢产物的作用。房水的生成与回流之间保持动态平衡，使眼内保持恒定的房水量和眼压。当房水循环发生障碍，房水量积留过多时，眼压就会过高，严重时可造成视力减退甚至失明，临床称为青光眼。

晶状体位于虹膜与玻璃体之间，外包有弹性的透明囊，其边缘有很多睫状小带连于睫状体上。晶状体具有弹性和聚光作用，如发生混浊称为白内障。

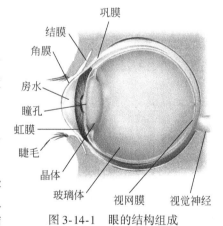

图 3-14-1　眼的结构组成

巩膜
结膜
角膜
房水
瞳孔
虹膜
睫毛
晶体
玻璃体　　视网膜　　视觉神经

玻璃体为无色透明凝胶体，充满于晶状体和视网膜之间，具有维持眼球形态和支撑视网膜的作用。

2. 眼副器　包括眼睑、结膜、泪器和眼外肌等。

眼睑分为上眼睑和下眼睑，上下眼睑间的裂隙为睑裂。眼睑的游离缘生有睫毛，上下眼睑在两侧端的交角，分别称为内眦和外眦。结膜为薄而透明的黏膜，被覆在眼睑内面的称睑结膜，衬在眼球表面的称球结膜，睑结膜为沙眼发病部位，睑结膜与球结膜的移行部位为穹隆结膜；泪器由泪腺、泪小管、泪囊、鼻泪管组成，泪腺位于眼眶的上外侧，分泌泪液具有湿润角膜、清除灰尘和杀菌作用，泪小管、泪囊、鼻泪管构成泪道。眼外肌由上、下、内、外四条直肌和上、下两条斜肌构成，眼球的正常转动即由这六条肌肉相互协作而完成。

（二）眼的视觉功能

外界的光线经过眼内折光系统发生折射，成像于视网膜上，视网膜上的感光细胞能将光刺激所包含的视觉信息转变成神经信息，经视神经传入至大脑视觉中枢而产生视觉。

外界物体发出的光线在到达视网膜之前，依次经过角膜、房水、晶状体和玻璃体四个结构所组成的折光系统。其成像原理类似凸球镜片的成像。无穷远的物体（实际上6m远就可看作无穷远）发出的光为平行光，能清晰地成像于视网膜上，故人眼在看6m远的物体时不需调节。

当人眼注视6m以外的物体时，睫状肌舒张，悬韧带拉紧，晶状体被牵拉成扁平形；眼注视6m以内的物体时，进入调节状态，睫状肌收缩，悬韧带放松，晶状体因弹性回缩而增加曲度，从而使其折光能力增强。

如果眼的折光系统与眼球的前后径不匹配，在眼处于静息状态时平行光线就不能聚焦于视网膜上，此称为屈光不正。屈光不正包括近视、远视和散光。

环境中光线增强时，瞳孔缩小；光线减弱时瞳孔扩大，这种反应称为瞳孔对光反射，是眼的一种重要的适应功能。它可使射入眼内的光强度限制在一定范围内，使视网膜不致因光线过强而受到损害，另一方面还可使人在较暗的环境下能进行工作。

视网膜上的感光细胞包括视锥细胞和视杆细胞。视锥细胞分布在视网膜中央区，尤其在中央凹更为密集，但视盘处无感光细胞覆盖，形成生理盲点。视锥细胞对光的敏感性差，只有在较强光线下才能兴奋，主要功能是产生视觉和色觉，视物精确性高。视杆细胞分布在视网膜周边区，其对光的敏感性高，主要功能是产生暗视觉，不产生色觉，视物的精确性差。

（三）眼科疾病常见的临床症状

（1）视力障碍：突然或逐渐视力下降，看远（近视眼）或看近（远视或老视眼）不清楚，视物变形、变小、变色，复视，视野缺损，眼前固定或飘动的黑影等。可表现为一过性视力下降（视力24小时内恢复正常）、突然性视力下降及逐渐性视力下降等，有时可伴有眼部疼痛等表现。

（2）感觉异常：如眼部刺痛、胀痛、痒、异物感、畏光等。眼部刺激征为眼剧痛、睫状充血、畏光及流泪，常见于角膜炎、眼外伤、急性虹膜睫状体炎、急性青光眼等。

（3）外观异常：如充血、出血、分泌物、肿胀、新生物、眼睑位置异常、眼球突出等。

（四）眼科常用的检查方法

1. 视力检查　视力为中心视力的简称，主要反映黄斑区的视功能，分为远、近视力，5m及其以远的视力称远视力，30cm即阅读距离的视力称近视力。临床诊断及视残等级一般以矫正视力（即验光试镜后的视力）为标准。流行病学调查中采用的日常生活视力是指日常屈光状态下（平时不戴镜或戴镜，后者无论镜片度数是否合适）的视力，它反映的是受试者对视力的需求程度。视力好坏直接影响人的工作及生活能力，临床上≥1.0的视力为正常视力，发达国家将视力≤0.5称为视力损伤，作为能否驾车的标准。

2. 视野检查 视野是指眼向正前方固视时所见的空间范围，相对于视力的中心视锐度而言，它反映了周边视锐度。距注视点30°以内范围的视野称为中心视野，30°以外范围的视野称为周边

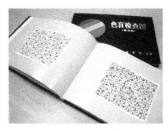

图3-14-2 色觉检查图

视野。视野检查是指测量视网膜黄斑注视点以外的视力，即周边视力。视野对人的工作及生活有很大的影响，视野狭小者不能驾车或从事较大范围活动的工作。世界卫生组织规定视野半径≤10°者，即使视力正常也属于盲。

3. 色觉检查 色觉是视力功能的一个基本组成部分，色觉检查是升学、就业、服兵役前体检的常规项目，色盲病人一般不能从事医学、化学、交通、美术等职业。先天性色觉障碍为一种遗传疾患，目前尚无有效疗法。临床进行色觉检查是为发现病人是否有后天性色觉异常，另外，对辅助诊断青光眼、视神经病变等眼病具有重要意义（图3-14-2）。

4. 眼压测量 正常眼压的定义是不引起青光眼、视盘损伤的眼压。由于每个个体眼对某个压力水平的反应不同，因而，这一定义很难用准确的数字形式来表达。通过大样本"正常"人群的眼压普查结果显示，95%正常值范围为10～21mmHg。眼压有周期性昼夜节律变化，波动范围为3～6mmHg，一般日波动超过8mmHg视为病理性变化。

（五）眼科常见疾病

1. 睑腺炎 是化脓性细菌性炎症感染眼睑腺体引起的急性炎症。如果是睫毛毛囊或其附属的皮脂腺等感染，称为外睑腺炎，又称为麦粒肿。如果是睑板腺感染，称为内睑腺炎。本病多为葡萄球菌感染，尤以金黄色葡萄球菌感染最不常见。

临床表现为患处呈红、肿、热、痛等急性炎症的典型表现。疼痛通常与水肿程度成正比。触诊时可发现明显压痛的硬结，同侧耳前淋巴结肿大，伴有压痛。如硬结破溃，则脓液流出，肿胀消退，疼痛亦减轻。

治疗早期睑腺炎，应给予局部热敷，促进眼睑血液循环，缓解症状，促进炎症消退。当有脓肿形成时，应切开排脓。如脓肿尚未形成，则不宜切开，更不能挤压排脓，否则会使感染扩散，导致眼睑蜂窝织炎，甚至海绵窦脓毒血栓或败血症而危及生命。

2. 急性细菌性结膜炎 又称为"急性卡他性结膜炎"，俗称"红眼病"。多见于春秋季节。本病最常见的致病菌是肺炎双球菌、金黄色葡萄球菌和流感嗜血杆菌等。

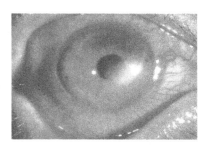

图3-14-3 急性细菌性结膜炎
结膜呈混合性充血，睑缘、
结膜囊大量黏脓性分泌物

临床上常表现为起病急，潜伏期1～3天，双眼同时或间隔1～2天发病，发病3～4天时病情达到高潮，以后逐渐减轻。病人双眼可出现流泪、异物感、灼热感或刺痛感等，甚至眼睑肿胀，结膜充血（图3-14-3），以穹隆部和睑结膜最为显著。结膜表面分泌物初为黏液性，以后呈脓性。因分泌物多，晨起时睁眼困难。偶可并发卡他性边缘性角膜浸润或溃疡。治疗选用敏感抗生素滴眼液滴眼，分泌物多时，以生理盐水或3%的硼酸水冲洗结膜囊。

3. 衣原体性结膜炎 是由沙眼衣原体引起的一种致盲性慢性传染性结膜角膜炎，因其在睑结膜表面形成粗糙不平的外观，形似沙粒，故名沙眼。临床上，本病多发于儿童及少年时期，潜伏期 5~14 天。

急性期可表现为眼红、眼痛、异物感、流泪及黏液脓性分泌物，伴耳前淋巴结肿大（图 3-14-4）。另外，可见睑结膜乳头增生，上下穹隆部结膜布满滤泡。

急性期经 1~2 个月后进入慢性期。结膜充血减轻，结膜肥厚，乳头增生，滤泡形成。滤泡大小不等，于上睑结膜和结膜上穹隆部最为显著。滤泡可发生坏死，愈合后留下明显瘢痕呈线状或星状，逐渐发展成网状，最后可至白色腱状。本病如重复感染，并发细菌感染时，刺激症状更重，且可出现视力减

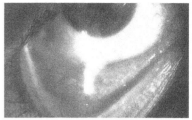

图 3-14-4　衣原体性结膜炎
结膜囊可见黏液或黏液脓性分泌物，
结膜明显充血

退。晚期可发生睑内翻与倒睫、上睑下垂、睑球粘连、角膜混浊、实质性结膜干燥症等并发症。

急性期或严重的沙眼应全身应用抗生素治疗，目前阿奇霉素为治疗沙眼的特效药；局部治疗坚持用抗生素滴眼液滴眼。手术治疗主要针对并发症进行治疗，如睑内翻矫正术治疗内翻倒睫、角膜移植术治疗角膜混浊等。

4. 老年性白内障 白内障是指各种原因造成晶状体发生混浊，变得不透明，视力下降至 0.7 以下。老化、遗传、代谢异常、外伤、辐射、中毒、局部营养障碍等因素，可导致晶状体囊膜损伤，使其渗透性增加和丧失屏障作用，或导致晶状体代谢紊乱，使晶状体蛋白发生变性形成混浊。

老年性白内障是最常见的白内障，是发生在中老年人的晶状体混浊，随年龄的增长发病概率也增大。它是晶状体老化过程中的退行性改变，发病机理尚不完全清楚。临床上多为双眼发病，主要症状为随眼球转动的眼前阴影、渐进性无痛性视力减退、单眼复视或多视、虹视、畏光和眩光。目前尚无疗效肯定的药物用于治疗白内障。如白内障影响工作和日常生活时，可考虑手术治疗。通常采用白内障囊外摘除术联合人工晶状体植入术。在某些情况下也可行白内障囊内摘除术，术后给予眼镜、角膜接触镜矫正视力。

先天性白内障为出生时或出生后第一年内发生的晶状体混浊，是儿童常见眼病，可为家族性发病或为散发。可伴发其他眼部异常或遗传性、系统性疾病。其发生与遗传因素有关，为常染色体显性遗传，也与环境因素有关。母亲孕期内，特别是前 3 个月宫内病毒性感染，应用一些药物，暴露于 X 线中，孕期内患有代谢性疾病，如糖尿病、甲状腺功能不足、营养不良和维生素极度缺乏等，可使晶状体发生混浊。本病治疗的目的主要是恢复视力，减少弱视和目盲的发生。

5. 青光眼 是最常见的致盲性疾病之一，以眼压升高，视神经萎缩和视野缺损为共同特征。病理性眼压增高是其主要危险因素，眼压升高水平和视神经对压力损害的耐受性与青光眼视神经萎缩和视野缺损的发生和发展有关。

原发性开角型青光眼是指眼压升高前房角始终开放的情况下，引起视神经乳头萎缩和视野缺损的一种眼病。本病通常双眼患病，但起病隐匿，进展缓慢，不易察觉，故早期一般无任何症状，但病变发展到一定程度时，可出现轻度眼胀、视力疲劳、头痛，视力一般不受影响，视野常逐渐缩小。晚期视野缩小呈管状时，出现行动不便和夜盲。有些晚期病例可有视物模糊和虹视。由于本病病人早期多无自觉症状，很少主动就诊，因此病变早期极易漏诊。治疗的目的是控制眼压，防止或延缓视功能进一步损害。可采用药物治疗，也可选用激光治疗。

原发性闭角型青光眼是周边虹膜堵塞小梁网使房水外流受阻，引起眼压升高的青光眼。本病多见于 40 岁以上的中老年人，尤以女性多见，有家族史。患眼常为远视眼，双眼可先后发病。早期病人有阵发性视物模糊，虹视，患侧头痛、眼眶痛、鼻根酸胀等，眼压升高；急性期眼压急剧升高，

剧烈头痛、眼痛，伴有恶心、呕吐等症状，患眼出现虹视，视力急剧下降；急性期如未及时治疗，可转为慢性，眼压下降，病人自觉症状减轻，但视力下降，视野出现青光眼性缺损。急性期和缓解期病人，应采取综合措施降低眼压，保护视功能。慢性期病人可采用药物治疗或手术治疗。

6. 近视 在调节放松状态下，平行光线经眼的屈光系统后聚焦在视网膜之前，称为近视。近视的发生受遗传和环境等多因素的综合影响，确切的发病机制尚不十分清楚。根据近视度数可将近视分为：轻度近视，<-3.00D；中度近视，-3.00～-6.00D；高度近视，>-6.00D。

近视多表现为：①视力减退，近视眼看远都比较模糊，对远距离目标难以分清，喜欢眯眼。儿童由于看远不清楚，大多不愿意在室外活动，而对看书、绘画等有兴趣，这样反过来又促进了近视的发展。近视眼的近视力一般较好，看近比较清楚，但看书的距离较近。病理性近视不但看远模糊，看近也不十分清楚；②视疲劳，由于视物不清，阅读距离较近，过度的调节，过度辐辏而发生调节痉挛；③飞蚊幻视，中度以上的近视眼由于玻璃体混浊，液化而产生飞蚊幻视；④重影，常见于病理性近视或出现屈光参差；⑤视物变形或眼前黑影，常见于病理性近视眼或出现视网膜脱离；⑥闪光感：常见于病理性近视眼，可能为视网膜脱离的先兆；⑦突眼，高度近视眼由于眼轴过长，外观上可呈现轻度突眼的状态。

7. 远视 当调节放松时，平行光线经过眼的屈光系统后聚焦在视网膜之后，称为远视。远视眼的远点在眼后，不能形成清楚的图像。结果看远处的影像是模糊的，但看近距离物体更不清楚。

远视程度不同，表现亦不同。当低度远视时，病人可利用其调节能力，增加眼的屈光力，将光线聚焦在视网膜上，从而获得清晰视力，大部分人40岁以前不影响视力。中度以上的远视，通过调节也不能看清楚远处物体，过度调节会引起视疲劳和调节性内斜视，所以认为远视眼看远清楚是错误的。此时，远视眼看远处模糊，看近处更模糊。

能被调节所代偿的那一部分远视，称为隐性远视，未行睫状肌麻痹验光难以发现。随着年龄的增大，调节幅度或能力下降，被调节所代偿的隐性远视则逐渐暴露出来。

（知识延伸）

> ### 爱眼常识：避免眼疲劳小窍门
>
> 注意光线：在微暗的灯光下阅读，不会伤害眼睛，但若光线未提供足够的明暗对比，眼睛将容易疲劳。使用能提供明暗对比的柔和灯光（不刺眼的光线）。勿使用直接将光线反射入眼睛的电灯。
>
> 减弱屏幕的光线：电脑屏幕上的字体及数字就像小灯泡，直接将光线打入你的眼睛。因此，你需要调降屏幕的亮度，并调整反差（明暗对比）使字体清晰。
>
> 闭眼休息：专家认为，缓解眼睛疲劳的最佳方式是让眼睛休息。这比你想象的还简单，你可以一边讲电话，一边闭着眼睛。你大可以在聊天时闭着眼睛休息。在讲电话时练习此方法的人都说，眼睛的确舒服许多，而且有助于消除眼睛疲劳。
>
> 敷眼：泡茶但不是用来喝的，而是用来敷眼的。将毛巾浸入小米草茶。躺平，将此温暖的毛巾敷在眼部（闭眼）10～15min。将使你的眼睛疲劳消除。但小心勿将茶倒入眼睛，同时在浸入毛巾前，先让小米草茶冷却一会儿。
>
> 暂停你的工作：如果你连续使用电脑4～8小时，应每隔2～3小时休息一次。喝咖啡、上厕所或至少让眼睛离开电脑10～15min。
>
> "伸出援手"：摩擦双手，直至它们暖和为止。然后，闭上双眼，用手掌盖住眼圈，切勿压迫双眼，盖住即可，缓慢地呼吸，持续数分钟，每天可以反复数次。

二、前庭蜗器——耳

听觉是由耳、听神经和听觉中枢的共同活动来完成的，位觉（平衡觉）是由于人体位置重力方向发生的变化刺激位觉感受器而产生的感觉，又称静觉。耳是听觉和位觉的外周感觉器官，耳由外耳、中耳和内耳组成（图3-14-5），外耳和中耳是声波的传导装置，内耳是感受声音和位觉的感受器。

（一）耳的结构

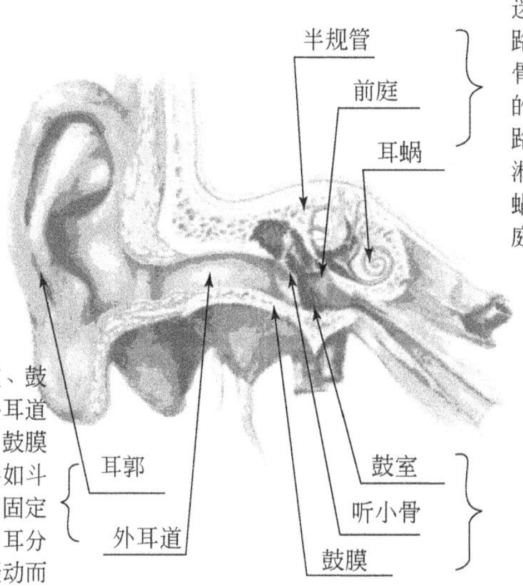

内耳由一系列复杂的管腔所组成，亦称迷路，位于颞骨内部，有骨迷路和膜迷路之分。骨迷路为骨性管道，膜迷路是包含于骨迷路内的膜性管道，与骨迷路形态基本一致。膜迷路是封闭的，管内含有内淋巴。膜迷路与骨迷路之间的间隙内含有外淋巴。内、外淋巴互不交通。内耳迷路结构中有耳蜗、前庭器官，耳蜗与听觉有关，前庭器官与位置（平衡觉）有关

外耳包括耳郭、外耳道、鼓膜三部分。耳郭和外耳道的功能是收集声波。鼓膜为椭圆形的薄膜，形如斗笠、尖顶向内，周围固定于骨上，将外耳与中耳分隔。鼓膜能随音波振动而振动，将声波刺激传导到中耳

中耳包括鼓室、咽鼓管等。咽鼓管为中耳与鼻咽部的通道，中耳与外界空气压力可通过咽鼓管取得平衡。鼓室内有听小骨、韧带等。听骨有三块，彼此形成关节，位于鼓膜与前庭窗之间。与鼓膜接触的称为锤骨，与内耳前庭窗相连的称为镫骨，连于两骨之间的称为砧骨。当声波振动鼓膜时，三块听小骨的连串运动，使镫骨底的前庭窗来回摆动，将声波的振动传入内耳

图 3-14-5　耳的结构组成

（二）耳的功能

1. 耳的听觉功能　听觉感受器是位于耳蜗基底膜上的螺旋器。通常人耳能感受的声波频率范围是16～20 000Hb，声波达到一定的强度，才能被耳蜗所感受而引起听觉。

声波通过外耳道作用于鼓膜，再经听骨链的传递作用到前庭窗，推动前庭阶的外淋巴液，使之发生振动，这是声波传入内耳的主要途径，也是正常的声波传入途径，即气传导途径。声波还可直接引起颅骨振动，进而振动位于颞骨骨质中的耳蜗内淋巴，为骨传导。传到耳蜗的机械振动转变成听神经的神经冲动，传向听觉中枢，形成听觉。

2. 耳的平衡功能　前庭器包括椭圆囊、球囊和三个膜半规管，它们的感受细胞都称为毛细胞。

椭圆囊和球囊内各有一块囊斑，为其感受装置，能感受头部位置及其直线加速运动的刺激。

膜半规管（图3-14-6）包括三个互相垂直的前半规管、外半规管和后半规管。每一半规管均

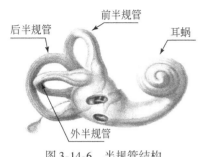

后半规管　前半规管

耳蜗

外半规管

图 3-14-6　半规管结构

有两脚，其中一脚末端膨大称壶腹，壶腹内有壶腹嵴。壶腹嵴也是位觉感受器，感受头部旋转加速运动的刺激。

（三）耳疾病常见的临床症状

（1）耳痛：约 95% 为耳病所致，5% 属牵涉性痛。耳痛的性质有钝痛、刺痛、抽痛等。耳周、耳郭、外耳道、鼓膜、鼓室、乳突、咽鼓管各部由细菌或病毒感染引起的炎症均可有不同程度的耳痛。耳部受钝器、利器、火器伤害，烧伤、冻伤、气压、冲击波、爆震等损害均有耳痛。坏死性外耳道炎、外耳道或中耳癌等恶性病，一般为钝痛，伴耳道流血。三叉神经的耳颞神经痛为耳道抽痛，具有阵发和短暂的特点。牙、下颌关节、咽、喉、颈、呼吸道、消化道等各处的某些疾病可通过神经引起反射性耳痛。

（2）耳漏：又称耳溢液。根据溢液性质可初步判断耳病。浆液性耳漏：如外耳道湿疹、变应性中耳炎。黏液性耳漏：如分泌性中耳炎。少见的情况有鳃裂瘘。水样耳漏：如脑脊液耳漏，多出现在颞骨外伤。脓性耳漏：如急、慢性化脓中耳炎，耳疖、弥漫性外耳道炎等。中耳的化脓性炎症常常由黏性分泌物到黏脓性，再转变为脓性分泌物。血性耳漏：如大疱性鼓膜炎、中耳胆固醇性肉芽肿、中耳癌、中耳血管球体瘤等。

（3）耳聋：临床上将听力下降称为耳聋。耳聋的病因与临床特征极其复杂，耳聋可能是一种独特的疾病，也可能是许多外耳、中耳、内耳疾病，以及邻近器官或全身疾病在听觉系统的表现、反应或症状。耳聋常伴有不同程度的耳鸣，并可有听觉过敏现象，即对突然出现的过响现象不能耐受。听力检查有重振现象，其对响度增加的感受大于正常耳。因此，感音性耳聋者佩戴助听器常感不适，需要选配适当。

（4）耳鸣：是听觉功能紊乱所致的一种常见症状。几乎每个人均有生理性耳鸣的经历，超过生理限度者成为症状。传导性耳聋病人的耳鸣为低音调如机器轰鸣，感音神经性聋的耳鸣多为高音调如蝉鸣。一些耳部相邻组织病变或全身疾病均可引起耳鸣。尚有一些耳鸣目前查不出实质性病变的依据，常与过度疲劳或情绪激动有关。

（四）常见耳病

耳部疾病会直接损害耳的听觉和平衡两大功能，不但严重妨碍成人的工作和生活，也会严重阻碍儿童的言语和认知发育。

1. 化脓性中耳炎　急性化脓性中耳炎是中耳黏膜的急性化脓性炎症，好发于儿童。病变主要位于鼓室，但中耳其他各部常受累。早期，鼓室黏膜充血、增厚、分泌物增多并逐渐变为脓性。随着鼓室内脓液的逐渐增多，终致鼓膜局部溃破、穿孔，脓液随之外泄。早期及时应用抗生素控制感染，务求彻底治愈。若治疗得当，分泌物引流通畅，炎症可逐渐吸收，鼓膜穿孔也多可自行修复；若治疗不当病变可迁延为慢性。

慢性化脓性中耳炎是中耳黏膜、骨膜和深达骨质的化脓性炎症，常与慢性乳突炎合并存在。本病多因急性化脓性中耳炎延误治疗或治疗不当迁延而来，或为急性坏死型中耳炎的直接延续。鼻、咽部存在慢性病灶亦为一重要原因。一般在急性炎症开始后 6 ~ 8 周，中耳炎症仍然存在，即可称为慢性化脓性中耳炎。

本病根据病理改变分为单纯型、骨疡型和胆脂瘤型。临床上病人有急性化脓性中耳炎病史，以单纯型最多见，多有间歇或持续性耳流脓，无臭味；鼓膜紧张部中央性穿孔，鼓室黏膜平滑；

有轻度传导性聋；乳突 X 线摄片无骨质破坏。治疗原则为通畅引流，控制感染，清理病灶，恢复听力，消除病因，包括药物治疗和手术治疗。

2. 聋哑症　是在婴幼儿时期，因各种原因严重损害听力，失掉学习语言的能力，或对已学会的一些语言在发生严重耳聋后不能发展和巩固而致哑。

聋哑症病人双侧严重耳聋时，听不见一般声音，故对声响无反应。有的存在残余听力或可听到汽笛、雷鸣、放炮等声音，虽不会说话，但哭笑声正常。聋哑儿的主要症状是耳聋，但许多聋儿尚具有一定残余听力，能对外界响声做出反应。所以，往往到了学说话时仍不会说话，才发现耳聋。一般年满周岁的孩子不会说话就要引起重视。2～3 岁以前，发现耳聋并及时治疗是非常关键的。后天性聋哑占大多数，其中多数与应用耳毒性抗生素及急性传染病有关，故应加强妇幼保健，慎用耳毒性药物。一旦发现耳聋，应积极及早治疗，利用残余听力借助于大功率助听器，早期进行语言训练；人工耳蜗植入可使聋哑人从无声世界进入有声世界，但其语言分辨率差，需配合语言训练、读唇，目前试用于全聋者。

3. 梅尼埃病　是一种特发的内耳病，表现为反复发作性、旋转性眩晕，感音神经性聋，耳鸣和耳胀满感，发作间歇期无眩晕。首次发病年龄以 30～60 岁居多，性别差异不明显。单耳患病者约占85%，累及双侧者常在 3 年内先后患病。典型临床表现为眩晕、耳聋、耳鸣和耳胀满感四联征。

梅尼埃病的特点是反复发作，发作间期长短不等，随病情发展，发作次数增加，持续时间变长，间期变短。梅尼埃病又是一个自限性疾病，约有 2/3 病人即使不经过任何治疗亦可自行缓解，有些在发作数次后自行终止，不再发作，听力损失在重度水平。但有些病人则迁延、反复发作。

梅尼埃病病人应在避光安静的环境下卧床休息，低钠少盐饮食，禁止烟酒。对初次发作或间隔 1 年或数年再次发作者，可选用脱水剂、抗组胺药、镇静剂或自主神经调整药物对症处理。对频繁发作者，可考虑手术治疗。

知识延伸

护耳常识：耳朵养生之道

耳科医生忠告大家除不能乱掏耳外，日常生活中还要注意避免滥用抗生素，减少或戒除烟瘾，警惕噪声污染，躲避电磁辐射等。

中医认为耳是心、肾之窍，通于脑，耳朵聚集的穴道与全身的经络相连，和五脏六腑的健康有着密切的关系。可尝试以下方法对耳部进行保健。

按摩耳根：用两手示指按摩两耳根前后，各 10～15 次。

按摩耳轮：以两手按摩耳轮，一上一下按摩 10～15 次。

摇拉两耳：以两手拇、示二指摇拉两耳郭各 10～15 次，注意拉时力度要适中。

弹击两耳：以两手中指弹击两耳 10～15 次。

鸣天鼓：以两手掌捂住两耳，五指置于脑后，用两手中间三指轻轻叩击后脑部 20～25 次，然后用手掌连续开合 10～15 次。

（黄　勇）

第十五章　神 经 系 统

🔍 **想想看**

　　人类没有翅膀不能像鸟类在高空自由飞翔，夜视觉比不上猫头鹰，奔跑速度赶不上老虎，但人类有发达的神经系统，使我们超过自然界所有单个动物的功能。想想看，神经系统是如何协调人体内各器官的生理活动？如何产生喜、怒、忧、思、悲、恐、惊、记忆、思维、逻辑、语言等高级智慧？赋予人类智慧的大脑有哪些结构特点？基本单位是什么？如何进行信息交流整合？

一、神经系统的结构和功能

神经系统由中枢及外周两部分组成（图3-15-1）。

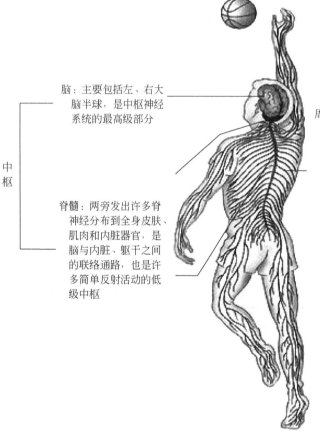

脑：主要包括左、右大脑半球，是中枢神经系统的最高级部分

中枢

脊髓：两旁发出许多脊神经分布到全身皮肤、肌肉和内脏器官，是脑与内脏、躯干之间的联络通路，也是许多简单反射活动的低级中枢

周围神经：分布于全身，把脑和脊髓与全身其他器官联系起来，使中枢神经系统既能感受内外环境的变化，又能调节体内各种功能，以保证人体的完整统一和对环境的适应

图3-15-1　神经系统的组成

（一）中枢神经系统的结构

中枢神经系统包括脑和脊髓。

1. 脑　分为中脑、脑桥、延髓、端脑、小脑和间脑六个部分（图3-15-2、图3-15-3）。

大脑半球，表面布满脑沟，沟与沟之间所夹细长的部分称为脑回，内部主要由灰质表层、白质和皮下神经节组成，大脑两半球分为额叶、顶叶、枕叶、颞叶与岛叶。间脑由丘脑与下丘脑构成，丘脑与大脑皮质、脑干、小脑、脊髓等联络，负责感觉的中继、控制运动等。下丘脑与保持身体恒常性、控制自律神经系统、感情等相关。

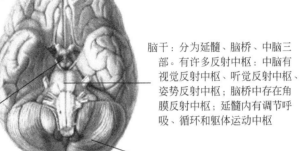

端脑：包括左、右大脑半球，每个半球表层是大脑皮质，是人类各种机能活动的高级中枢，也是人类感觉、运动、语言、思维和意识活动的物质基础

脑干：分为延髓、脑桥、中脑三部。有许多反射中枢：中脑有视觉反射中枢、听觉反射中枢、姿势反射中枢；脑桥中存在角膜反射中枢；延髓内有调节呼吸、循环和躯体运动中枢

间脑：位于脑干和端脑之间，体积不到中枢神经系统的2%，但结构和功能十分复杂，仅次于大脑皮质

小脑：使运动协调、精准，维持躯体平衡

图3-15-2　脑底面

在中枢神经，神经元胞体集中处色泽灰暗，称灰质，被覆于大、小脑表面的灰质又称为皮质。功能相同的神经元胞体集中形成的团块称为神经核（图3-15-4）。神经纤维集中处色泽亮白，称为白质（图3-15-5），位于大、小脑的白质又称为髓质。功能相同的神经纤维集合成束称为纤维束。

神经节：是神经元胞体在周围的集中部位，外面为结缔组织所包绕，并与一定的神经相联系。

神经：在周围神经系统中，神经纤维集合成大小、粗细不等的集束，由不同数目的集束再集合成一条神经。在每条纤维、每个集束及整条神经的周围，都包有结缔组织被膜，分别称神经内膜、神经束膜和神经外膜。在周围神经，神经元胞体集中处形成神经节，神经纤维集中则形成神经。

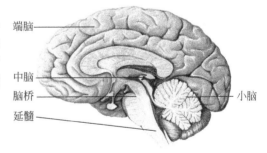

端脑

中脑

脑桥

延髓

小脑

图3-15-3　脑正中矢状切面

2. 脊髓　位于椎管内，上端与延髓相续，下端呈圆锥形，随个体发育而有所不同，成人终于第1腰椎下缘或第2腰椎上部（初生儿则平第3腰椎）。临床上做腰椎穿刺或腰椎麻醉时，多在第3～4或第4～5腰椎之间进行，因为在此处穿刺不会损伤脊髓。脊髓以每对脊神经根根丝的出入范围为准，划分为31节段，即颈髓8节，胸髓12节，腰髓5节，骶髓5节，尾髓1节。

脊髓由灰质和白质两大部分组成（图3-15-6），主要是传导通路，能把外界的刺激及时传送到脑，然后再把脑发出的命令及时传送到周围器官，起到了上通下达的桥梁作用。

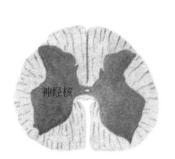

图 3-15-4 腰髓横断面

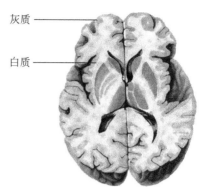

图 3-15-5 脑冠状切面

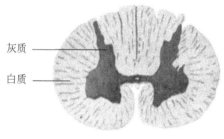
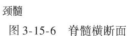

颈髓

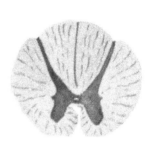

胸髓

图 3-15-6 脊髓横断面

（二）周围神经系统的结构

周围神经系统包括与脑相连的脑神经和与脊髓相连的脊神经。

1. 脑神经 共有 12 对（图 3-15-7、表 3-15-1），主要支配头面部器官的感觉和运动。人能看到周围事物、听见声音、闻出香臭、尝出滋味及喜怒哀乐的表情等，都必须依靠这 12 对脑神经的功能。

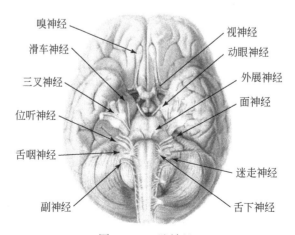

图 3-15-7 脑神经

表 3-15-1 脑神经

名称	连接部位	分布及功能
嗅神经（Ⅰ）	端脑	鼻腔上部黏膜，嗅觉
视神经（Ⅱ）	间脑	视网膜，视觉
动眼神经（Ⅲ）	中脑	上、下、内直肌及下斜肌的运动，缩瞳、睫状肌调节
滑车神经（Ⅳ）	中脑	上斜肌运动
三叉神经（Ⅴ）	脑桥	咀嚼肌运动；脸部皮肤、上颌黏膜、牙龈浅感觉舌前 2/3 一般感觉
外展神经（Ⅵ）	脑桥	外直肌的运动
面神经（Ⅶ）	脑桥	表情肌运动；舌前 2/3 味觉；泪腺、颌下腺、舌下分泌
位听神经（Ⅷ）	脑桥及延髓	内耳听觉及平衡觉
舌咽神经（Ⅸ）	延髓	咽肌运动；舌后 1/3 味觉和一般感觉；颈动脉窦及颈动脉体感觉
迷走神经（Ⅹ）	延髓	心脏活动；支气管、横结肠以上消化道平滑肌运动及消化腺分泌
副神经（Ⅺ）	延髓	胸锁乳突肌、斜方肌活动
舌下神经（Ⅻ）	延髓	舌肌的活动

2. 脊神经 共有 31 对（图 3-15-8），其中包括颈神经 8 对，胸神经 12 对，腰神经 5 对，骶神经 5 对，尾神经 1 对。脊神经由脊髓发出，主要支配躯体和四肢的感觉、运动和反射。

自主神经也称为内脏神经，主要分布于内脏、心血管和腺体。心跳、呼吸和消化活动都受它的调节。自主神经分为交感神经和副交感神经两类，两者之间相互拮抗又相互协调，组成一个配合默契的有机整体，使内脏活动能适应内外环境的需要。脑是按对侧支配的原则来发挥功能的，此外，左、右侧脑还有各自侧重的分工，如左脑主要负责语言和逻辑思维，右脑负责艺术思维等。

周围神经的主要成分是神经纤维，将来自外界或体内的各种刺激转变为神经信号并向中枢内传递的纤维称为传入神经纤维，由这类纤维所构成的神经叫传入神经或感觉神经；向周围的靶组织传递中枢冲动的神经纤维称为传出神经纤维，由这类神经纤维所构成的神经称为传出神经或运动神经。分布于皮肤、骨骼肌、肌腱和关节等处，将这些部位所感

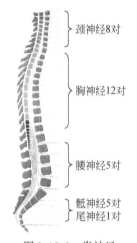

图 3-15-8 脊神经

受的外部或内部刺激传入中枢的纤维称为躯体感觉纤维；分布于内脏、心血管及腺体等处并将来自这些结构的感觉冲动传至中枢的纤维称为内脏感觉纤维，分布于骨骼肌并支配其运动的纤维叫躯体运动纤维，而支配平滑肌、心肌运动及调控腺体分泌的神经纤维叫做内脏运动纤维，由它们所组成的神经叫植物性神经。

（三）神经系统的功能单位——神经元

1. 神经元的结构 神经元的基本结构包括细胞体和突起两部分（图 3-15-9）。

神经元的突起一般包括一条长而分支少的轴突和数条短而多呈树状分支的树突。长的突起外表大都套有一层鞘，组成神经纤维，神经纤维末端的细小分支叫做神经末梢。神经纤维集结成束，外面包有膜，构成一条神经。

2. 神经元的分类 有多种方法，常以神经元突起的数目、功能进行分类。

根据神经元突起的数目分三类（图3-15-10）。

根据神经元的功能，可将其分为以下三种。

（1）感觉神经元：也称传入神经元，是传导感觉冲动的神经元，胞体在脑、脊神经节内，多为假单极神经元。其突起构成周围神经的传入神经。神经纤维终末在皮肤和肌肉等部位形成感受器。

（2）运动神经元：也称传出神经元，是传导运动冲动的神经元，多为多极神经元。胞体位于中枢神经系统的灰质和自主神经节内，其突起构成传出神经纤维。神经纤维终末，分布在肌组织和腺体，形成效应器。

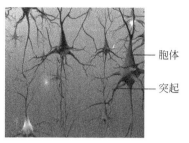

图 3-15-9　神经元的立体结构

多极神经元：有一个轴突和多个树突，是人体中数量最多的一种神经元，如脊髓前角运动神经元和大脑皮质的锥体细胞

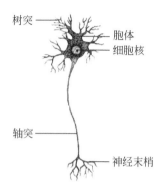

双极神经元：从胞体两端各发出一个突起，一个是树突，另一个是轴突。如耳蜗神经节内的感觉神经元

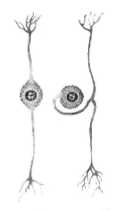

假单极神经元：从胞体发出一个突起，在离胞体不远处呈"T"形分为两支，因此，称假单极神经元。其中一支突起细长，结构与轴突相同，伸向周围，称周围突，其功能相当于树突，能感受刺激并将冲动传向胞体；另一分支伸向中枢，称中枢突，将冲动传给另一个神经元，相当于轴突

图 3-15-10　神经元的分类

（3）中间神经元：也称联合神经元，是在神经元之间起联络、整合作用的神经元，属多极神经元，人类神经系统中，最多的神经元，构成中枢神经系统内的复杂网络。胞体位于中枢神经系统的灰质内，其突起一般也位于灰质。

3. 神经元之间相互作用的方式

（1）突触传递：突触是一个神经元的冲动传到另一个神经元或另一细胞相互接触部位的结构。突触是神经元之间在功能上发生联系的部位，也是信息传递的关键部位（图3-15-11）。在光学显微镜下观察，可以看到一个神经元的轴突末梢经过多次分支，最后每一小支的末端膨大呈杯状或球状，叫做突触小体。这些突触小体可以与多个神经元的细胞体或树突相接触，形成突触。从电子显微镜下观察，可以看到，这种突触是由突触前膜、突触间隙和突触后膜三部分构成的。

当突触前神经元传来的冲动到突触前膜时，前膜释放神经递质，进入突触间隙，并作用于突触后膜，如果这种作用足够大时，即可引起突触后神经元发生兴奋或抑制反应。

（2）电突触：神经元之间的信息联系还可通过电突触来完成，它的结构基础是缝隙连接。局部电流可以通过缝隙连接，当一侧膜去极化时，可由于电紧张性作用导致另一侧膜也去极化，所以，这种联系方式也称为电突触。

（3）神经递质：突触传递是通过递质实现的，神经递质可分为外周神经递质与中枢神经递质两类。外周神经递质主要有乙酰胆碱和去甲肾上腺素，中枢神经递质主要有乙酰胆碱、单胺类、氨基酸类和肽类等。当神经冲动抵达轴突末梢时，末梢的去极化使突触前膜对 Ca^{2+} 的通透性增加，使 Ca^{2+} 由膜外进入膜内，轴浆内 Ca^{2+} 浓度升高，可促进突触小泡与前膜融合，从而使小泡内递质释放出来。神经递质必须与相应的受体结合才能发挥作用，作用完成后递质被迅速分解或转移而中止作用。

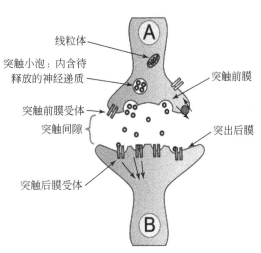

图 3-15-11　突出结构模式图
A：突触前神经元轴突；B：突触后神经元树突

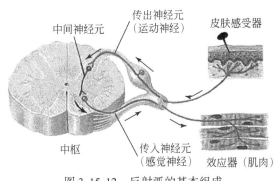

图 3-15-12　反射弧的基本组成

（四）神经系统的基本活动方式

神经系统的功能活动十分复杂，但基本活动方式是反射。所谓反射是神经系统对内、外环境的刺激所做出的反应。反射活动的形态基础是反射弧。反射弧的五个基本组成部分包括：感受器→传入神经→反射中枢→传出神经→效应器［（彩）图3-15-12］。

反射弧中任一环节发生障碍，反射活动即减弱或消失。临床上常通过一些反射检查协助诊断神经系统疾病。

二、神经系统的常见疾病

（一）神经系统疾病有哪些常见的临床症状

1. 头痛　是多种疾病的常见症状，病因复杂，临床表现各异，大多无特异性。急性起病伴发热者常为感染性疾病所致；急性剧烈头痛，伴有不同程度的意识障碍而无发热者，提示颅内血管性疾病；慢性进行性头痛并出现颅内压增高的症状，须注意颅内占位性病变；长期反复发作头痛或搏动性头痛，多为血管性头痛或神经官能症；青壮年慢性头痛，但无颅内压增高，常因焦急、情绪紧张而发生。

2. 眩晕　病人感到自身或周围环境物有旋转或摇动的一种主观感觉障碍，常伴有客观的平衡障碍，分脑性眩晕和耳性眩晕。耳性眩晕，如①梅尼埃病：发作性眩晕伴耳鸣、听力减退及眼球震颤，严重可伴恶心、呕吐、面色苍白和出汗，发作很少超过2周，有复发性特点。②迷路炎：症状同上，但检查发现鼓膜穿孔。③内耳药物中毒：多为渐进性眩晕伴耳鸣、听力减退，常先有口周及四肢发麻等症状。④前庭神经元炎：多在发热或上呼吸道感染后突然出现眩晕，伴恶心、呕吐，一般无耳鸣及听力减退。持续时间较长，可达6周，痊愈后很少复发。⑤位置性眩晕：病人头部处在特定位置时出现眩晕和眼球震颤，多数不伴耳鸣及听力减退。⑥晕动病：见于晕船、晕车等，常伴恶心、呕吐、面色苍白、出冷汗等。

3. 晕厥 是由于一时性广泛脑供血不足引起短暂意识丧失，发作时病人因肌张力消失不能保持正常姿势而倒地。一般为突然发作，迅速恢复，少有后遗症。少数晕厥者晕倒在地时可有轻度抽动，双眼上翻、流涎等癫痫症状出现。①单纯性晕厥：多见于年少体弱女性，天气闷热、疲劳、空腹、妊娠等情况下易发生。晕厥前可有头晕、眩晕、恶心、面色苍白、肢体发软、焦虑等，持续数分钟后意识丧失，伴血压下降，脉搏细弱，持续数秒或数分钟后自然苏醒，无后遗症。②直立性低血压：表现为体位骤变后发生晕厥。③心源性晕厥：有心脏病或严重心律失常者，出现晕厥，意识丧失，心脏停搏15s以上可出现抽搐，偶有大小便失禁。④脑源性晕厥：短暂脑缺血发作，表现为多种神经功能障碍症状群，如偏瘫、肢体麻木、语言障碍等。

4. 抽搐与惊厥 抽搐是全身或局部骨骼肌群非自主的抽动或强烈收缩，可引起关节的运动和强直；当肌群收缩表现为强直性或阵挛性时，为惊厥。惊厥表现的抽搐多数为全身性、对称性，伴有或不伴有意识丧失。①癫痫大部分呈惊厥性，临床上常将惊厥看作为癫痫的同义词。②局限性抽搐是以身体某一局部连续性肌肉收缩为主要表现，大多见于口角、眼睑、手足等。而手足搐搦症则表现间歇性双侧强直性肌痉挛。③热性惊厥为高热引起的惊厥。一般发生在小儿6个月~6岁，体温多在39℃以上。④低钙抽搐发作的式样较特殊，手足呈鸡爪样，重时可出现类似癫痫大发作样表现，婴幼儿有时仅有面部抽搐。患儿常伴有缺钙的其他症状，如鸡胸、肋骨外翻、佝偻病。成人多见于导致低钙的内分泌疾病，如甲减。⑤癔症发作时可被误诊为癫痫，与癫痫的区别在于癔症发作有明显诱因，发作时带有感情色彩，发作样式不固定，时间较长。

5. 意识障碍 是人对周围环境及自身状态的识别和觉察能力出现障碍。多由于高级神经中枢功能活动（意识、感觉和运动）受损所致。①嗜睡是最轻的意识障碍，是一种病理性持续的睡眠状态，可被唤醒，并能正确回答和做出各种反应，但当刺激去除后很快又再入睡。②意识模糊是意识水平轻度下降，较嗜睡深的一种意识障碍。病人能保持简单的精神活动，但对时间、地点、人物的定向能力发生障碍。③昏睡是接近于人事不省的意识状态。病人处于熟睡状态，不易唤醒。虽在强烈刺激下（如压迫眶上神经，摇动病人身体等）可被唤醒，但很快又再入睡。醒时答话含糊或答非所问。④昏迷是严重的意识障碍，表现为意识持续的中断或完全丧失。按其程度可区分为三个阶段，即轻度昏迷、中度昏迷、深度昏迷。⑤谵妄是一种以兴奋性增高为主的高级神经中枢急性活动失调状态。临床上表现为意识模糊、定向力丧失、感觉错乱（幻觉、错觉）、躁动不安、言语杂乱。谵妄可发生于急性感染的发热期，也可见于某些药物中毒、肝性脑病、循环障碍或中枢神经疾患等。

（二）神经系统疾病常用的检查方法

1. 颅神经检查 医生要检查直接与脑相连接的12对颅神经的功能。外伤、肿瘤或感染都可损伤颅神经的任何部分。需通过检查来确定损伤的确切部位。

2. 运动系统检查 运动神经支配随意肌（随意肌产生运动，如走路的腿部肌肉）。运动神经损伤可导致其支配的肌肉瘫痪或肌力下降。缺少外周神经的刺激，可导致肌肉痿缩（原发性痿缩）。医生要求病人逆阻力做推拉动作，以了解各组肌肉的肌力。

3. 感觉神经　把压力、疼痛、冷热、震动、运动及图形感觉传递到脑。通过检查体表感觉来反映感觉神经是否正常。当病人体表某部分有麻木、刺痛或疼痛感时，医生先用尖头针轻刺这部分体表，然后用钝头针轻刺同样的区域，以此判断病人是否有区别尖锐和钝性感觉的能力。利用轻压力，热或震动同样可检查感觉神经的功能。检查运动感觉时，医生要求病人闭目，然后轻轻地上下活动病人的指（趾），请病人告诉移动指（趾）位置。

4. 反射　是机体对刺激的一种自动反应。例如，用叩诊锤轻叩膝盖下的肌腱，下肢就产生反射。这个反射叫膝腱反射（是一种深腱反射）（图3-15-13）。膝腱反射显示传入脊髓的感觉神经，脊髓内突触连接和返回下肢肌肉的运动神经的共同功能。其反射弧是一个完整的从膝到脊髓再返回腿部的回路环，并不涉及脑。

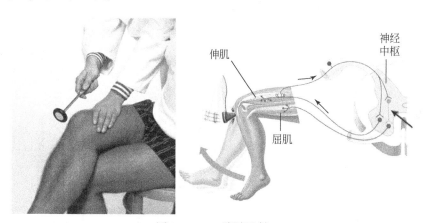

图 3-15-13　膝腱反射

5. 共济功能、姿势与步态检查　指鼻试验检查（图3-15-14）时，医生要求病人先用示指触自己的鼻尖，然后触医生的手指，迅速地重复此动作。开始病人可睁眼，然后整个检查过程中病人都闭上眼睛。医生要求病人双手伸直，闭上眼睛直立，然后令其睁眼步行。这些检查用来检查运动神经、感觉神经和脑的功能。

6. 脊椎穿刺检查　属于诊断性试验检查，为了准确地诊断疾病，医生可根据病史、精神评估及体检情况要求病人做相关的特殊试验。脊椎穿刺（图3-15-15）是用穿刺针穿过椎间隙插入椎管，采集脑脊液标本检查。整个穿刺过程不需全麻，15min内即可完成。正常脑脊液清亮无色。不同疾病的脑脊液有其异常特征。例如，有白细胞和细菌的脑脊液呈云絮状，提示脑脊髓感染，见于脑膜炎或其他感染性疾病。

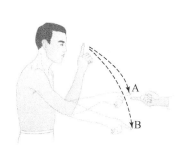

图 3-15-14　指鼻试验
A. 正常；B. 偏斜

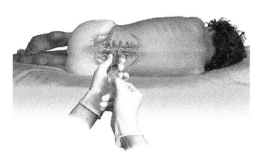

图 3-15-15　腰椎穿刺

7. 影像学检查

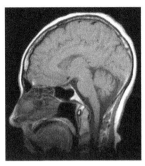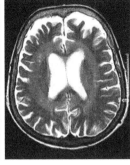

图 3-15-16　脑磁共振影像

（1）计算机体层摄影在广泛地探测诊断脑和脊柱疾病的同时，也用于监测治疗效果。

（2）磁共振成像无 X 线，安全，对陈旧性脑卒中、大多数脑瘤、脑干和小脑疾病及多发性硬化的诊断优于计算机体层摄影检查。经静脉用显影剂强化成像能得到更清晰的图像（图 3-15-16）。

（3）正电子发射体层摄影（PET）是把放射性核素示踪剂经血液传送到脑组织，通过显示特殊放射性核素在体内的分布状态而获得大脑的内层结构和功能状态图像［（彩）图 3-15-17］。例如，当被检查者在进行数学计算时，PET 可显示脑的某一区域功能最活跃，PET 同样适用于检查癫痫、脑肿瘤和脑卒中。

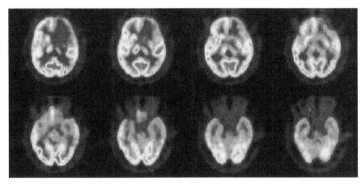

图 3-15-17　脑 PET

（三）神经系统常见疾病

1. 短暂性脑缺血发作　是脑动脉一过性缺血而引起的局灶性脑功能障碍。颅内外动脉硬化是最常见的病因，原有血管狭窄、微血栓、脑血管痉挛、脑动脉发育畸形、颈椎病等也可引起。本病好发于中年以上男性，发作突然，持续短暂，通常在数分钟至 1 小时左右，24 小时内症状和体征完全消失，常反复发作。①颈内动脉狭窄表现为运动性失语或感觉性失语、一侧肢体轻瘫或不完全性瘫痪、感觉减退甚至偏身麻木，单眼视力障碍及对侧肢体运动障碍；②基底动脉狭窄表现为眩晕、恶心、呕吐、复视、共济失调等；③颈动脉搏动变弱或有杂音，提示颈动脉狭窄。

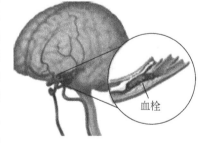

图 3-15-18　脑血栓

短暂性脑缺血发作的治疗目的在于减少复发，阻止其发展为脑卒中。包括：①病因治疗；②改善微循环；③抗血小板凝聚；④颅外动脉硬化严重狭窄（≥75%）可手术治疗；⑤中医中药治疗等。

2. 脑血栓　是脑血管内膜损伤，血液有型成分聚集，导致血管腔狭窄，甚至闭塞，引起供血区脑组织缺血、缺氧、坏死及脑功能障碍的脑血管病［（彩）图 3-15-18］。最常见原因是脑动脉粥样硬化。

脑血栓发病年龄多在50~60岁，多伴有高血压、冠心病、糖尿病病史。多于安静状态下或睡眠中发病，可有头昏、头痛等前驱症状，临床表现与病变部位、血栓形成速度和侧支循环好坏有关。①发生于颈动脉时，主要表现为对侧偏瘫、偏身感觉障碍、可有失语；②大脑中动脉病损时，表现为病变对侧三偏综合征（偏瘫、偏身感觉障碍、偏盲）和双眼向对侧凝视，有失语，严重者有轻度意识障碍；③发生于大脑前动脉表现为对侧下肢为主的运动、感觉障碍，大小便障碍，淡漠、遗忘，共济失调等；④椎-基底动脉病变累及枕叶表现为偏盲，累及丘脑及颞桥束分别出现感觉障碍与共济失调，累及脑干出现交叉性运动、感觉障碍，累及小脑出现共济失调，严重者压迫脑干迅速死亡；⑤小脑后下动脉病变表现为突然眩晕、恶心、呕吐、构音不良、饮水呛咳、病侧咽反射消失、软腭上举不能，病变侧出现霍纳综合征（瞳孔缩小、眼裂变小、眼球内陷、面部发汗减少和皮肤温度增高），共济失调，面部及病变对侧半身痛温觉障碍。

治疗遵医嘱，注意卧床休息，定时翻身，保持皮肤清洁，呼吸道通畅；尽早进行康复治疗，如针灸、体疗、理疗、语言训练等。

3. 脑栓塞 指身体其他部位的栓子随血循环到达脑动脉并造成阻塞，引起该血管供应区脑组织急性缺血性脑血管病（图3-15-18）。栓子有血栓、气栓、脂肪栓、羊水栓，癌细胞、寄生虫亦可引起。本病多见于青年女性，大多数有心脏病史，急骤起病，症状多在数秒至数分钟达到高峰。临床表现依栓子部位、大小而定。出现的神经功能障碍与脑血栓相似，但症状更为严重。部分病人可出现轻微的意识障碍等全脑症状，此外，还可出现原发疾病的各种表现，可见其他部位的栓塞症状。

治疗基本上和脑血栓相同，同时进行病因治疗。

4. 脑出血 脑出血是指非外伤性脑实质内出血［（彩）图3-15-19］，主要病因是血管病变和血压升高。少数病人因先天动脉畸形、动脉瘤、血液病、抗凝或溶栓治疗等引起。

临床上病人多为50岁以上，多有高血压及头痛史，冬季为高发季节。常有诱因，起病急骤，数十分钟至数小时达高峰，且病人在这一时间内进入昏迷状态、偏瘫达到最重；最常见出血部位发生在基底节、小脑深部和脑桥。主要表现为：①全脑症状。剧烈而持续性全头痛、呕吐、意识障碍等。②脑局灶性损害表现。基底节区出血：偏瘫、偏身感觉障碍、偏盲（三偏征），部分有失语和脑疝；脑桥出血：轻者有交叉瘫，意识清楚，重者有四肢的中枢性瘫，两侧瞳孔针尖样缩小，生命中枢紊乱，短时间内死亡；小脑出血：主要表现为突然后枕部痛、眩晕、呕吐、瞳孔缩小，意识障碍逐步加重，小脑性共济失调。

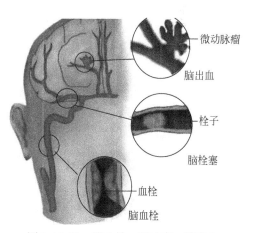

图3-15-19 脑血栓、脑栓塞、脑出血

微动脉瘤
脑出血
栓子
脑栓塞
血栓
脑血栓

治疗包括一般处理，防止再出血，降低颅内压，减轻脑水肿，手术治疗，康复治疗。

5. 癫痫 是由于脑神经元异常放电引起的反复发作的短暂性大脑功能紊乱。表现为运动、感觉、意识、行为、自主神经等方面的异常，以阵发、短暂和刻板为特征。临床上分原发性癫痫和继发性癫痫两类，前者病因不明，一般认为与遗传有关。后者又称症状性癫痫，是指由于脑部受损或代谢障碍引起的癫痫。常见的原因有脑部先天发育异常、颅脑外伤、肿瘤、颅内感染、脑血管病、中毒、脑部变性疾病、代谢障碍等。癫痫发作有一定的促发因素，如月经期、疲劳、饥饿、睡眠不足、紧张、过度换气等。临床上有以下表现。

（1）强直-阵挛发作：又称大发作，临床上可分为四期：①先兆期，约半数病人在发作开始前有某种先兆，如疲软、肢麻、恐惧、头昏、上腹部不适等；②强直期：突发意识丧失，尖叫一声倒地，头后仰，两眼上窜，两侧瞳孔散大，四肢强直，呼吸暂停，面色红紫，历时 10~20s；③阵挛期，四肢强烈震颤并延及全身，由持续收缩转变为一张一弛的交替抽动，呼吸恢复，口吐白沫或血沫，持续约 1min；④昏睡期，抽搐停止后，全身肌肉松弛，呼吸渐平稳，可出现大小便失禁，意识逐渐苏醒。对发作经过不能回忆。部分病人每次发作不一定完全经历上述四期，称之为不完全发作。若在短期内频繁发生，以致发作间隙期内意识持续昏迷者，称为癫痫持续状态。常伴有高热、脱水、血白细胞增多和酸中毒，可致永久性脑损害，引起多器官功能衰竭或严重并发症而死亡。

（2）失神发作：又称小发作，以突然发生的短暂意识丧失为特征，好发于儿童。病人表现突然停止原来的动作（如进食、玩耍等），眼凝视或向上翻转，历时 3~15s。

（3）局限性发作：无意识丧失，发作局限在机体某一部位，脑部存在局限性病灶，持续数秒到数十秒。①局限性运动性发作：一侧口角、眼睑、手指、足趾阵挛性抽搐，可扩散到偏侧肢体或全身，出现大发作；②局限性体觉性发作：一侧口角、舌部、手指或足趾重复地出现针刺感、麻木、触电感。

（4）精神运动性发作：病变多在颞叶或边缘系统。发作时存在不同意识障碍，知觉、情感和精神运动障碍，如对环境接触不良，对别人言语不起反应，事后不能回忆，并在意识模糊的状态下做出吸吮、咀嚼、舐唇、抚面、搓手、解扣脱衣、游走、奔跑等不自主动作。

应积极去除病因，并避免诱发因素。酌情给予抗癫痫药物治疗，对有头部器质性病变者可选用手术治疗。

6. 精神分裂症 是一组病因不明的以语言、感知觉、思维、社会活动、情感等多方面的障碍，精神活动与环境不协调为特征的精神疾病（图 3-15-20）。发病年龄多为青壮年，女性患病率高于男性，城市患病率高于农村。虽然目前病因尚不明确，但其发病与遗传密切相关，也与不同的社会环境、社会阶层、经济状况有关。临床上也发现，大多数精神分裂症病人的病前性格多为内向、孤僻、敏感多疑。虽然目前没有证据表明精神因素就是病因，但精神因素对精神分裂症的发生可能起到了诱发作用。

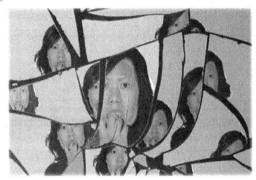

图 3-15-20　精神分裂症

精神分裂症主要表现为：①感知觉障碍：以幻听最为常见，其他类型的幻觉有幻视、幻触等，病人常感到自己的躯体运动、思维活动、情感活动、冲动都是受人控制的，常常描述思考和行动身不由己。病人对幻觉的体验可以非常具体、生动，也可以是朦胧模糊的，但多数会给病人的思维、行动带来显著影响，病人会在幻觉的支配下做出违背本性、不合常理的举动。②思维障碍：

表现为妄想，即思维的内容荒唐，最常见的为被害妄想与关系妄想；其次表现为思维联想障碍，如读病人书写的文字材料，往往不知所云，病人在交谈时经常游移于主题之外，令听者抓不住要点（思维散漫），病情严重者言语支离破碎，根本无法交谈（思维破裂）；此外，病人还表现为思维贫乏，即语量贫乏，缺乏主动言语，在回答问题时异常简短，多为"是"、"否"，很少加以发挥。③情感障碍：主要表现为情感迟钝或平淡。情感反应与环境不协调。④意志减退。⑤行为障碍：如紧张性木僵和紧张性兴奋、突然冲动。

精神分裂症的药物治疗原则是早期、足量、足疗程的"全病程治疗"，同时进行心理治疗，家庭和社会应对精神病病人多一些宽容和关怀。

7. 阿尔茨海默病（AD）　是一种起病隐匿的进行性神经系统退行性疾病。临床上以记忆障碍、失语、失用、失认、视空间功能损害、执行功能障碍及人格和行为改变等全面性痴呆为特征（图3-15-21）。发病早者，称早老性痴呆；65岁以后发病者称老年性痴呆。

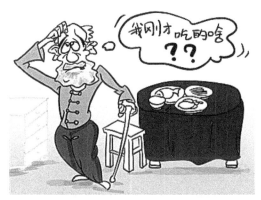

图 3-15-21　老年性痴呆

病因迄今未明，可能是一组异质性疾病，从目前研究来看，该病的可能因素和假说多达30余种，如家族史、女性、头部外伤、低教育水平、甲状腺病、母亲育龄过高或过低、病毒感染等。

治疗主要是对症处理控制伴发的精神病理症状如抗焦虑、抗抑郁、抗精神病、改善认知功能，延缓疾病进展。

（王秀莲）

主要参考文献

陈杰，李甘地 . 2010. 病理学 . 北京：人民卫生出版社

李萍，肖纯 . 2012. 病理学 . 北京：科学出版社

刘虹 . 2006. 医学概述 . 北京：北京大学医学出版社

刘利兵，朱大年，汪华侨 . 2008. 基础医学概论 . 北京：高等教育出版社

托尼 . 史密斯 . 2001. 人体–人体结构、功能与疾病图解 . 上海：上海科学技术出版社

万学红，卢雪峰 . 2013. 诊断学 . 北京：人民卫生出版社

于锋 . 2011. 临床医学概论 . 北京：人民卫生出版社

张根葆 . 2012. 基础医学概论 . 合肥：中国科学技术大学出版社

张燕燕 . 2005. 现代基础医学概论 . 北京：科学出版社

张燕燕 . 2005. 现代临床医学概论 . 北京：科学出版社

http：//baike. haosou. com

http：//www. binglixue. com

http：//image. haosou. com

http：//quanjing. com